Diagnose und Therapie des Trockenen Auges

UNI-MED

UNI-MED Verlag AG
Bremen - London - Boston

Messmer, Elisabeth:
Diagnose und Therapie des Trockenen Auges/Elisabeth Messmer.–
3. Auflage - Bremen: UNI-MED, 2021
(UNI-MED SCIENCE)
ISBN 978-3-8374-2426-3

Printed in Europe

UNI-MED. Die beste Medizin.

In der Reihe UNI-MED SCIENCE werden aktuelle Forschungsergebnisse zur Diagnostik und Therapie wichtiger Erkrankungen "state of the art" dargestellt. Die Publikationen zeichnen sich durch höchste wissenschaftliche Kompetenz und anspruchsvolle Präsentation aus. Die Autoren sind Meinungsbildner auf ihren Fachgebieten.

Vorwort und Danksagung

Das Trockene Auge ist eine Volkskrankheit. Sowohl die Inzidenz als auch die Prävalenz der Erkrankung zeigen eine deutlich steigende Tendenz. In Europa sind 10-30 % der Bevölkerung vom Trockenen Auge betroffen. Für Deutschland wird eine Prävalenz in der Bevölkerung mit 15 % angegeben. Die Lebensqualität von Patienten mit Trockenem Auge und ihre Effizienz in Beruf und Freizeit sind erheblich eingeschränkt. Daher gehören Benetzungsprobleme mit assoziierten Störungen der Augenoberfläche zu den häufigsten Beschwerden, die zum Augenarzt führen, und Tränenersatzmittel zu den am meisten verwendeten Ophthalmika in Deutschland.

Unser Wissen um die Pathogenese des Trockenen Auges hat sich in den letzten zwanzig Jahren enorm vergrößert. Ursprünglich war von einem alleinigen wässrigen Defizit ausgegangen worden, mittlerweile gilt das Trockene Auge als komplexe Erkrankung, bei der die gesamte Augenoberfläche – Lider, Bindehaut, Hornhaut, assoziierte Drüsen und nervale Verschaltung – eine Rolle spielt. Fünf wichtige Schlüsselmechanismen wurden beschrieben, die die Erkrankung im Sinne eines Circulus vitiosus unterhalten. Eine Dysfunktion der Meibomdrüsen ist zudem häufig für ein hyperevaporatives Trockenes Auge verantwortlich. Entsprechend dieser aktuellen Erkenntnisse haben sich die diagnostischen und therapeutischen Möglichkeiten beträchtlich erweitert.

In der 3. Auflage dieses Textbuches zum Thema "Trockenes Auge" sollen aktuelle pathogenetische Konzepte, neue diagnostische Möglichkeiten und moderne Therapiestrategien erläutert werden.

Ich danke meinen Koautoren für Ihre Mitarbeit und ihre interessanten Beiträge.

Ich wünsche Ihnen, liebe Leser, viel Spaß mit diesem aktualisierten Werk zum Trockenen Auge.

München, im April 2021 *Elisabeth Messmer*

Autoren

Dr. rer. nat. Jana Dietrich
Institut für Funktionelle und Klinische Anatomie
Friedrich-Alexander-Universität Erlangen-Nürnberg (FAU)
Universitätsstr. 19
91054 Erlangen

Kap. 2., 3., 4.

Prof. Dr. med. Thomas Dörner
Medizinische Klinik mit Schwerpunkt Rheumatologie und klinische Immunologie
Charitéplatz 1
10117 Berlin

Kap. 10.

Priv.-Doz. Dr. rer. nat. Fabian Garreis
Institut für Funktionelle und Klinische Anatomie
Friedrich-Alexander-Universität Erlangen-Nürnberg (FAU)
Universitätsstr. 19
91054 Erlangen

Kap. 2., 3., 4.

Prof. Dr. med. Gerd Geerling
Klinik für Augenheilkunde
Universitätsklinikum Düsseldorf
Moorenstraße 5
40225 Düsseldorf

Kap. 3., 15.

Dr. rer. nat. Uta Gehlsen
Zentrum für Augenheilkunde, Schwerpunkt Trockenes Auge
Medizinische Fakultät
Uniklinik Köln und Universität zu Köln
Kerpener Str. 62
50937 Köln

Kap. 6.

Priv.-Doz. Dr. med. Ulrike Hampel
Augenklinik und Poliklinik der Universitätsmedizin Mainz
Langenbeckstr. 1
55131 Mainz

Kap. 9.

Priv.-Doz. Dr. med. Jutta Horwath-Winter
Universitäts-Augenklinik
Medizinische Universität Graz
Auenbruggerstr. 4
8036 Graz
Österreich

Kap. 11., 12.

Priv.-Doz. Dr. med. Christina Jacobi
AUGEN & HAUT ZENTRUM – Praxis Dr. Jacobi
Hauptmarkt 11
90403 Nürnberg

Friedrich-Alexander-Universität Erlangen-Nürnberg (FAU)
Schloßplatz 4
91054 Erlangen

Kap. 13., 14.

Dr. med. Thomas Kaercher
Dossenheimer Landstr. 48
69115 Heidelberg

Kap. 5.

Dr. med. Jonas Korbmacher
Klinik für Augenheilkunde
Universitätsklinikum Düsseldorf
Moorenstraße 5
40225 Düsseldorf

Kap. 15.

Prof. Dr. med. Elisabeth M. Messmer
Augenklinik der Ludwig-Maximilians-Universität
Mathildenstr. 8
80336 München

Kap. 1., 7., 8., 16.

Prof. Dr. med. Friedrich Paulsen
Institut für Funktionelle und Klinische Anatomie
Friedrich-Alexander-Universität Erlangen-Nürnberg (FAU)
Universitätsstr. 19
91054 Erlangen

Kap. 2., 3., 4.

Prof. Dr. med. Uwe Pleyer
Universitäts-Augenklinik
Charité/Virchow Klinikum
Humboldt Universität
Augustenburger Platz 1
13353 Berlin

Kap. 10.

Dr. med. Sebastian Schwab
Medizinische Klinik und Poliklinik I
Institut für experimentelle Immunologie
Universitätsklinikum Bonn
Venusberg-Campus 1
53127 Bonn

Kap. 6.

Dr. med. Ana-Luisa Stefanski
Medizinische Klinik mit Schwerpunkt Rheumatologie und klinische Immunologie
Charitéplatz 1
10117 Berlin

Kap. 10.

Prof. Dr. med. Philipp Steven
Zentrum für Augenheilkunde, Schwerpunkt Trockenes Auge
Medizinische Fakultät
Uniklinik Köln und Universität zu Köln
Kerpener Str. 62
50937 Köln

Kap. 6.

Dr. rer. nat. Joana Witt
Klinik für Augenheilkunde
Universitätsklinikum Düsseldorf
Moorenstraße 5
40225 Düsseldorf

Kap. 3.

Inhaltsverzeichnis

1. Epidemiologie des Trockenen Auges

1.1. Prävalenz des Trockenen Auges

Das Trockene Auge ist eine Volkskrankheit. Entsprechend des "Epidemiology Report" des Dry Eye Workshops (DEWSII) von 2017 leiden zwischen 5-50 % der Bevölkerung an einem Trockenen Auge. Die Prävalenz ist von der Definition des Trockenen Auges abhängig und davon, ob nur Symptome, nur Zeichen oder Symptome und Zeichen des Trockenen Auges evaluiert werden. Es gibt eine Reihe von Risikofaktoren für die Entwicklung eines Trockenen Auges. Die meisten epidemiologischen Studien beziehen sich auf Patienten aus Asien, Europa und Nordamerika. Wenige Prävalenzdaten existieren für jüngere Patienten und Kollektive südlich des Äquators, obwohl bekannt ist, dass diese Populationen sehr wohl und teilweise sehr schwer vom Trockenen Auge betroffen sind [11].

Prävalenz des symptomatischen Trockenen Auges

Das symptomatische Trockene Auge wird entweder aufgrund von berichteten Symptomen, einer selbst-berichteten Diagnose oder einem Ocular Surface Disease Index-(OSDI)-Fragebogen über 12 angenommen. Prävalenzen liegen hier bei 20,0 % bis 52,4 % in Asien und 14,5 % bis 39,2 % in den USA und Europa. Symptome des Trockenen Auges waren ca. 1,3- bis 1,7-mal prävalenter bei Frauen als bei Männern. Im Alter zwischen 20 und 40 Jahren wird eine Prävalenz des symptomatischen Trockenen Auges mit 10-20 % angegeben [7, 8, 11].

Prävalenz des Trockenen Auges anhand von klinischen Zeichen

Die Prävalenz des Trockenen Auges anhand von klinischen Zeichen liegt niedriger als die Prävalenz anhand von Symptomen. Sie ist sehr variabel und abhängig davon, welches klinische Zeichen oder welche Kombination an klinischen Zeichen evaluiert wird. Die Technik und Interpretation der Untersuchung, variable Cut-off-Werte und die schlechte Reproduzierbarkeit mancher Teste spielen hier eine Rolle. Die Prävalenz des Trockenen Auges nach Tränenfilmaufreißzeit rangiert zwischen 15,6 % und 85 % der Bevölkerung, nach Schirmer-Test < 5 mm/5 Minuten zwischen 19,9 % und 37 % und nach Hornhautanfärbung zwischen 5,8 % und 77 %.

Prävalenz des Trockenen Auge mit Symptomen und klinischen Zeichen

Die Prävalenz des Trockenen Auges mit Symptomen und klinischen Zeichen liegt zwischen 8,7 % und 30,1 % je nach Studienpopulation und verwendeten Methoden. Studien in China zeigten eine dreimal so hohe Prävalenz wie Studien in Spanien. Bei Frauen war das Trockene Auge 1,3- bis 1,5-mal prävalenter als bei Männern.

Prävalenz der Meibomdrüsendysfunktion

Die Prävalenz der Meibomdrüsendysfunktion liegt zwischen 38 % und 68 % der Bevölkerung und ist in der asiatischen Population häufiger als bei Kaukasiern. Sie scheint gleich verteilt zu sein zwischen Männern und Frauen, manche Studien zeigen sogar eine erhöhte männliche Prävalenz.

Inzidenz des Trockenen Auges

Die Anzahl von Neuerkrankungen pro Zeiteinheit wurde z.B. in der "Beaver Dam Eye Study" untersucht. 13,3 % der Studienpopulation (48-91 Jahre) entwickelte über 5 Jahre ein symptomatisches Trockenes Auge, 21,6 % über den Zeitraum von 10 Jahren [6].

1.2. Risikofaktoren für das Trockene Auge

Risikofaktoren können entsprechend des Dry Eye Workshop Reports (DEWS II) in konsistente Risikofaktoren, mögliche Risikofaktoren und fragliche Risikofaktoren eingeteilt werden [11]. Des Weiteren ist eine Einteilung entsprechend der Veränderbarkeit dieser Risikofaktoren möglich (☞ Tab. 1.1).

1.2.1. Konsistente Risikofaktoren

Nicht veränderbare konsistente Risikofaktoren

Alter, Geschlecht und die asiatische Ethnizität sind unveränderbare konsistente Risikofaktoren. Genauso sind Autoimmunerkrankungen wie das Sjögren-Syndrom und Kollagenosen sowie die Mei-

	Konsistent	Möglich	Fraglich
Nicht veränderbar	• Alter • Weibliches Geschlecht • Asiatische Ethnizität • Meibomdrüsen-dysfunktion • Kollagenose • Sjögren-Syndrom	• Diabetes • Rosazea • Virusinfektion • Schilddrüsenerkrankung • Psychiatrische Erkrankung • Pterygium	• Hispanische Ethnizität • Menopause • Akne • Sarkoidose
Veränderbar	• Androgendefizienz • Bildschirmarbeit • Kontaktlinsentragen • Hormonersatztherapie • Hämatopoetische SZT • Umweltfaktoren • Medikamente	• Wenig niedrig-gesättigte FS • Refraktive Chirurgie • Allergische Konjunktivitis • Medikamente	• Rauchen • Alkohol • Schwangerschaft • Demodexinfestation • Botulinumtoxininjektion • Medikamente

Tab. 1.1: Risikofaktoren für das Trockene Auge (Auszug aus DEWS II, Stapleton).

bomdrüsendysfunktion z.B. im Rahmen einer Rosazea nicht veränderbar.

Veränderbare konsistente Risikofaktoren

Zu den veränderbaren/behandelbaren konsistenten Risikofaktoren gehören die Androgendefizienz, die hämatopoetische Stammzelltransplantation, Bildschirmtätigkeit, Kontaktlinsentragen, Hormonersatztherapie, Medikamente und Umweltbedingungen.

Das Trockene Auge ist bei Kontaktlinsenträgern viermal so prävalent wie in der Normalpopulation. Die Bildschirmarbeit wird zunehmend als Risikofaktor für das Trockene Auge erkannt. In einer Übersichtsarbeit rangierte die Prävalenz des Trockenen Auges bei 11.365 Bildschirmarbeiter/Innen im Schnitt bei 49,5 % (9,5 % bis 87,5 %) [2].

Zu den Risikofaktoren in der Umwelt, die die Entwicklung eines Trockenen Auges begünstigen, gehören Luftverschmutzung, Wind, niedrige Luftfeuchtigkeit und Höhe über Normalnull. Medikamente wie Antihistaminika, Antidepressiva, Anxiolytika und Isotretinoin sind konstante Risikofaktoren.

1.2.2. Mögliche Risikofaktoren

Nicht veränderbare mögliche Risikofaktoren

Diabetes, Rosazea, Virusinfektionen, Schilddrüsenerkrankungen, Psychiatrische Erkrankungen und das Pterygium zählen zu den nicht veränderbaren möglichen Risikofaktoren. Die Rolle des Diabetes mellitus als Risikofaktor für das Trockene Auge wird wahrscheinlich unterschätzt, da die neurotrophe Störung zu einem Mangel an Symptomen des Trockenen Auges führt. Eine Reihe von Studien attestiert die Rolle von psychiatrischen Erkrankungen in der Entstehung eines Trockenen Auges. Oft ist nicht klar, ob sie selbst die Ursache sind oder die Behandlung mit Psychopharmaka. Mittlerweile ist auch bekannt, dass eine Vielzahl von Schmerzsyndromen mit dem Trockenen Auge assoziiert sind [4].

Veränderbare mögliche Risikofaktoren

Zu den veränderbaren/behandelbaren möglichen Risikofaktoren zählen ein niedriger Konsum von niedrig-gesättigten Fettsäuren, die refraktive Chirurgie, eine allergische Konjunktivitis und Medikamente wie Anticholinergika, Diuretika und Betablocker. Nach Hornhaut-refraktiver Chirurgie ist das neuropathische Trockene Auge von Bedeutung. Risikofaktoren für ein persistierendes Trockenes Auge nach Hornhaut-refraktiver Chirurgie sind ein präexistentes Trockenes Auge, ein langjähriges Kontaktlinsentragen, höhere refraktive Korrekturen und eine tiefere Ablation.

1.2.3. Fragliche Risikofaktoren

Nicht veränderbare fragliche Risikofaktoren

Eine hispanische Ethnizität, die Menopause, die Akne und die Sarkoidose sind fragliche nicht veränderbare Risikofaktoren.

Veränderbare fragliche Risikofaktoren

Zu den veränderbaren/behandelbaren fraglichen Risikofaktoren gehören Life-Style-Drogen wie Rauchen und Alkohol, Botulinum-Toxin-Injektionen, eine Schwangerschaft, Demodexinfestation der Lidränder und Medikamente wie orale Kontrazeptiva.

1.3. Natürlicher Verlauf und Morbidität des Trockenen Auges

1.3.1. Natürlicher Krankheitsverlauf

Zum natürlichen Verlauf des Trockenen Auges gibt es nur wenige Daten. Bron postuliert, dass es beim hyposekretorischen Auge zunehmend zu einem Anstieg der Osmolarität, zu einer Abnahme des sensorischen Antriebs und zu einer Zunahme der Evaporationsrate kommt. Beim hyperevaporativen Trockenen Auge steht zunächst die Tränenfilmstörung und erhöhte Evaporation des Tränenfilms im Vordergrund, im Verlauf kommt eine Hyperosmolarität des Tränenfilms, Abnahme des sensorischen Antriebs und Tränenmangel hinzu [1]. Im natürlichen Krankheitsverlauf scheinen häufig zunächst Zeichen einer Meibomdrüsendysfunktion zu dominieren, gefolgt von Tränenfilminstabilität, Hyperosmolarität und Symptomen. Tränenmangel und Oberflächenanfärbung sind meist späte Krankheitszeichen [13]. Lienert et al. beschreiben im Zeitverlauf eine Verschlechterung der subjektiven Symptome bei 24 %, eine Verschlechterung von Visussymptomen bei 29 % und eine Verschlechterung der sozialen Auswirkungen der Erkrankung bei 10 %. Diese Verschlechterung war u.a. mit einer höheren monatlichen Ausgabe für das Trockene Auge und mit einer schwereren Erkrankung von Beginn an assoziiert [5]. Besonders bei Patienten mit Sjögren-Syndrom scheint eine Verschlechterung im Verlauf häufig [9].

1.3.2. Ökonomische Folgen des Trockenen Auges

Die ökonomischen Folgen des Trockenen Auges werden häufig unterschätzt. Die direkten Ausgaben für Medikamente und Klinikaufenthalte sind schwer zu erfassen, da viele Therapeutika nicht verschreibungsfähig sind und das Trockene Auge nur im Ausnahmefall zum Klinikaufenthalt führt. Siffel beschreibt für Patienten mit Trockenem Auge in Deutschland eine hohe Ressourcennutzung im Gesundheitswesen mit signifikant höheren Kosten für Patienten mit Trockenem Auge im Vergleich zu gematchten Patienten ohne Trockenes Auge [10]. Die indirekten Kosten zum Beispiel durch Verlust der Produktivität am Arbeitsplatz sind ebenfalls hoch und werden unter Bildschirmarbeitern in Japan mit bis zu 6160 $/Person und Jahr angegeben [12].

1.3.3. Einfluss auf Lebensqualität und Sehvermögen

Das Trockene Auge ist mit einer Verminderung der Lebensqualität verbunden. Patienten mit mildem Trockenem Auge beklagen einen Verlust der Lebensqualität ähnlich wie Patienten mit einer milden Psoriasis oder einer moderaten bis schweren Angina pectoris [3]. Trockene Augen-Symptome nach Kataraktchirurgie sind signifikant mit niedrigeren Werten bei der Bewertung der Lebensqualität assoziiert [14]. Besonders die funktionelle Sehschärfe bei Bildschirmarbeit, Fernsehen, Lesen und Autofahren ist bei Patienten mit Trockenem Auge reduziert.

1.3.4. Einfluss auf die mentale Gesundheit

Häufig ist das Trockene Auge mit Fatigue und autonomer Dysfunktion assoziiert. Auch Depressionen und Angstsymptome sind unter Sicca-Patienten häufiger als in der Normalbevölkerung [11].

Literatur

1. Bron AJ, Yokoi N, Gafney E et al. (2009) Predicted phenotypes of dry eye: proposed consequences of its natural history. The ocular surface 7:78-92.

2. Courtin R, Pereira B, Naughton G et al. (2016) Prevalence of dry eye disease in visual display terminal workers: a systematic review and meta-analysis. BMJ open 6:e009675.

3. Friedman NJ (2010) Impact of dry eye disease and treatment on quality of life. Current opinion in ophthalmology 21:310-316.

4. Galor A, Covington D, Levitt AE et al. (2016) Neuropathic Ocular Pain due to Dry Eye is Associated with

Multiple Comorbid Chronic Pain Syndromes. The journal of pain : official journal of the American Pain Society 17:310-318.

5. Lienert JP, Tarko L, Uchino M et al. (2016) Long-term Natural History of Dry Eye Disease from the Patient's Perspective. Ophthalmology 123:425-433.

6. Moss SE, Klein R, Klein BE (2008) Long-term incidence of dry eye in an older population. Optometry and vision science : official publication of the American Academy of Optometry 85:668-674.

7. Schaumberg DA, Dana R, Buring JE et al. (2009) Prevalence of dry eye disease among US men: estimates from the Physicians' Health Studies. Archives of ophthalmology (Chicago, Ill. : 1960) 127:763-768.

8. Schaumberg DA, Sullivan DA, Buring JE et al. (2003) Prevalence of dry eye syndrome among US women. American journal of ophthalmology 136:318-326.

9. Shiboski CH, Baer AN, Shiboski SC et al. (2018) Natural History and Predictors of Progression to Sjögren's Syndrome Among Participants of the Sjögren's International Collaborative Clinical Alliance Registry. Arthritis care & research 70:284-294.

10. Siffel C, Hennies N, Joseph C et al. (2020) Burden of dry eye disease in Germany: a retrospective observational study using German claims data. Acta ophthalmologica 98:e504-e512.

11. Stapleton F, Alves M, Bunya VY et al. (2017) TFOS DEWS II Epidemiology Report. The ocular surface 15:334-365.

12. Uchino M (2018) What We Know About the Epidemiology of Dry Eye Disease in Japan. Investigative ophthalmology & visual science 59:Des1-des6.

13. Wang MTM, Muntz A, Lim J et al. (2020) Ageing and the natural history of dry eye disease: A prospective registry-based cross-sectional study. The ocular surface 18:736-741.

14. Xue W, Zhu MM, Zhu BJ et al. (2019) Long-term impact of dry eye symptoms on vision-related quality of life after phacoemulsification surgery. International ophthalmology 39:419-429.

2. Anatomie und Physiologie der Tränendrüse

Die Tränendrüse hat die Form einer Mandel und ist eine verästelte tubulo-azinöse, rein seröse exokrine Drüse, in der weder Schalt- noch Streifenstücke vorkommen. Ihre Drüsenläppchen werden durch Bindegewebssepten getrennt; die Drüsentubuli in den Läppchen gehen in intralobuläre Ausführungsgänge über, die sich schließlich zu 8-12 großen Ausführungsgängen vereinigen und die gebildete Flüssigkeit in den oberen *Fornix conjunctivae* ableiten. Die Tränendrüse produziert die wässrige Komponente des Tränenfilms, die an der Augenoberfläche zusammen mit der mukösen Komponente der konjunktivalen und kornealen Epithelzellen und der hauptsächlich von den Meibomdrüsen der Augenlider gebildeten Lipidkomponente den Tränenfilm bildet. Damit ist die Tränendrüse ein zentraler Bestandteil der Tränenfunktionseinheit (engl. *lacrimal functional unit*, LFU), die neben den Tränendrüsen aus den Meibomdrüsen, der Kornea und Konjunktiva, den innervierenden Nerven, den Augenlidern und den ableitenden Tränenwegen besteht. Die Aufgabe der LFU ist, die Balance zwischen der Produktion des zusammengesetzten Tränenfilms, der Verteilung an der Augenoberfläche sowie der Ableitung der "verbrauchten" Tränenflüssigkeit zu gewährleisten.

2.1. Makroskopie der Tränendrüse

Die Funktionseinheit Tränendrüse setzt sich aus der *Glandula lacrimalis* und den in den Augenlidern befindlichen diversen *Glandulae lacrimale accessoriae*, die entsprechend ihrer Lokalisation nach Krause oder Wolfring benannt sind (s.u.), zusammen.

Die *Glandula lacrimalis* liegt im oberen, temporalen Quadranten der knöchernen Orbita (☞ Abb. 2.1). Sie ist etwa 20 x 12 x 5 mm groß und wird von der Sehne des *M. levator palpebrae superioris* in zwei Anteile gegliedert. Der größere, obere Anteil, *Pars orbitalis*, macht etwa 2/3 der Gesamtgröße aus und liegt eingebettet in der *Fossa glandulae lacrimalis* unmittelbar der Periorbita benachbart an der medialen Seite des *Processus zygomaticus ossis frontalis* und lateral des *M. rectus lateralis*. Ihr vorderer Rand erreicht das *Septum orbitale*. Der kleinere, untere, aus 2-3 Läppchen bestehende Anteil, *Pars palpebralis*, ist lateral des Oberlids am *Fornix conjunctivae* angeheftet. Beide Anteile stehen occipitolateral über eine Brücke aus Drüsengewebe miteinander in Verbindung und sind von einer Bindegewebskapsel umschlossen. Die Drüsenläppchen sind ebenfalls in Bindegewebe eingebettet. Aus der *Pars orbitalis* gehen 2-5, aus der *Pars palpebralis* 6-8 Ausführungsgänge hervor, die in den *Fornix conjunctivae* hinter dem Augenlid einmünden. Dabei verlaufen alle Ausführungsgänge durch den palpebralen Lappen. Die arterielle Blutversorgung der Tränendrüse erfolgt über die *A. lacrimalis*, einen Ast der *A. ophthalmica*. Der venöse Abfluss führt über die *V. lacrimalis* in die *V. ophthalmica superior.*

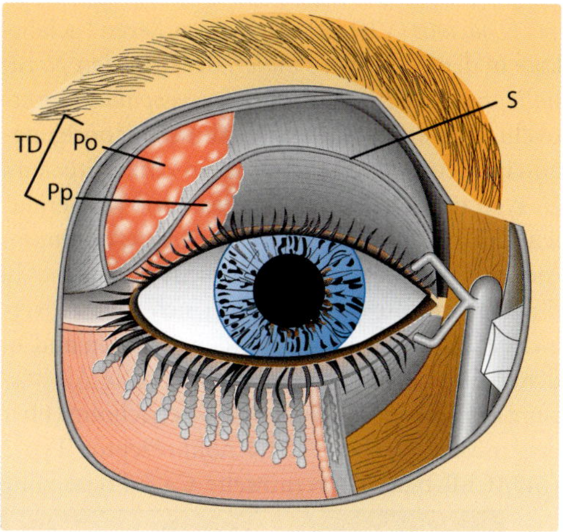

Abb. 2.1: Lage der Glandula lacrimalis in der Fossa glandulae lacrimalis in der knöchernen Orbita. Die Sehne des Musculus levator palpebrae superioris (S) teilt die Tränendrüse (TD) in eine obere, größere Pars orbitalis (Po) und eine untere, kleinere Pars palpebralis (Pp).

Außer der *Glandula lacrimalis* kommen in den Augenlidern diverse akzessorische Tränendrüsen, *Glandulae lacrimales accessoriae*, vor, die entsprechend ihrer Lokalisation nach Krause und Wolfring benannt sind und an der Bildung der wässrigen Komponente des Tränenfilms beteiligt sind. Sie befinden sich im konjunktivalen Fornix des Augenlides und stellen etwa 10 % des gesamten Tränendrüsengewebes eines Auges dar. Die Wolfring-Drüsen sind größer als die Krause-Drüsen und liegen oberhalb des Lidknorpels, *Tarsus palpebrae* [1]. Die Krause-Drüsen kommen vor allem im Bereich der Umschlagfalte des Augenlids im *Fornix conjunctivae* vor. Insgesamt kommen etwa 40 Krause-Drüsen im Fornix des Oberlides und etwa 7 im *Fornix conjunctivae* des Unterlides vor [1]. Im Oberlid befinden sich 2-5 und im Unterlid 1-3 Wolfring-Drüsen. Die Blutversorgung der Augenlider erfolgt über Abgänge der *Aa. supraorbitalis* und *lacrimalis (A. ophthalmica – A. carotis interna)* sowie die Gefäßäste *Aa. temporalis superficialis, angularis* und *dorsali nasi (A. carotis externa).*

Die sensible Innervation der Tränendrüse erfolgt über den *N. lacrimalis*, einen Ast des *N. ophthalmicus* (V1). Die sekretorische, parasympathische Innervation der Tränendrüse ist komplex. Die Perikaryen des ersten Neurons sind im *Nucleus salivatorius superior* lokalisiert. Ihre Axone verlaufen als präganglionäre Fasern mit dem Intermediusanteil des *N. facialis (VII)*, gelangen am äußeren Facialisknie in den *N. petrosus major*, der über den *N. canalis pterygoidei* das *Ganglion pterygopalatinum* erreicht. Hier erfolgt die Umschaltung auf postganglionäre Neurone, deren Axone ein kurzes Stück im N. zygomaticus (Ast des *N. maxillaris V2)* verlaufen und anschließend über den *Ramus communicans cum nervo zygomatico* (Tränenanastomose) in die Tränendrüse gelangen, um sich hier zu verzweigen. Die Nervenfasern enden zwischen und an den Epithelzellen der Tränendrüse. Die Aktivierung der Sekretion erfolgt über Acetylcholin (über den muskarinischen Acetylcholinrezeptor Typ 3 [M3AChR-type 3]) vermittelte Ca^{2+}-Freisetzung aus dem endoplasmatischen Retikulum und vasoaktives intestinales Polypeptid (VIP, über den VIP-Rezeptor Typ 1), was einen cAMP-Anstieg und eine erhöhte Durchblutung zur Folge hat [2]. Zudem innerviert Norepinephrin als sympathischer Neurotransmitter den α-adrenergen Rezeptor Typ 1D (α_{1D}-AR) [2]. Die Innervation der Tränendrüse ist äußerst komplex, da es sowohl verschiedene Arten der Stimulation als auch der Tränensekretion (Basalsekretion, Reflexsekretion, ☞ Tab. 4.1) gibt. Die Reflexsekretion kann ihrerseits emotional ("Weinen") mit einem Anstieg der Tränenproduktion auf bis 400 µl/min oder somatisch (Reaktion auf Umweltreize, z.B. Kälte, mechanische Stimulation, Verletzungen, chemische Stoffe, Gerüche) mit einem Tränenproduktionsanstieg auf rund 100 µl/min (das 100-fache) bedingt sein.

2.2. Histologie der Tränendrüse

Histologisch gibt es zwischen der *Glandula lacrimalis* und den *Glandulae lacrimales accessoriae* keine Unterschiede. Die hier dargestellte Histologie gilt daher für beide Typen [1].

Die Tränendrüsen zeigen eine einheitliche Struktur aus Parenchym, das in lockeres stromales Bindegewebe eingebettet ist (☞ Abb. 2.2). Das Parenchym setzt sich aus verschiedenen Epithelzelltypen zusammen: (1) azinäre Epithelzellen (Azinuszellen, Az), (2) duktale Epithelzellen, (3) kontraktile Myoepithelzellen. Im Stroma und im periazinären Raum sind ferner freie Immunzellen (I) und Fibroblasten lokalisiert.

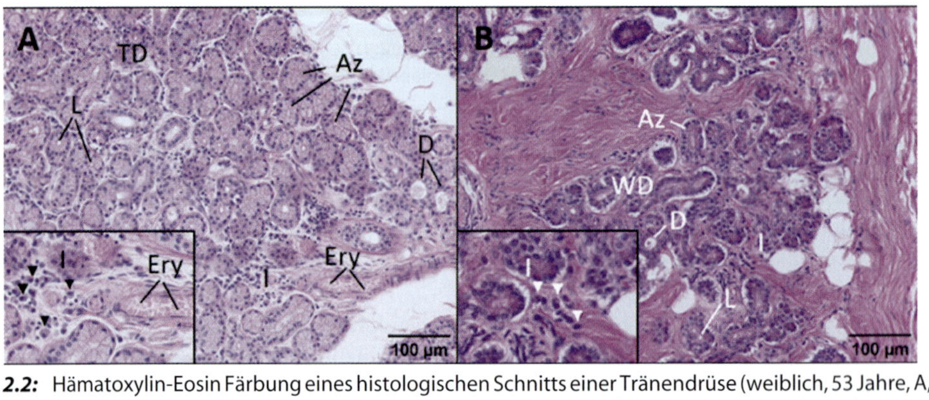

Abb. 2.2: Hämatoxylin-Eosin Färbung eines histologischen Schnitts einer Tränendrüse (weiblich, 53 Jahre, A, TD) und einer akzessorischen Wolfringdrüse (B, WD). Innerhalb der Drüsen sind die Drüsenazini (Az) mit einem weiten Lumen (L) sowie Ausführungsgänge (D), Erythrozyten (Ery) und Immunzellen (I, Pfeilspitzen) zu erkennen. 200-fache Vergrößerung.

Azinäre Epithelzellen

Die Tränenflüssigkeit wird maßgeblich von den azinären Epithelzellen produziert, die mit etwa 80 % den zellulären Hauptbestandteil der Tränendrüsen ausmachen. Die Azinuszellen sind in individuellen funktionellen Einheiten, Azini, organisiert. Jeder Azinus besteht aus einer Lage azinärer Epithelzellen, deren apikaler Zellpol gemeinsam das Lumen formt. Der basolaterale Zellpol zeigt zum Stroma. Das Lumen ist relativ groß und weitgehend oval bis rund geformt, weshalb histologisch von verzweigten tubulo-alveolären serösen Drüsen gesprochen wird. Die Endstücke sind ähnlichen denen der serösen Mundspeicheldrüsen, allerdings besitzen sie ein weiteres Lumen. Die pyramidale Unterteilung der Zellen erfolgt anhand von Zell-Zellkontakten (*Tight Junctions* und *Gap Junctions*). *Tight Junctions* verbinden die Azinuszellen am apikalen Zellpol miteinander, sind für die Zellpolarität verantwortlich und dienen zudem als Diffusionsbarriere. *Gap Junctions* führen zu einer elektrischen und chemischen Kopplung der Azinuszellen untereinander. In der basolateralen Membran befinden sich die Rezeptoren für Neurotransmitter, Neuropeptide, Wachstumsfaktoren und verschiedene Transporter (besonders Na^+-K^+-ATPase und Na^+-K^+-$2Cl^-$ Ko-Transporter). Die Tränenflüssigkeitsproduktion erfolgt in den Azinuszellen primär durch Sekretion von Cl^- und K^+ Ionen. Wasser folgt durch den apikal lokalisierten Wasserkanal Aquaporin 5 (AQ5) und zusammen mit Na^+Ionen direkt durch die Interzellularspalten entlang der osmotischen Druckdifferenzen (relativ undichte *Tight Junctions*). In der apikalen Membran sind außerdem membrangebundene Muzine (MUC) lokalisiert: MUC1 und MUC4. MUC16 kommt interessanterweise membrangebunden nur in akzessorischen Tränendrüsen vor, nicht aber in der *Glandula lacrimalis* (s.u.). Für die Transzytose von sezerniertem Immunglobulin A (IgA) aus subepithelial lokalisierten Plasmazellen (s.u.) besitzen Azinuszellen einen polymerischen Ig-Rezeptor auf ihrer basolateralen Membran. Zudem synthetisieren die Zellen die "sekretorische Komponente", die außer dem J-Protein (engl. *joining*) benötigt wird, um zwei IgA-Moleküle zu einem sekretorischen IgA-Molekül (sIgA) zu verbinden und mit dem gebildeten wässrigen Sekret auf die Augenoberfläche zu leiten. Der Zellkern liegt auf der basalen Seite des Zytoplasmas. Für die Produktion sekretorischer Proteine befindet sich unterhalb und um den Zellkern im Zytoplasma ein ausgeprägtes Netzwerk aus endoplasmatischem Retikulum und Golgi-Apparat. Oberhalb des Zellkerns besitzen die Azinuszellen der Endstücke große (granulierte) und kleine Sekretgranula. Die granulierten Sekretgranula enthalten sekretorische Muzine (MUC7, MUC5B, MUC16 [nur in der *Glandula lacrimalis*]) [6]. Die kleineren Granula enthalten unter anderem Lysozym, Lactoferrin, Lipocalin, Lacritin, α- und β-Defensine sowie Surfactantproteine (SP-A, -B, -C, -D, -G, -H). Einige Surfactantproteine spielen als eine Art Lösungsvermittler zwischen der oberflächlichen Lipidkomponente des Tränenfilms und der wässrigen Komponente eine Rolle. Schließlich wird z.B. auch *Epidermal Growth Factor* (EGF) sezerniert, der wie viele weitere der ca. 1500 Proteine und Peptide des Tränenfilms zur Wundheilung beiträgt. An der apikalen Membran erfolgt die Sekretion der Tränendrüsenproteine über Exozytose ins Lumen (merokriner Sekretionsmechanismus).

Duktale Epithelzellen

Die duktalen Epithelzellen kleiden die Ausführungsgänge der Tränendrüse als doppelreihiges kubisches Epithel aus. Das Ausführungsgangsystem kann in verschiedene Segmente unterteilt werden, wobei der interkalierte Ausführungsgang das erste Segment darstellt und direkt in den intralobulären Ausführungsgang mündet. Schalt- und Streifenstücke kommen nicht vor, daher werden auch keine Salze aus dem gebildeten Sekret resorbiert, sodass es salzig bleibt. Die intralobulären Ausführungsgänge leiten das salzige Sekret in interlobuläre Ausführungsgänge, die zwischen den Azini eines Drüsenläppchens verlaufen. Mehrere interlobuläre Ausführungsgänge eines Drüsenläppchens schließen sich zu intralobaren Gängen zusammen. Letztere vereinigen sich weiter und münden gemeinsam in einen interlobaren Ausführungsgang, der in einen von 8-12 Hauptausführungsgängen übergeht [8]. Duktale Epithelzellen sind ebenfalls polarisierte Zellen, die durch *Tight Junctions* miteinander verbunden sind, wodurch ein basolateraler und ein apikaler Zellpol entsteht. In der basolateralen und apikalen Membran besitzen duktale Epithelzellen Ionen-Transportproteine sowie Ionen- und Wasserkanäle für die Sekretion von Elektrolyten und Wasser. Allerdings ist die Anordnung und Zusammensetzung anders als bei den Azinuszellen [2, 8]. Azinuszellen bilden ein Na^{+}-Cl^{-}-Ionen reiches Sekret; duktale Epithelzellen bilden hingegen ein K^{+}-Cl^{-}-Ionen reiches Sekret. Die duktalen Epithelzellen produzieren darüber hinaus Muzine (MUC4, MUC5B, MUC7) [6]. Nahe der Einmündung in die *Fornix conjunctivae* liegen zwischen den duktalen Epithelzellen Becherzellen als solitäre Zellen oder in Form kleiner Becherzellgruppen, die wie die konjunktivalen Becherzellen das Muzin MUC5AC abgeben.

Myoepithelzellen

Myoepithelzellen sind kontraktile Epithelzellen mit sternförmiger Morphologie, die die azinären und duktalen Epithelzellen umschließen und ein Netzwerk um diese bilden. Typischerweise besitzen sie einen kleinen Zellkörper und mehrere lange, oft verzweigte Fortsätze [4]. Myoepithelzellen exprimieren *alpha-smooth muscle actin* (αSMA) und können dadurch identifiziert werden. Kontraktion der Zellen führt zur Steigerung der Sekretionsleistung und wird über Oxytocin vermittelt [4].

Immunzellen

Immunzellen stellen einen wichtigen zellulären Bestandteil der Tränendrüse dar. Sie schützen die Tränendrüse vor der schädlichen Wirkung von Pathogenen und geben Botenstoffe (Zytokine und Chemokine) ab, die zu einer Immunantwort innerhalb der gesamten LFU führen können. In der Tränendrüse findet man außer IgA-produzierenden Plasmazellen, die über "Homing"-Mechanismen in die Tränendrüse gelangen und in enger Nachbarschaft zu den Drüsenazini lokalisiert sind, vor allem gewebeständige ($CD68^{+}$) Makrophagen sowie wenige neutrophile Granulozyten. Die Plasmazellen geben an die Azinuszellen IgA ab, das zusammen mit dem J-Protein und der "sekretorischen Komponente" durch die Zellen geschleust wird (Transzytose) und am apikalen Zellpol als sIgA dem gebildeten Sekret zugefügt wird. Schließlich befinden sich im Stroma T- ($CD4^{+}$, $CD8^{+}$) und B-Lymphozyten. Diese nehmen im fortgeschrittenen Lebensalter zu und können auch bei Gesunden Zellcluster bilden.

Fibroblasten

Die Fibroblasten bilden die zelluläre und azelluläre Struktur des Drüsenstromas durch die Produktion von Kollagen und extrazellulärer Matrix. Zudem scheint eine übermäßige Produktion der extrazellulären Matrix durch aktivierte, stromale Fibroblasten ein entscheidender pathogener Prozess der Tränendrüsendysfunktion bei chronischer *graft-versus-host-disease* (cGvHD) zu sein [5].

2.3. Physiologie der Tränendrüse

Die Tränendrüsen produzieren ein hauptsächlich seröses Sekret, das an der Augenoberfläche den Hauptbestandteil der wässrigen Komponente des Tränenfilms bildet. In seiner Gesamtheit liefert der Tränenfilm Nährstoffe für die kornealen und konjunktivalen Epithelzellen, erzeugt eine glatte Oberfläche auf dem Hornhautepithel und ist daher wichtig für die optischen Eigenschaften der Augenoberfläche, entfernt Staub und Ablagerungen von der Augenoberfläche und schützt vor Krankheitserregern durch antimikrobielle Proteine und Peptide [10]. Hauptbestandteile der Tränenflüssigkeit sind wässrige, seröse Komponenten und zu einem kleineren Teil muköse Komponenten wie Muzine. Eine aktuelle Proteomic-Analyse hat gezeigt, dass von 1165 Proteinen, die im Tränenfilm vorkommen, 849 Proteine auch im von der Tränendrüse gebildeten Sekret vorkommen [3]. Tränendrüsen-spezifische Proteine und Peptide, die in hohen Konzentrationen im Tränenfilm enthalten sind und etwa 60 % der totalen Proteinkonzentration des Tränenfilms ausmachen, sind Laktotransferrin, Lipocalin-1, Lysozym und Prolaktin-induziertes Protein sowie in niedrigeren Konzentrationen Amylase, Peroxidase, Plasminogenaktivator, EGF und *Transforming Growth Factor* beta (TGF-β) [7]. Die sekretorischen Proteine werden durch merokrine Sekretion vor allem von den Azinuszellen und zu einem kleineren Teil von den duktalen Epithelzellen ins Lumen abgegeben. Die Freisetzung der Ionen erfolgt über ekkrine Sekretion. Durch die Wanderung der osmotisch aktiven Ionen kommt es zur transepithelialen Bewegung von Wasser aus den Zwischenräumen der Drüse in das Lumen. Proteine und Peptide, die nicht von den azinären oder duktalen Epithelzellen produziert werden wie z.B. IgA aus subepithelialen Plasmazellen, werden durch Transzytose ins Lumen geleitet. Im Tränenfilm liegt sezerniertes IgA als Dimer vor und gehört zur Gruppe der neutralisierenden (opsonierenden) Antikörper. Durch die Bindung bakterieller oder viraler Toxine und körperfremder Proteine werden diese in einem IgA-

Komplex neutralisiert und mit dem "verbrauchten" Tränenfilm über die ableitenden Tränenwege ausgeschieden oder von neutrophilen Granulozyten, die besonders nachts über die Konjunktiva an die Augenoberfläche gelangen, phagozytiert. Die sekretorische Aktivität der azinären und duktalen Epithelzellen wird dabei durch die Kontraktionen der umliegenden Myoepithelzellen unterstützt und kann um ein Vielfaches gesteigert werden (Reflextränen, emotionale Tränen; s.o.) [4]. Eine Studie hat gezeigt, dass die Funktion der Wolfring-Drüsen denen der Haupttränendrüsen ähnlich ist und auch die Sekretion von Elektrolyten, Flüssigkeit und Proteinen sowie die nervale und hormonelle Steuerung übereinstimmen [9].

Literatur

1. Bron AJ, De Paiva CS, Chauhan SK et al. (2017) TFOS DEWS II pathophysiology report. The Ocular Surface

2. Dartt DA (2009) Neural regulation of lacrimal gland secretory processes: relevance in dry eye diseases. Progress in retinal and eye research 28:155-177

3. Jung JH, Ji YW, Hwang HS et al. (2017) Proteomic analysis of human lacrimal and tear fluid in dry eye disease. Scientific reports 7:1-11

4. Makarenkova HP, Dartt DA (2015) Myoepithelial cells: their origin and function in lacrimal gland morphogenesis, homeostasis, and repair. Current molecular biology reports 1:115-123

5. Ogawa Y, Yamazaki K, Kuwana M et al. (2001) A significant role of stromal fibroblasts in rapidly progressive dry eye in patients with chronic GVHD. Investigative ophthalmology & visual science 42:111-119

6. Paulsen F, Langer G, Hoffmann W et al. (2004) Human lacrimal gland mucins. Cell and tissue research 316:167-177

7. Perumal N, Funke S, Pfeiffer N et al. (2016) Proteomics analysis of human tears from aqueous-deficient and evaporative dry eye patients. Scientific reports 6:1-12

8. Schechter JE, Warren DW, Mircheff AK (2010) A lacrimal gland is a lacrimal gland, but rodent's and rabbit's are not human. The ocular surface 8:111-134

9. Ubels JL, Gipson IK, Spurr-Michaud SJ et al. (2012) Gene expression in human accessory lacrimal glands of Wolfring. Investigative ophthalmology & visual science 53:6738-6747

10. Willcox MD, Argüeso P, Georgiev GA et al. (2017) TFOS DEWS II tear film report. The ocular surface 15:366-403

3. Anatomie und Physiologie der Augenoberfläche

Die Augenoberfläche ist eine funktionelle Einheit unterschiedlicher anatomischer Strukturen, die in einem komplexen Zusammenspiel miteinander agieren. Darunter zu zählen sind Hornhaut, Bindehaut, Tränendrüse (☞ Kap. 2.), die Drüsen der Lider (Meibom-, Zeiss- und Molldrüsen), die akzessorischen Drüsen (Krause und Wolfring), die Augenlider und deren Lidränder sowie die ableitenden Tränenwege. Gemeinsam haben sie die Funktionen

- den Tränenfilm zu erneuern, zu verteilen und zu stabilisieren, um die Augenoberfläche feucht zu halten und mit Nährstoffen zu versorgen sowie
- den Schutz vor Pathogenen und Umwelteinflüssen und
- die Refraktion zu gewährleisten.

3.1. Funktion und Anatomie des Augenlids und der Meibomdrüsen

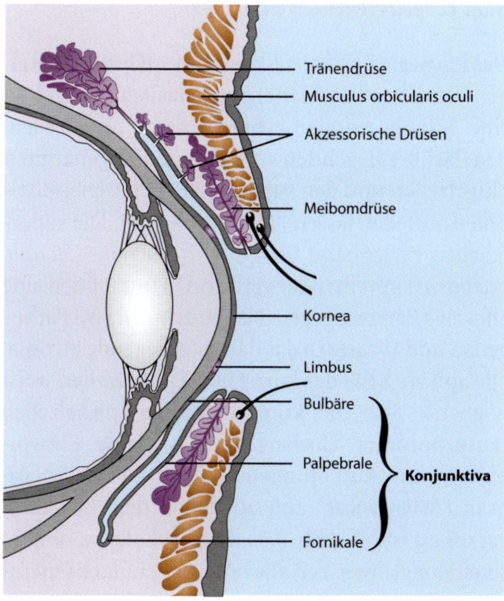

Abb. 3.1: Schema eines Sagittalschnitts durch den vorderen Augenabschnitt mit Ober- und Unterlid.

Die Augenlider, *Palpebrae*, sind eine dünne, aus Muskeln, Bindegewebe und Drüsen bestehende Hautfalte, die die Augenoberfläche nach außen hin begrenzt (☞ Abb. 3.1). Funktionell dienen die Augenlider dem Schutz der Augenoberfläche vor Verletzungen sowie der regelmäßigen und gleichmäßigen Verteilung des Tränenfilms.

Auf der außenliegenden Oberfläche wird das Augenlid von mehrschichtigem verhorntem Plattenepithel der Epidermis überzogen. Auf der innenliegenden Seite bedeckt mehrschichtiges unverhorntes Epithel der Konjunktiva, *Conjunctiva palpebralis,* das Augenlid. Am Lidrand geht das verhornte Plattenepithel der Epidermis in das unverhornte Plattenepithel der Konjunktiva über. Diese Übergangszone wird als "*mucocutaneous junction*" *(MCJ)* bezeichnet. Unterhalb der Epidermis befindet sich lockeres Bindegewebe gefolgt vom *Musculus orbicularis oculi,* der dem Lidschluss dient. Bulbär gelegen befindet sich eine feste kollagene Bindegewebsplatte, *Tarsus palpebralis,* die mit der palpebralen Konjunktiva verwachsen ist. Im Bereich der Lidumschlagfalten *(Fornix conjunctivae superior/inferior)* befinden sich akzessorische Tränendrüsen. In den Tarsus eingebettet liegen verzweigte alveoläre Talgdrüsen, die *Glandulae tarsales* (Meibomdrüsen). Meibomdrüsen sind freie, spezialisierte Talgdrüsen, deren Sekret, das Meibum, die lipidhaltige Komponente des Tränenfilms bildet. Der Lipidfilm begrenzt den Tränenfilm nach außen und schützt vor übermäßiger Verdunstung. Insgesamt befinden sich 30 bis 40 einzelne Meibomdrüsen im oberen und weitere 25 im unteren Augenlid [6]. Jede Meibomdrüse besteht aus einem zentralen Ausführungsgang, der über kurze Verbindungsgänge mit etwa 10-15 kreisförmig angeordneten Azini verbunden ist (☞ Abb. 3.2). Die Azini sind die alveolären Drüsenendstücke und stellen die funktionellen Einheiten der Meibomdrüse dar. Histologisch werden die Azini von sekretorischen Epithelzellen, den Meibozyten, aufgebaut. Die Meibozyten durchlaufen vier Reifestadien von basalen Zellen an der Basalmembran bis hin zu überreifen Zellen im Zentrum des Azinus (☞ Abb. 3.2).

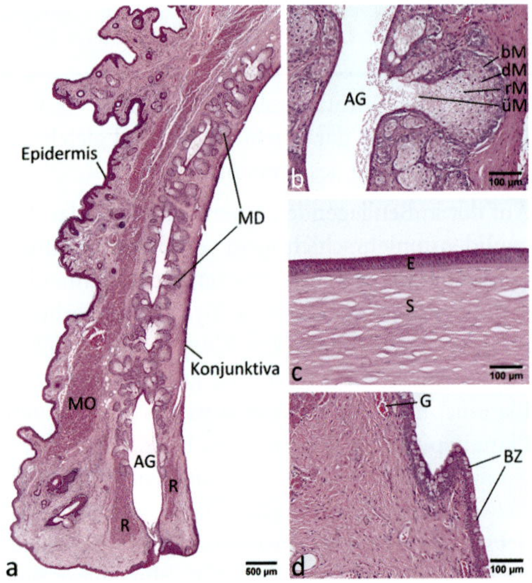

Abb. 3.2: Histologie der Augenoberfläche (99-jährige Körperspenderin). a) Sagittalschnitt durch das Augenoberlid. b) Ausschnittsvergrößerung einer Meibomdrüse aus a. c) Kornea. d) Konjunktiva. AG: Ausführungsgang der Meibomdrüse, BZ: Becherzellen, E: Epithel, G: Gefäß mit Erythrozyten, MD: Meibomdrüse, bM: basale Meibozyten, dM: differenzierte Meibozyten, rM: reife Meibozyten, üM: überreife Meibozyten, MO: Musculus orbicularis oculi, R: Riolan-Muskel, S: Stroma.

Im Verlauf der Reifung ist eine Zunahme von Lipidvesikeln sowie der Zerfall des Zellkerns zu beobachten. Im Zentrum des Azinus erfolgt die Freisetzung des lipidhaltigen Sekrets mittels holokriner Sekretion, so dass die überreifen Meibozyten zugrunde gehen und die Zelltrümmer sowie Lipidvesikel als Sekret in die Ausführungsgänge abgegeben werden. Die Ausführungsgänge bestehen aus mehrschichtigem unverhorntem Plattenepithel. Das Sekret wird durch einen zentralen Ausführungsgang auf die Augenoberfläche geleitet und währenddessen durch hydrolysierende Enzyme kommensaler Bakterien weiter modifiziert [16]. Im unteren Abschnitt ist der zentrale Ausführungsgang vom Riolan-Muskel umlagert, dessen Struktur und Funktion noch nicht abschließend verstanden ist [9]. Zwei Mechanismen sind denkbar: So könnte der Muskel die Meibomdrüse bei der Exkretion unterstützen oder diese bei geschlossenen Lidern verhindern [9]. Kurz vor der Mündung am Lidrand geht der zentrale Ausführungsgang in einen verhornten exkretorischen Ausführungsgang über. Am Lidrand bilden sich flache Meibum-Reservoire, die mit jedem Lidschlag über die wässrige Komponente des Tränenfilms verteilt werden.

3.2. Funktion und Anatomie der Kornea und des Limbus

Die Kornea ist das Fenster des Auges, durch das visuelle Informationen aus der Umgebung in das Auge gelangen. Als solches schützt sie nicht nur vor mechanischen Schäden und dem Eindringen von Pathogenen, sondern stellt gleichzeitig ein hochspezialisiertes optisches Gewebe dar, dessen Transparenz die Lichttransmission und korrekte Fokussierung in das hintere Augensegment ermöglicht. Die Kornea ist auf Nährstoffe und Wachstumsfaktoren angewiesen, die durch die Diffusion von Kammerwasser und Tränenfilm bereitgestellt werden, da Gefäße in der Hornhaut ausschließlich auf die limbalen Arkaden beschränkt sind. Strukturell besteht die Kornea nach heutigem Wissensstand aus fünf Schichten: Epithel, Bowman-Lamelle, Stroma, Descemet-Membran und Endothel.

3.2.1. Korneales Epithel

Das korneale Epithel besteht aus fünf bis sechs Reihen unverhornter Plattenepithelzellen, die sich in eine Schicht basaler zylindrischer Epithelzellen, den darüber liegenden suprabasalen, sogenannten Flügelzellen und den superfiziellen Plattenepithelzellen aufteilen lassen [1] (☞ Abb. 3.3). Die superfiziellen Zellen sind über *Tight Junctions* (*Zonula occludens*) miteinander verbunden und bilden eine effektive Barriere gegen das Eindringen von Pathogenen und Wasser in das darunterliegende Stroma. Die apikale Seite der kornealen Epithelzellen weist – ebenso wie die konjunktivalen Epithelzellen (ausgenommen Becherzellen) – kleine Einwölbungen und Auffaltungen (Leisten) der Zellmembran (*Mikroplicae*) auf, an denen die Gykokalyx verankert ist (☞ Abb. 3.3). Die Glykokalyx besteht zu einem großen Teil aus hochmolekularen membranverankerten Glykoproteinen (Muzinen), die weit in den Tränenfilm hineinragen. Hier vorkommende membrangebundene Muzine sind MUC1, MUC4 und MUC16 (☞ Kap. 4.) [10]. Durch ihre negative Ladung ist die Glykokalyx stark hydrophil und trägt zur Stabilität des Tränenfilms auf der Augenoberfläche bei. Die *Mikroplicae* der Epithelien

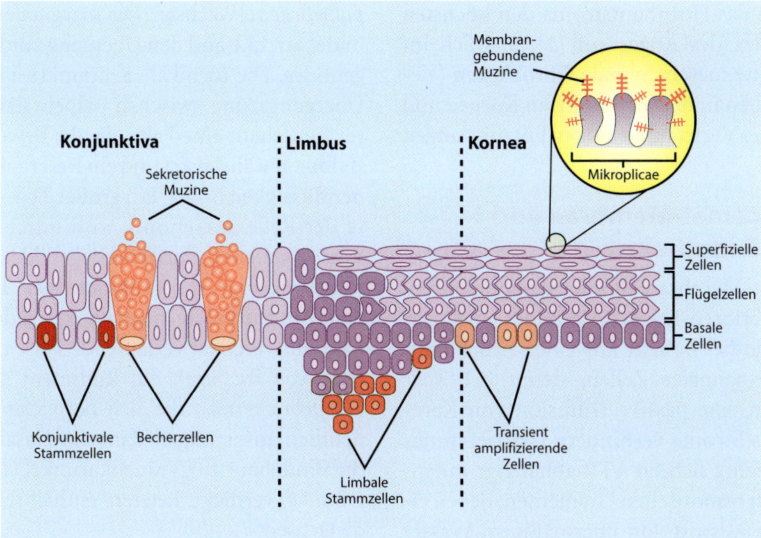

Abb. 3.3: Schematische Darstellung des konjunktivalen, limbalen und kornealen Epithels. In dem mehrschichten, unverhornten Epithel der Konjunktiva sind solitäre Becherzellen zu finden, die zum größten Teil das Gelbildende, sekretorische Muzin (MUC5AC) sezernieren und zum Tränenfilm beitragen. Stammzellen der Bindehaut sind in der gesamten Bindehaut zu finden. Korneale Stammzellen liegen im Limbus. Von dort teilen sie sich in transient amplifizierende Zellen, die zunächst in Richtung des kornealen Zentrums (zentripetal) proliferieren, um sich von dort in Richtung der kornealen Oberfläche zu teilen.

vergrößern zusätzlich deren Oberfläche und erhöhen somit die Tränenfilmbindungskapazität [18].

Das korneale Epithel weist eine hohe Dichte an Nervenendigungen des ersten Astes des *Nervus trigeminus* auf, die eine zentrale Rolle beim Lidschlussreflex, der Tränensekretion und der Wundheilung des Epithels spielen [4]. Schädigungen der kornealen Nerven können als Folge verschiedener pathologischer Prozesse auftreten und zu nicht heilenden Epitheldefekten und Stromasubstanzverlust führen [2]. Das Epithel wird kontinuierlich durch vom Ektoderm abgeleitete Stammzellen im kornealen Limbus regeneriert, der sich in einer 1-2 mm breiten Übergangszone zwischen Hornhaut, Bindehaut und Sklera befindet (☞ Abb. 3.3). Das limbale Stroma weist radial ausgerichtete Furchen auf, die als Palisaden von Vogt oder limbale Epithelkrypten bekannt sind [13]. Aus den tief in der limbalen Nische liegenden Stammzellen entstehen mitotisch aktive Basalepithelzellen (transient amplifizierende Zellen), die zunächst in Richtung des kornealen Zentrums (zentripetal) proliferieren und sich von dort weiter in Richtung Hornhautoberfläche differenzieren. Dabei differenzieren sie sich zunächst in suprabasale Flügelzellen und schließlich zu oberflächlichen, stark abgeflachten Plattenepithelzellen. Vollständig differenzierte Plattenepithelzellen schuppen über die Zeit ab und werden über den Tränenfilm und die ableitenden Tränenwege entfernt. Dieser Regenerationsprozess dauert im physiologischen Zustand ca. 1-2 Wochen [1, 4].

3.2.2. Bowman-Lamelle und Stroma mit Dua-Schicht

Unterhalb und verbunden mit der nur 50 nm dicken Basalmembran des Epithels liegt die azelluläre Bowman-Schicht (*Lamina limitans anterior*). Der oft verwendete Begriff Bowman-Lamelle beschreibt diese anatomische Struktur korrekter, da es sich um den anterioren, azellulären Bereich des Stromas handelt.

Das Hornhautstroma (*Substantia propria*) besteht aus regelmäßig, orthogonal angeordneten Lamellen, die sich aus Kollagenfasern Typ I und V zusammensetzen. Die exakte Anordnung und der Abstand der Lamellen und Fibrillen sind für die Transparenz des Hornhautstromas entscheidend. Aufrechterhalten wird diese Transparenz ferner durch einen definierten Wassergehalt von ca. 78 %, der durch die Barrieren- und Pumpfunktionen von Epithel und Endothel gewährleistet wird.

Optisch weist das Hornhautstroma den höchsten Brechungsindex des Auges auf [1]. Spärlich im Stroma verteilte mesenchymale Fibroblasten (Keratozyten) ruhen in der unversehrten Kornea und werden erst bei Verletzungen oder Entzündungen aktiviert.

3.2.3. Descemet-Membran und korneales Endothel

Die Descemet-Membran ist eine Basalmembran, die vom posterioren Endothel gebildet wird. Das Hornhautendothel besteht aus einer einschichtigen Lage hexagonaler Zellen, deren Zell-Zell-Verbindungen eine passive Diffusion von Kammerwasser ins Stroma verhindern (Barrierefunktion). Gleichzeitig sichern ATP-abhängige Ionenpumpen einen osmotischen Gradienten, der zu einem passiven Austritt von übermäßigem Wasser aus dem Stroma führt, um die optimale Hydratation des Stromas zu gewährleisten. Beim Menschen haben korneale Endothelzellen nur ein begrenztes regeneratives Potential. Die Degeneration einer Endothelzelle muss durch Migration und Expansion (Polymegathismus) der Nachbarzellen kompensiert werden, um eine kontinuierliche Zellschicht zu erhalten. Wird eine kritische Endothelzelldichte unterschritten und ist das Endothel nicht mehr in der Lage, das Flüssigkeitsgleichgewicht aufrechtzuerhalten, kann dies zu einer Stromaschwellung führen, einhergehend mit Transparenzverlust, Hornhautödem und Sehstörungen [7].

3.3. Funktion und Anatomie der Konjunktiva

Die komplexen Funktionen der Bindehaut sind essentiell für die Aufrechterhaltung der Homöostase der Augenoberfläche. Dazu zählt die Bereitstellung des mukösen Teils des Tränenfilms sowie die Abwehr von Pathogenen und anderen externen Einflüssen. Die Konjunktiva (*Tunica conjunctiva*) ist eine feine, transluzente Schleimhaut, die am korneoskleralen Limbus beginnend die Sklera des *Bulbus oculi* bedeckt (*Conjunctiva bulbi*) und sich weiter über die Lidumschlagfalte (*Fornix conjunctivae*) und die Innenseite der Augenlider erstreckt (*Conjunctivae palpebralis*) (☞ Abb. 3.1). Die palpebrale Bindehaut kann weiter in die marginale, tarsale und orbitale Konjunktiva unterteilt werden. Die tarsale Bindehaut ist mit dem *Tarsus palpebrae* verwachsen. Die marginale Konjunktiva bildet am Lidrand den Übergang zur Haut des Augenlides. Die fornikale Konjunktiva bildet an der Übergangszone zwischen palpebraler und bulbärer Bindehaut eine Falte, die die Beweglichkeit des Bulbus gewährleistet und ein Reservoir für die Tränenflüssigkeit bildet. Ein großer Teil – insbesondere der Reflexsekretion – wird durch die Tränendrüse (*Glandula lacrimalis*) gebildet, deren Ausführungsgänge im konjunktivalen Fornix münden. Am medialen Augenwinkel bildet die Bindehaut eine vertikal verlaufende Falte (*Plica semilunaris conjunctivae*), ein Rudiment der Nickhaut (*Palpebra tertia*), die sich bei vielen Säugetieren deutlich ausgeprägter darstellt. Nasal der *Plica* ist die Bindehaut zur Tränenkarunkel (*Caruncula lacrimalis*) verdickt. Letztere enthält schleimbildende Drüsen.

Die bulbäre Konjunktiva ist mit Ausnahme einer ca. 3 mm breiten Zone am kornealen Limbus, wo sie fest mit der Tenonschen Kapsel verbunden ist, verschiebbar und nicht adhärent. Die bulbäre Bindehaut wird von den Ziliararterien (*Arteriae ciliares anteriores*) versorgt. Die feinen Endäste der Blutgefäße im Übergangsbereich zur Hornhaut bilden ein Randschlingennetz, das an der Blutversorgung der Kornea beteiligt ist. Die konjunktivale Innervation erfolgt aus Ästen des *Nervus trigeminus*. Diese umfassen die *Nervi nasociliaris, lacrimalis* und *frontalis* sowie den *Nervus infraorbitalis* [11].

3.3.1. Konjunktivales Epithel

Die Morphologie des konjunktivalen Epithels variiert je nach Lokalisation zwischen einem unverhornten mehrschichtigen Plattenepithel und einem mehrschichtigen kubischen Epithel. Im *Fornix conjunctivae* findet man ein mehrschichtiges hochprismatisches Epithel. Die Schichtdicke variiert regional zwischen 2 bis 3 Schichten der tarsalen und fornikalen Konjunktiva und 6 bis 9 Schichten in der bulbären Konjunktiva [18]. Variationen in der Anzahl der Zellschichten können zudem auf den Dehnungszustand der elastischen Bindehaut zurückführbar sein.

Korneale und konjunktivale Epithelzellen zeigen eine differenzierte Expression verschiedener Zytokeratine und stellen somit zwei verschiedene Linien dar[12, 17]. So exprimieren korneale Epithelzellen Zytokeratin (CK) 12, wohingegen konjunktivale Epithelzellen eine Expression von CK19 und CK13 aufweisen und jedoch keine für CK 12. Putative konjunktivale Stammzellen wurden in allen anatomischen Regionen der Bindehaut nachgewiesen, mit einer erhöhten Anzahl im nasalen Bereich sowie im *Fornix inferior* [15]. Zudem ist bekannt, dass konjunktivale Plattenepithelzellen und Becherzellen aus einer gemeinsamen bipotenten, epithelialen Vorläuferzelle hervorgehen [19]. Verschiedene Marker für putative konjunktivale Stammzellen, wie ABCG2, CK15 und der Transkriptionsfaktor p63 (vor allem die Isoform ΔNp63α), wurden bis dato vorgeschlagen, wobei die aufgeführten Marker nur zwischen wenig und fortgeschrittenem Differenzierungsstatus unterscheiden können – ein spezifischer Stammzellmarker für die Konjunktiva ist bislang noch nicht detektiert worden [12].

3.3.2. Becherzellen

Becherzellen sind spezialisierte, voluminöse Zellen, die 5-10 % der Zellen des konjunktivalen Epithels ausmachen können und in allen Regionen der Bindehaut, jedoch mit unterschiedlicher Verteilung, vorkommen (☞ Abb. 3.2). Im Vergleich mit der bulbären Bindehaut kommt in den Fornices eine erhöhte Becherzelldichte sowie eine höhere Dichte in nasalen im Vergleich zu temporalen Bereichen vor. In der tarsalen Konjunktiva sind Einfaltungen und intraepitheliale Becherzellgruppen nachweisbar, die als Henle-Krypten bezeichnet werden [3]. Konjunktivale Becherzellen produzieren und sezernieren sekretorische, Gel-bildende Muzine (insbesondere MUC5AC und MUC2), die essentieller Bestandteil der wässrigen Komponente des Tränenfilms sind (☞ Abb. 3.3) [8, 10]. Bei Patienten mit trockenem Auge korreliert der verminderte Muzingehalt mit einer verminderten Dichte an Becherzellen. Mit dem Fortschreiten des trockenen Auges kann es zu einer Plattenepithelmetaplasie kommen [5].

3.3.3. Konjunktivales Stroma

Unter dem konjunktivalen Epithel und dessen Basalmembran liegt ein gefäßreiches Bindegewebe, die *Lamina propria* (*Substantia propria*), das in eine adenoide und eine darunterliegende fibröse Schicht unterteilt werden kann. Die adenoide Schicht enthält lymphatisches Gewebe, das aus Lymphozyten und anderen Immunzellen (Mastzellen, Monozyten, Plasmazellen, Langerhanszellen) besteht und das Konjunktiva-assoziierte lymphatische Gewebe (engl. *conjunctiva-associated lymphoid tissue*, CALT) bildet [14]. Das CALT initiiert Immunantworten und generiert IgA produzierende Plasmazellen für die Augenoberfläche und die Tränendrüsen (☞ Kap. 6.). Die darunterliegende, fibröse Schicht enthält viele Blutgefäße sowie akzessorische, seröse Drüsen (Krause-Drüsen, Wolfring-Drüsen), die an der Produktion der wässrigen Komponente des Tränenfilms beteiligt sind.

Literatur

1. Asbell P, Brocks D (2010) Cornea Overview. In: Dartt DA (ed) Encyclopedia of the Eye. Academic Press, Oxford, p 522-531

2. Dua HS, Said DG, Messmer EM et al. (2018) Neurotrophic keratopathy. Prog. Retin. Eye Res. 66:107-131

3. Gipson IK (2016) Goblet cells of the conjunctiva: A review of recent findings. Prog. Retin. Eye Res. 54:49-63

4. Hamrah P, Sahin A (2013) Limbus and corneal epithelium. In: Holland EJ, Mannis MJ, Lee WBL (eds) Ocular Surface Disease: Cornea, Conjunctiva and Tear Film. Elsevier, p 29-33

5. Hodges RR, Dartt DA (2010) Conjunctival Goblet Cells. In: Dartt DA (ed) Encyclopedia of the Eye. Academic Press, Oxford, p 369-376

6. Jester JV, Nicolaides N, Smith RE (1981) Meibomian gland studies: histologic and ultrastructural investigations. Investigative ophthalmology & visual science 20:537-547

7. Joyce NC (2012) Proliferative capacity of corneal endothelial cells. Exp. Eye Res. 95:16-23

8. Paulsen F (2006) Cell and molecular biology of human lacrimal gland and nasolacrimal duct mucins. Int. Rev. Cytol. 249:229-279

9. Paulsen F (2013) Functional anatomy of ocular surface and tear film and pathophysiological developments in the course of evaporative dry eye. Ocular Surface Disorders. London, JP Medical Publishers:1-10

10. Paulsen FP, Berry MS (2006) Mucins and TFF peptides of the tear film and lacrimal apparatus. Prog. Histochem. Cytochem. 41:1-53

11. Ruskell GL (1985) Innervation of the conjunctiva. Trans. Ophthalmol. Soc. U. K. 104 (Pt 4):390-395

12. Spaniol K, Holtmann C, Geerling G et al. (2017) [New approaches to ocular surface reconstruction beyond the cornea]. Ophthalmologe 114:307-317

13. Spaniol K, Witt J, Mertsch S et al. (2018) Generation and characterisation of decellularised human corneal limbus. Graefes Arch. Clin. Exp. Ophthalmol.:1-11

14. Steven P, Gebert A (2009) Conjunctiva-associated lymphoid tissue–current knowledge, animal models and experimental prospects. Ophthalmic research 42:2-8

15. Stewart RM, Sheridan CM, Hiscott PS et al. (2015) Human conjunctival stem cells are predominantly located in the medial canthal and inferior forniceal areas. Invest. Ophthalmol. Vis. Sci. 56:2021-2030

16. Suzuki T, Sutani T, Nakai H et al. (2020) The Microbiome of the Meibum and Ocular Surface in Healthy Subjects. Investigative Ophthalmology & Visual Science 61:18-18

17. Tektas OY, Yadav A, Garreis F et al. (2012) Characterization of the mucocutaneous junction of the human eyelid margin and meibomian glands with different biomarkers. Annals of anatomy = Anatomischer Anzeiger : official organ of the Anatomische Gesellschaft 194:436-445

18. Tsubota K, Tseng SC, Nordlund ML (2002) Anatomy and physiology of the ocular surface. In: Ocular Surface Disease Medical and Surgical Management. Springer, p 3-15

19. Wei ZG, Lin T, Sun TT et al. (1997) Clonal analysis of the in vivo differentiation potential of keratinocytes. Invest. Ophthalmol. Vis. Sci. 38:753-761

4. Zusammensetzung und Physiologie des Tränenfilms

Der Tränenfilm ist die vom gesamten Tränenapparat gebildete Flüssigkeit, die den vorderen Teil des Augapfels bedeckt und schützt. Der Tränenfilm bildet somit die Schnittstelle zwischen der Augenoberfläche, bestehend aus durchsichtiger Kornea und Konjunktiva (☞ Kap. 3.), und der Außenwelt [20]. Dieser bereits 1936 von Rollet et al. beschriebene Präkornealfilm ist in hohem Maße verschiedenen Umwelteinflüssen ausgesetzt. Zudem zeigen sich dynamische Schwankungen in der Zusammensetzung sowie den physikalischen und chemischen Eigenschaften [6]. Der Tränenfilm, die Augenoberfläche sowie der Tränenapparat bilden gemeinsam die Tränenfunktionseinheit (engl. *lacrimal functional unit*, LFU). Erweitert werden diese anatomischen Komponenten, die direkt zur Tränenfilmbildung beitragen, durch muskuläre und nervale Strukturen sowie endokrine Faktoren (Sexualhormone, ☞ Kap. 9.), die direkt oder indirekt die Bildung, Zusammensetzung und Ausbreitung des präkornealen Tränenfilms regulieren [14, 18].

Der präkorneale Tränenfilm bedeckt als dünner, durchsichtiger Film die Lidspalte und damit den sichtbaren Teil des Augapfels. Unter physiologischen Bedingungen liegt das Gesamtvolumen der Tränenflüssigkeit bei rund 10 µl. Verschiedene Studien zeigen, dass der sichtbare, präkorneale Tränenfilm 0,6 bis 2 µl beträgt. Das restliche Tränenvolumen setzt sich aus dem nicht sichtbaren Bereich unterhalb der Augenlider, in den Bindehautsäcken (5-6 µl) sowie dem Reservoir des oberen und unteren Tränenmeniskus (rund 2,9 µl) zusammen [18]. Der basale Tränenfluss liegt im Mittel bei 1,2 µl pro Minute (1,2 ml/Tag), wobei neuere Untersuchungen sogar von einer noch niedrigeren basalen Tränensekretion (0,15 µl/min bzw. 0,15 ml/Tag) ausgehen [18]. Die basale Tränenproduktion bei Erwachsenen unterliegt tageszeitlichen Schwankungen und nimmt mit zunehmendem Alter ab. Neugeborene zeigen eine deutlich geringere Blinzelfrequenz, einen niedrigeren Tränenabfluss sowie einen stabileren Lipidfilm [11]. Die Tränensekretion kann als Antwort auf physiologische Reize (Kälte, mechanische oder chemische Stoffe etc.) um das bis zu 100-fache gesteigert werden (rund 100 µl/min) [3]. Diese Reflextränen bestehen hauptsächlich aus Wasser und dienen in erster Linie der Reizbeseitigung und somit dem Schutz der Augenoberfläche [18]. Einzig der Mensch, als empathisches Wesen, zeigt eine weitere Art von Tränen: Emotionale Tränen. Hier erhöht sich die Tränenproduktion ohne Reizung der Augenoberfläche um ein Vielfaches (bis zu 400 µl/min). Außerdem weisen die Tränen gegenüber den Reflextränen eine erhöhte Proteinkonzentration auf. Die genaue Bedeutung emotionaler Tränen ist abschließend nicht geklärt. Es existieren lediglich diverse Theorien. Klinische Beobachtungen zeigen, dass beim Trockenen Auge zunächst die basale Tränenproduktion und im weiteren Verlauf die reflektorische und zuletzt die emotionale Tränenbildung nachlässt [11].

4.1. Funktionen des Tränenfilms

Der präkorneale Tränenfilm übernimmt vielfältige Funktionen und ist hauptsächlich für den Schutz und die Funktionsfähigkeit der Augenoberfläche verantwortlich (☞ Tab.4.1). So schützt die Tränenflüssigkeit die Kornea vor Austrocknung, gleicht Unregelmäßigkeiten der Epitheloberfläche aus und ist für die Versorgung mit Nährstoffen sowie Sauerstoff beim geöffneten Auge mitverantwortlich. Gleichzeitig ermöglicht der Tränenfilm das reibungsarme Gleiten der Augenlider beim Lidschluss und bildet als Grenzfläche zwischen Luft und Tränenfilm einen wesentlichen Teil des lichtbrechenden, optischen Systems im vorderen Augenabschnitt. Ferner besitzt der Tränenfilm auch protektive Eigenschaften. Die ständige Neubildung des Tränenfilms und der reflektorische Lidschlag (Blinzeln) schützt effektiv vor Fremdkörpern (abgestorbene Epithelzellen, Schmutz- und Staubpartikel) und verhindert die Besiedlung der Augenoberfläche mit potentiell pathogenen Mikroorganismen. Dazu enthält die Tränenflüssigkeit eine Vielzahl an antimikrobiell aktiven Substanzen [14, 18, 20].

Tränen		Aufgaben
Basale Tränen	Refraktion	optisch glatte Oberfläche, geringe Lichtstreuung
	tropisch	Ernährung der Kornea mit Nährstoffen und Sauerstoff beim geöffneten Auge
	Schutz und Reinigung	enthält eine Vielzahl antimikrobiell aktiver Substanzen, Abtransport abgestorbener Zellen und Fremdpartikel
Reflextränen	Reaktion auf Umweltreize	Schutz der Augenoberfläche vor potentiell schädlichen Umwelteinflüssen
Emotionale Tränen	Reaktion ohne Reizung der Augenoberfläche	Kommunikation, Empathie, beeinflusst Sozialverhalten und Gruppenbildung
Closed eye tears	Schutz	Neutrophile, NETs und Entzündungsmediatoren verhindern die Besiedlung von Mikroorganismen, hydrierte Glykokalyx (Muzine) verhindern das Verkleben der Augenlider

Tab. 4.1: Zusammenfassung der Tränenfunktionen bei verschiedenen Formen von Tränen.

4.2. Aufbau des Tränenfilms

Neuste Studien zeigen, dass das didaktisch sinnvolle, aber wissenschaftlich veraltete Model des dreischichtigen Tränenfilms aus einer mukösen Komponente, einer wässrigen Komponente und einer zur Luft abschließenden Lipidkomponente überholt ist. Aktuell wird ein dynamisches 2-Phasen-Modell des Tränenfilms, bestehend aus (1) einer inneren mukös-wässrigen Phase (engl. *muco-aqueous*) und (2) einer bedeckenden, äußeren Lipid-haltigen Phase postuliert. Die mukös-wässrige Phase repräsentiert eine Übergangsphase zwischen membrangebundenen Muzinen der Augenoberfläche und der wässrigen Komponente der Tränendrüsen mit einem abnehmenden Muzin-Gradienten vom Epithel zur Lipidschicht hin (☞ Abb. 4.1) [20]. Je nach Untersuchungsmethode wird die Dicke des präkornealen Tränenfilms in der Literatur in einem Bereich von 2,7 bis 45 µm angegeben [18], wobei die Dicke des Lipidfilms etwa 15 bis 150 nm beträgt (☞ Kap. 5.).

Mukös-wässrige Phase

Über apikale Zellleisten der Epithelzellen (*Mikroplicae*) ist die mukös-wässrige Phase in Form der Membran-gebundenen Muzine an der epithelialen Zelloberfläche von Kornea und Konjunktiva verankert und entspricht der wasserreichen Glykokalyx. Dies fixiert den Tränenfilm und vermindert die Scherkräfte beim Lidschluss sowie das "Verkleben" von Kornea und Konjunktiva beim geschlossenen Auge. Die Membran-gebundenen Muzine MUC1, MUC4 und MUC16 sind hochmolekulare Glykoproteine, die aufgrund der Kohlenhydrat-Seitenketten stark negativ geladen sind und somit eine hohe Wasserbindungskapazität besitzen. Ferner gibt es auch lösliche und Gel-bildende Muzine, die aus unterschiedlichen Zellen des Tränenapparates stammen. Eine Schlüsselstellung nimmt hier das Gel-bildende Muzin MUC5AC ein, dass von den konjunktivalen Becherzellen und zu einem geringen Anteil auch von Becherzellen der Ausführungsgänge sowie von Azinuszellen der Tränendrüse und den akzessorischen Tränendrüsen in den Lidern gebildet wird [9, 12]. MUC5AC ist nach den oben erwähnten Membran-gebundenen Muzinen der Hauptbestandteil der mukös-wässrigen Phase des Tränenfilms und zeigt einen deutlichen Konzentrationsgradienten zur bedeckenden Lipidkomponente. Für die Vernetzung der Muzine untereinander und der Ausbildung der komplexen mukös-wässrigen Phase sind unter anderem die *trefoild factor family* (TFF)-Peptide verantwortlich. TFF-Peptide sind durch eine Kleeblatt-artige Struktur gekennzeichnet und beeinflussen die Viskosität des Tränenfilms. Darüber hinaus besitzen sie an der Augenoberfläche verschiedene protektive, anti-apoptotische Eigenschaften und fördern wie zahlreiche andere Tränenfilmproteine die korneale Wundheilung [12].

Alsdann enthält die mukös-wässrige Phase eine Vielzahl von gelösten anorganischen und organischen Verbindungen (☞ Tab. 4.2). Der Hauptteil

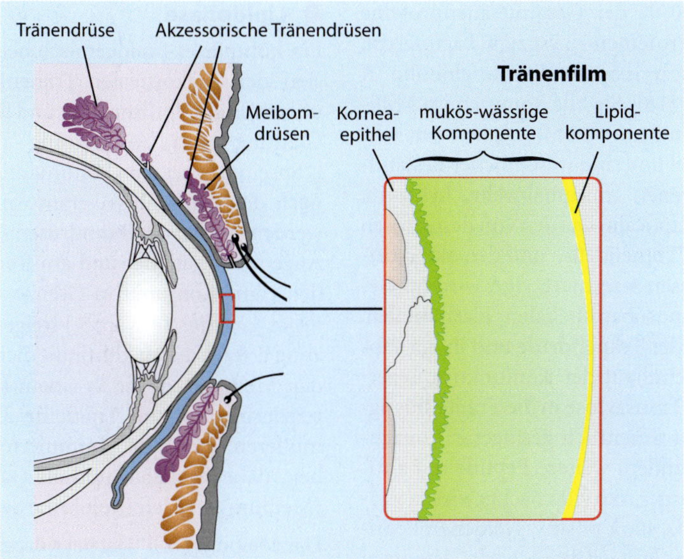

Abb. 4.1: Tränenfilm und Tränenapparat. Schematische Darstellung eines Sagittalschnitts durch die Augenoberfläche einschließlich der Liddrüsen und dem Tränenfilm. Vergrößerung des zweiphasigen Tränenfilmmodells mit mukös-wässriger Phase (grün-bläulich) und bedeckender Lipidphase (gelb). Membrangebundene Muzine (moosgrün) an der Augenoberfläche, die Muzinkonzentration nimmt nach außen ab (modifiziert aus Dietrich et al., Pahtophysiology of Meibomian Glands – an Overview Article DOI 10.1080/09273948.2021.1905856, accepted in Ocular immunology and inflammation).

der gelösten Substanzen wird aktiv durch die Azinuszellen der Tränendrüse, zu einem deutlich geringeren Anteil auch von den akzessorischen Tränendrüsen gebildet. Darüber hinaus sezernieren auch Kornea- und Konjunktivaepithelzellen insbesondere Proteine in die Tränenflüssigkeit. Die Zusammensetzung der anorganischen Salze und deren jeweilige Konzentration sind entscheidend für die Einstellung des pH-Wertes zwischen 7,2-7,6 und der Osmolarität zwischen 296-302 mOsm/l der Tränenflüssigkeit [18, 19]. Ein hyperosmolarer Tränenfilm (> 326,9 ± 22,1 mOsmol/l) verursacht direkte Zellschäden, stimuliert korneale Nervenendigungen, löst Entzündungskaskaden in den Epithelzellen der Augenoberfläche aus und spielt eine entscheidende Rolle bei der Manifestierung des Trockenen Auges [20].

Stoffklasse	Konzentration
Elektrolyte	
Na^+	128,7-142 mmol/l
K^+	15-29 mmol/l
Ca^{2+}	0,32 mmol/l
Mg^+	0,35 mmol/l
HCO_3^-	12,4-6 mmol/l
Cl^-	135-141,3 mmol/l
Gesamtprotein	6,7-8 mg/l
Albumin	3,9 mg/l
Globulin	2,8 mg/l
Metabolite	
Ammoniak	0,05 mg/l
Harnstoff	0,4 mg/l
Glukose	25 (0-50) mg/l

Tab. 4.2: Übersicht der Zusammensetzung basaler Tränen des Menschen. Modifiziert aus [18, 19].

Aktuelle Studien identifizieren mehr als 1500 verschiedene Proteine bzw. Peptide in der Tränenflüssigkeit [21]. Inwieweit diese Proteine alle funktionell eine Bedeutung in der Tränenflüssigkeit oder an der Augenoberfläche haben, ist noch unklar. Mehr als 90 % der Gesamttränenproteine werden von vier Proteinen – Lysozym, Lactoferrin, Lipocalin und sezerniertem Immunglobulin A (sIgA) – gebildet [18]. Sie alle kommen im Milligramm-Bereich in der Tränenflüssigkeit vor, wirken antimikrobiell und sind wesentlicher Bestandteil der angeborenen Immunabwehr. Lysozym, Lactoferrin und Lipocalin werden von den serösen Azinuszellen der Tränendrüse und den akzessorischen Tränendrüsen sezerniert. sIgA wird im Gegensatz dazu von subepithelialen Plasmazellen, hauptsächlich in der Tränendrüse und in der subepithelialen Schleimhaut der Konjunktiva, sezerniert und mittels Transzytose in die Tränenflüssigkeit überführt. In wesentlich geringerer Konzentration konnten zudem weitere Peptide mit antimikrobiell wirksamer Aktivität nachgewiesen werden. Diese kleinen, stark positiv-geladenen Peptide (engl. *"Cationic host defence peptides")* besitzen eine direkte antimikrobielle Aktivität gegen ein breites Spektrum von Bakterien, Pilzen und verschiedene Viren. Außerdem beeinflussen sie eine Vielzahl biologischer Prozesse an der Augenoberfläche und sind ein wichtiges Bindeglied zur erworbenen (adaptiven) Immunabwehr. Insbesondere bei Verletzungen sowie verschiedenen entzündlichen und nicht-entzündlichen Erkrankungen der Augenoberfläche kommt es zu einer um das Vielfache gesteigerten Sekretion in die Tränenflüssigkeit [4, 10]. Zudem enthält die Tränenflüssigkeit Proteine mit enzymatischer Aktivität wie verschiedene Matrix-Metalloproteasen (MMPs) oder verschiedene Wachstumsfaktoren (EGF, TGFβ) sowie eine Vielzahl von Zytokinen, deren Funktionen im Detail noch nicht abschließend geklärt sind. Aktuell sind rund 90 verschiedene Metabolite in der Tränenflüssigkeit identifiziert worden, darunter verschiedene Aminosäuren, Glukose, Harnstoff und viele andere Stoffklassen. Die funktionelle Bedeutung an der Augenoberfläche muss auch hier noch tiefergehend untersucht werden [21]. Die Identifizierung des Proteoms oder des metabolischen Profils der Tränenflüssigkeit bei verschiedenen systemischen Erkrankungen, wie z.B. Diabetes mellitus oder der peripheren Polyneuropathie, ist möglicherweise ein Ansatzpunkt für die Früherkennung oder eine verbesserte Diagnostik verschiedener Erkrankungen.

Lipidphase

Ein komplexes Lipidgemisch bedeckt und stabilisiert den präkornealen Tränenfilm, schützt vor übermäßiger Verdunstung und ist für die optische Glättung und Ausbreitung des Tränenfilms ("Spreiten") bei dem kontinuierlichen Neuaufbau nach dem Lidschluss verantwortlich. Die Lipide werden in den Meibomdrüsen (*Gll. tarsales*) der Augenlider gebildet und am freien Lidrand nahe der Haut-Konjunktiva-Grenze (engl. *mucocutaneous junction,* ☞ Kap. 3.) freigesetzt. Die Freisetzung erfolgt durch kontinuierliche Neubildung in den Meibozyten, die in einem komplexen Differenzierungsvorgang Lipide im Zytoplasma akkumulieren, durch programmierten Zelltod absterben, dabei zerfallen und als Ganzes zum Sekret (Meibum) werden (holokrine Sekretion).

Das Meibum ("Öl") ist bei Körpertemperatur flüssig, farblos und bildet eine optisch glatte Oberfläche [1, 2]. Es enthält hauptsächlich nichtpolare, wasserunlösliche Wachsester, Cholesterolester und Diester, aber auch einen signifikanten Anteil an polaren, oberflächenaktiven Lipiden, vor allem langkettigen ω-Hydroxy-Fettsäuren (☞ Kap. 5.) [2]. Durch diese beiden Lipidgruppen kommt es, wenn auch vereinfacht dargestellt, zu der Ausbildung einer zweigeteilten Lipidschicht an der wässrigen-Lipid-Luft-Grenze des Tränenfilms. Die polaren, oberflächenaktiven Lipide vermitteln, durch Herabsetzung der Oberflächenspannung, die Ausbreitung des Tränenfilms während der primären Phase der Lidöffnung. In der sekundären Phase kommt es zur Überlagerung mit nichtpolaren Lipiden, die maßgeblich die optische Glättung und Stabilität des Tränenfilms bewirken [2]. Neuste Untersuchungen zeigen, dass polare Phospholipide keinen Bestandteil der Lipidphase darstellen, sondern auf abgeschilferte Zellen im Tränenfilm zurückzuführen sind. Inwieweit Proteine, wie Lipocalin, an der Stabilisierung und Ausbreitung des Tränenfilms beteiligt sind, wird noch diskutiert [5].

4.3. Zusammensetzung des Tränenfilms beim geschlossenen Auge *("Closed eye tears")*

Große Unterschiede und zum Teil auch wissenschaftliche Lücken gibt es bei der Zusammensetzung des Tränenfilms im Bereich des Bindehautsacks, beim geschlossenen Auge während des Schlafs ("*Closed eye tears*") sowie bei Reflex- oder emotionalen Tränen. Studien zeigen, dass sich die Zusammensetzung des Tränenfilms während des Schlafens stark verändert und dass das Mikromilieu an eine subklinische Entzündung, inklusive eingewanderter neutrophiler Granulozyten und humoraler Faktoren, erinnert [15, 16]. Während des Nachtschlafs vermindert sich die Sekretionsleistung der Tränendrüse deutlich, die reflexartige Ausschüttung der wässrigen proteinhaltigen Tränenflüssigkeit ist stark vermindert und die Proteinzusammensetzung ändert sich. So erhöht sich die Menge an sIgA um das bis zu 50-Fache. Außerdem kommt der Tränenabfluss über die ableitenden Tränenwege nahezu zum Erliegen und es erhöht sich die Durchlässigkeit der Blutgefäße an der Augenoberfläche und in der Tränendrüse. Dies führt zur Anreicherung von Serumproteinen (Albumin, sIgA, verschiedenen Faktoren des Komplementsystems etc.), zur vermehrten Einwanderung neutrophiler Granulozyten und zum Anstieg von Granulozyten-spezifischen Proteinen an der Augenoberfläche [15, 16]. Durch den fehlenden Tränenabfluss und Lidschlag übernehmen neutrophile Granulozyten die Immunabwehr an der Augenoberfläche, indem sie Mikroorganismen durch Bildung reaktiver Sauerstoffspezies (ROS) sowie die Freisetzung von bakteriziden Substanzen bekämpfen und phagozytieren. Ein weiteres Abwehrmerkmal stimulierter Neutrophiler ist die Bildung feiner extrazellulärer Netze (engl. *Neutrophil Extracellular Traps, NETs*). NETs bestehen aus einer Matrix aus entfalteter extrazellulärer DNA, die mit verschiedenen abbauenden Enzymen (Proteasen) bestückt ist. Diese Matrix bindet Bakterien macht diese unschädlich und baut freigesetzte Entzündungsmediatoren ab [7, 8]. Zusammen mit abgestorbenen Zellen, Komponenten der Schleimhautbarriere der Augenoberfläche (Muzine) und eingetrockneten Lipiden der Meibomdrüsen bilden die NETs den "Schlafsand", der sich morgens im nasalen Lidwinkel angesammelt hat. Aktuelle Studien zeigen die Anwesenheit und Bedeutung von Neutrophilen und NETs bei entzündlichen Erkrankungen der Augenoberfläche wie Allergien und auch beim Trockenen Auge und der Meibomdrüsendysfunktion [7, 8, 13, 17].

Literatur

1. Arita R, Fukuoka S, Morishige N (2017) Functional Morphology of the Lipid Layer of the Tear Film. Cornea 36 Suppl 1:S60-S66

2. Butovich IA (2011) Lipidomics of human Meibomian gland secretions: Chemistry, biophysics, and physiological role of Meibomian lipids. Prog Lipid Res 50:278-301

3. Fullard RJ, Tucker DL (1991) Changes in human tear protein levels with progressively increasing stimulus. Invest Ophthalmol Vis Sci 32:2290-2301

4. Garreis F, Gottschalt M, Paulsen FP (2010) Antimicrobial peptides as a major part of the innate immune defense at the ocular surface. Dev Ophthalmol 45:16-22

5. Jeyalatha MV, Qu Y, Liu Z et al. (2017) Function of meibomian gland: Contribution of proteins. Exp Eye Res 163:29-36

6. Koh S, Tung CI, Inoue Y et al. (2018) Effects of tear film dynamics on quality of vision. Br J Ophthalmol 102:1615-1620

7. Mahajan A, Gruneboom A, Petru L et al. (2019) Frontline Science: Aggregated neutrophil extracellular traps prevent inflammation on the neutrophil-rich ocular surface. J Leukoc Biol 105:1087-1098

8. Mahajan A, Hasikova L, Hampel U et al. (2021) Aggregated neutrophil extracellular traps occlude Meibomian glands during ocular surface inflammation. Ocul Surf 20:1-12

9. Mantelli F, Argueso P (2008) Functions of ocular surface mucins in health and disease. Curr Opin Allergy Clin Immunol 8:477-483

10. Mcdermott AM (2013) Antimicrobial compounds in tears. Exp Eye Res 117:53-61

11. Messmer EM (2009) [Emotional tears]. Ophthalmologe 106:593-602

12. Paulsen FP, Berry MS (2006) Mucins and TFF peptides of the tear film and lacrimal apparatus. Prog Histochem Cytochem 41:1-53

13. Pelikan Z (2012) Cytological changes in tears during the secondary conjunctival response induced by nasal allergy. Br J Ophthalmol 96:941-948

14. Pflugfelder SC, Stern ME (2020) Biological functions of tear film. Exp Eye Res 197:108115

15. Sack RA, Beaton A, Sathe S et al. (2000) Towards a closed eye model of the pre-ocular tear layer. Prog Retin Eye Res 19:649-668

16. Sack RA, Sathe S, Beaton A (2003) Tear turnover and immune and inflammatory processes in the open-eye and closed-eye environments: relationship to extended wear contact lens use. Eye Contact Lens 29:S80-82; discussion S83-84, S192-194

17. Sonawane S, Khanolkar V, Namavari A et al. (2012) Ocular surface extracellular DNA and nuclease activity imbalance: a new paradigm for inflammation in dry eye disease. Invest Ophthalmol Vis Sci 53:8253-8263

18. Tiffany JM (2008) The normal tear film. Dev Ophthalmol 41:1-20

19. Ubels JL, Williams KK, Lopez Bernal D et al. (1994) Evaluation of effects of a physiologic artificial tear on the corneal epithelial barrier: electrical resistance and carboxyfluorescein permeability. Adv Exp Med Biol 350: 441-452

20. Willcox MDP, Argueso P, Georgiev GA et al. (2017) TFOS DEWS II Tear Film Report. Ocul Surf 15:366-403

21. Zhou L, Zhao SZ, Koh SK et al. (2012) In-depth analysis of the human tear proteome. J Proteomics 75:3877-3885

5. Morphologie und Pathophysiologie der Meibomschen Lipidfilme

5.1. Morphologie der Meibomschen Lipidfilme

Die Meibomschen Lipidfilme, die den wesentlichen Bestandteil der äußersten Lage des dreischichtigen Tränenfilms ausmachen, haben nach bisheriger Auffassung mehrere Funktionen. Sie dienen als **Verdunstungsbarriere** für die darunter liegenden wässrigen Tränenbestandteile. Sie erfüllen weiterhin eine **Schutzfunktion gegen mechanische Irritationen**. Außerdem stellen sie eine **antimikrobielle Barriere** gegen Kontaminationen dar. Die Filme müssen, um eine hohe Abbildungsgüte zu ermöglichen, **transparent** und **homogen** sein.

Meibomdrüsensekret, welches auf der Augenoberfläche spreitet, ist ein heterogenes Gemisch, das sämtliche Lipidklassen enthält. Hierbei überwiegen **hochmolekulare Lipidverbindungen** wie Wachse und Cholesterylester. Andere Lipidklassen sind im physiologischen Meibomsekret in gleichfalls konstantem Mischungsverhältnis nachweisbar.

Damit dieses Gemisch die oben genannten Funktionen erfüllen kann, müssen mehrere Voraussetzungen gegeben sein: Die Etablierung eines intakten Lipidfilms ist Bedingung für die Entstehung einer physiologischen Barriere. Lipidkoagel hoher Dichte, die sich mit lipidfreien Arealen abwechseln, können keine wirksame Barriere darstellen.

Ein kompletter Lipidfilm ist weiterhin für eine effektive Verdunstungsbarriere erforderlich. Dadurch wird ein unkontrollierter Verlust wässriger Tränenbestandteile verhindert. Die Drainage der Tränenflüssigkeit erfolgt stattdessen in erster Linie über die ableitenden Tränenwege.

Des weiteren muss der Lipidfilm so dünn sein, dass er auf der wässrigen Unterlage nicht durch die Schwerkraft nach unten verschoben wird. Vielmehr sollten chemische Interaktionen eine Adhäsion der Flüssigkeitslagen des Tränenfilms auf der jeweiligen Unterlage ermöglichen. Der Tränenfilm soll dabei im oberen Anteil der Augenoberfläche nicht dünner als unten sein.

Weiterhin muss dieser Film die Kompression und Expansion durch die Bewegung der Augenlider nachvollziehen, ohne zu rupturieren. Dies gelingt am ehesten durch nicht-newtonsche Flüssigkeiten, die in einem bestimmten Schubbereich bei steigender Druckdifferenz geringere Volumenstromstärke aufweisen. Die Gesamttträne stellt eine derartige **nicht-newtonsche Flüssigkeit** dar. Ihre Lipidanteile weisen die gleichen biophysikalischen Eigenschaften auf. Sie verhindern damit, dass durch den Lidschluss die Tränenfilmbestandteile völlig durcheinandergemischt werden. Sie bleiben stattdessen an der Oberfläche liegen.

Trotz der Verschiebung der Lipide durch die Lidbewegung muss deren optische Transparenz gewährleistet sein. Dies geschieht am ehesten durch einen möglichst dünnen Film. Dadurch werden eine hohe Abbildungsgüte und eine weitgehende Verzerrungsfreiheit ermöglicht.

Um Messungen an Meibomschen Lipidfilmen durchzuführen, müssen diese unter definierten Bedingungen beobachtet werden. Bis vor kurzem stand keine Technik zur Verfügung, welche die Beobachtung der auf einer Wasseroberfläche gespreiteten Filme unter in-vitro Bedingungen erlaubte. Die verfügbaren Kenntnisse basierten auf biphysikalischen Daten, während die direkte Beobachtung der Filme nicht möglich war. Mit der **Brewsterwinkel-Mikroskopie** verfügt man erstmals über eine Technik, die die Darstellung der gespreiteten Filme erlaubt. Gleichzeitig sind biophysikalische Parameter wie die Oberflächenspannung und das Grenzflächenpotential bestimmbar. Wir wandten diese Technik erstmals in der Ophthalmologie an. Obgleich bereits eine Fülle von Daten über die Meibomschen Lipidfilme bekannt ist, liegen keine genaueren Informationen darüber vor, wie sich diese Filme in den Phasen zwischen den Lidschlägen verhalten. Wir zeichneten daher die Videosequenzen der Brewsterwinkel-Mikroskopie unter in-vitro Bedingungen auf. Hierbei sollte geklärt werden, wie sich diese Filme unter den Bedingungen der Kompression und Expansion verhalten. Dieser experimentelle Ansatz entspricht dem Zusammenschieben und Auseinanderziehen der Lipidfilme auf der Augenoberfläche durch die Bewegung der Lider. Aufgrund der simultanen Ableitung der Oberflächenspannung können morphologische und biophysikalische Befunde korreliert werden.

Die Brewsterwinkel-Mikroskopie liefert ein Abbild dünner Lipidfilme auf einer Wasseroberfläche. Beobachtet man eine unbedeckte Wasseroberfläche unter dem Brewsterwinkel, so findet sich kein Filmmuster. Für eine Luft-Wasser-Grenzfläche liegt bei Beobachtung mit dem He-Ne-Laser-Licht der Brewsterwinkel bei 53,1°. Spreitet man einen Lipidfilm auf dieser Wasseroberfläche, so ergibt sich eine geringe Abweichung vom Brewsterwinkel des Systems. Diese Abweichung führt zur Reflexion sichtbaren Lichts und damit zu einer Abbildung des Oberflächenfilms. Auf diese Weise gelingt es, Meibomsche Lipidfilme kontinuierlich zu beobachten und photographisch zu dokumentieren. Durch eine bewegliche Barriere lässt sich die Oberfläche des Systems variieren und damit eine Kompression und Dekompression der Filme erreichen.

Bei niedrigem Schub von 0,5 mN/m finden sich Lipidfilme, die aus hellweißen Kettenstrukturen bestehen. Diese Strukturen entsprechen Lipidmaterial höherer Dichte. Daneben zeigen sich dunkle Areale, die mit Lipidmaterial niedriger Dichte angefüllt sind (Abb. 5.1). Die regelmäßige, netzartige Struktur der Filme entsteht durch ein Abwechseln zwischen Arealen höherer und niedrigerer Dichte. Dabei verschieben sich diese Areale aufgrund der Konvektionsströmung kontinuierlich.

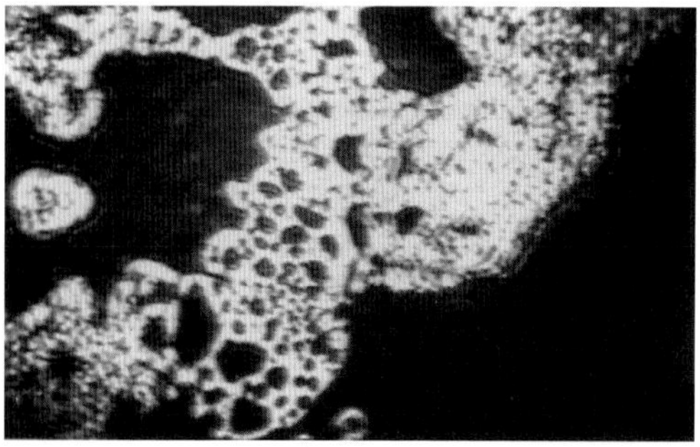

Abb. 5.1: Brewsterwinkel-Mikroskopie der Meibomschen Lipidfilme bei niedrigem Schub (1 mN/m).

Nach Erhöhung des Schubs auf 5,0 mN/m haben die Filme homogeneres, dichteres Aussehen (Abb. 5.2). Das dichte, hellweiße Material überwiegt. Daneben erscheinen kleine dunkle Punkte, die den Lipiden niedrigerer Dichte entsprechen. Bei diesem Schub ist der Film noch beweglich.

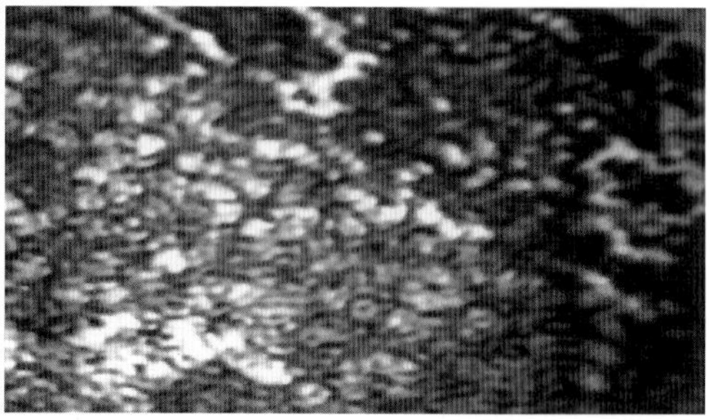

Abb. 5.2: Brewsterwinkel-Mikroskopie der Meibomschen Lipidfilme bei mittlerem Schub (5mN/m).

Ein weiterer Anstieg des Schubs auf 12,0 mN/m macht die Filme starrer. Es finden sich ausschließlich hellweiße Lipidanteile hoher Dichte. Die Anteile niedrigerer Dichte sind weiter reduziert, aber noch nachweisbar.

Unmittelbar nach der Spreitung lässt sich noch eine dritte Phase mittlerer Reflektivität erkennen. Sie ist flüssig, verschieblich und homogen (Abb. 5.3). Zwischen dieser Phase und dem Bereich niedrigerer Reflektivität besteht ein Phasenübergang, der sich bei starrer Barriere direkt darstellen lässt.

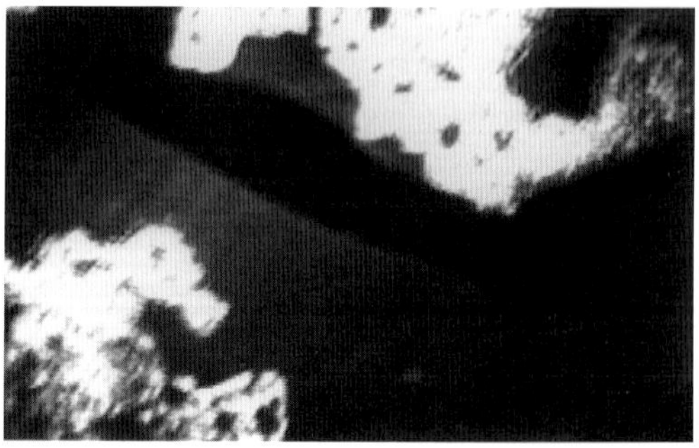

Abb. 5.3: Koexistenz dreier Phasen der Meibomschen Lipidfilme.

5.2. Veränderungen der Meibomschen Lipidfilme durch Benzalkonium-Chlorid (BAC)

Die Technik der Brewsterwinkel-Mikroskopie ist geeignet, den Einfluss äußerer Faktoren auf die Morphologie der Meibomschen Lipidfilme darzustellen. In den vergangenen Jahren wurde das Konservierungsmittel Benzalkonium-Chlorid (BAC) vielfach genannt, wenn es um die Ursache von Tränenfilmstörungen ging. Zwar sind die bakteriostatischen und zytotoxischen Eigenschaften von BAC mehrfach belegt, doch ist der Einfluss von BAC auf die Bildung von Oberflächenfilmen bislang nicht gezeigt worden.

Daher erscheint es sinnvoll, Meibomsche Lipidfilme in Gegenwart von BAC zu spreiten, um die morphologischen Veränderungen zu untersuchen. Wir füllen hierzu den Langmuir-Trog mit bidestilliertem Wasser, welches BAC in unterschiedlichen Konzentrationen enthält. In Analogie zu kommerziell verfügbaren Präparaten wählen wir BAC-Konzentrationen zwischen 0,001 % und 0,1 %. Über dieser Subphase wird Meibomdrüsensekret gespreitet und parallel die Oberflächenspannung abgeleitet.

Hierbei zeigt sich, dass in Gegenwart von **0,001 %iger und 0,005 %iger BAC-Lösung keinerlei Änderung** der morphologischen Zeichen der Filme auftritt. Auch der Spreitvorgang verläuft ungestört. In Gegenwart von BAC der genannten Konzentrationen lässt sich lediglich eine erhöhte Oberflächenspannung ableiten, die substratspezifisch ist.

Eine weitere Erhöhung der **BAC-Konzentrationen auf 0,01 %** führt jedoch zu einer deutlichen **Verzögerung des Spreitvorgangs**. Sind normalerweise Lipidfilme schon während des Auftragens der Materialproben an der Oberfläche erkennbar, so treten diese Filme in Gegenwart von 0,01 % BAC erst einige Sekunden später auf. Ausschlaggebend hierfür ist offenbar der deutlich erhöhte Ausgangsschub von 9,3 mN/m vor Bewegung der Barriere.

Daneben lassen sich einige charakteristische Unterschiede zu physiologischen Meibomfilmen ableiten. So zeigen sich neben den beiden typischen Lipidmustern Randstrukturen der hochreflektiven Phase mit fein auslaufenden Lipidbrücken (Abb. 5.4). Diese sind in physiologischen Meibomfilmen nicht nachweisbar.

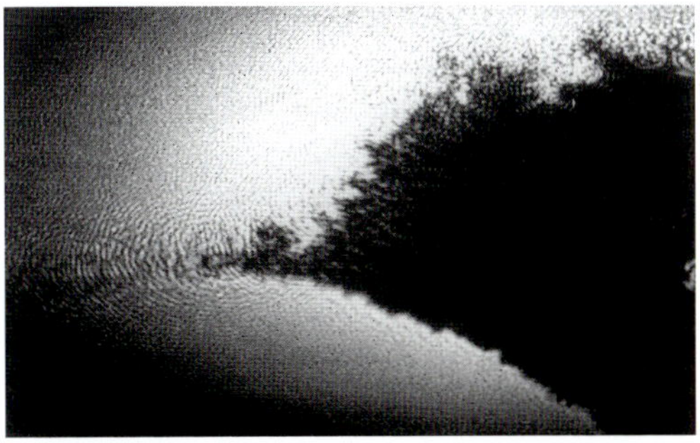

Abb. 5.4: Typische Randstruktur der hochreflektiven Lipidphase in Gegenwart von BAC 0,1 %.

Bei weiterer Erhöhung der BAC-Konzentrationen lassen sich die genannten pathologischen Zeichen gleichfalls darstellen. Es kommt zu einer noch ausgeprägteren Verzögerung der Spreitung. Die etablierten Filme weisen stets die beschriebene **pathologische Randstruktur** auf.

Damit kann experimentell gezeigt werden, dass BAC in Konzentrationen von 0,01 % und darüber die Morphologie und den Spreitvorgang der Lipidfilme stört. Die Daten belegen, dass die Meibomschen Lipide als primäre Kontaktstelle mit extern zugeführten wässrigen Lösungen einer starken Belastung ausgesetzt sind. Offenbar kann der schädigende Einfluss von BAC nur in einem engen Konzentrationsbereich kompensiert werden. Nach unseren Daten scheint damit eine experimentelle Erklärung für die klinische Beobachtung gegeben, wonach die prolongierte Gabe von Präparaten mit höherem BAC-Gehalt vielfach eine Tränenfilmstörung auslösen oder verstärken kann.

5.3. Ausblick

Die genannten Ergebnisse werfen eine Vielzahl neuer Fragen auf.

So bleibt offen, ob die Eigenschaften der Gesamtträne nur durch die Eigenschaften einer isolierten Komponente bestimmt werden oder ob eine Interaktion mehrerer Komponenten stattfindet. Nach der Hypothese des dreischichtigen Tränenfilms wäre jeweils ein isolierter Effekt einer Tränenfilmkomponente für die Eigenschaft der Gesamtträne zugrunde zu legen. Jedoch gibt es mittlerweile eine Vielzahl experimenteller Daten, die eine Modifizierung der strengen Schichteneinteilung der Träne verlangt. Dieser Ansatz erschwert aber sowohl das Design möglicher Experimente als auch deren Verständnis.

Es gibt in der wässrigen Tränenfilmphase eine Proteingruppe (**Lipocaline**), welche sich durch eine erhebliche Lipidbindung auszeichnet. Diese Lipocaline sind im Stande, in Gegenwart einzelner Lipidfraktionen einen deutlichen Abfall der Oberflächenspannung zu ermöglichen. Dies würde einen schnellen Spreitvorgang begünstigen. Umgekehrt lässt sich durch Extraktion der Lipide der Schub wieder anheben.

Diese Ergebnisse zeigen eine möglicherweise entscheidende **Lipid-Protein-Interaktion** auf. Ob jedoch dieser Einfluss an der Augenoberfläche bedeutend ist, bleibt fraglich. Immerhin lässt sich eine Beeinflussung der Oberflächenspannung durch Lipocalin in Gegenwart von menschlichem Meibomsekret nicht nachweisen.

Die Rolle der **Muzine** innerhalb der Gesamtträne sowie in Bezug auf die Lipide bedarf gleichfalls einer Neuinterpretation. So war man früher davon ausgegangen, dass die Muzine für die Oberflächenspannung und die Viskosität der Gesamtträne verantwortlich sind. Man meinte, dies aus der Beobachtung unstimulierter Tränen ableiten zu können, welche im Gegensatz zu stimulierten Tränen aufgrund der längeren Kontaktzeit dem epithelialen Sekret entsprechen. Jedoch konnten Pandit et al. zeigen, dass unstimulierte und stimulierte Tränen gleiche Oberflächenspannung und gleiche Viskosität aufweisen. Der unterschiedliche Muzingehalt beider Tränenproben konnte demnach keine entscheidende Rolle spielen. Es wäre vielmehr denkbar, dass Lipidkomponenten aufgrund ihrer ausgeprägten Oberflächeneigenschaften für die biophysikalisch wichtigen Größen der Oberflächenspannung und Viskosität der Gesamtträne entscheidend sind.

Daneben kann nach unseren Ergebnissen diskutiert werden, ob "dry spots" durch Defekte in der Randstruktur der hochreflektiven Lipidphase entstehen. Solche Trockenstellen erscheinen, wie wir aus der Beobachtung am Interferenzmikroskop wissen, an der äußeren Tränenfilmschicht. Dies entspräche auch der "**dry spot-Theorie**", die von Liotet formuliert wurde. Unsere Ergebnisse wären mit dieser Theorie vereinbar. Gleichwohl wird von verschiedenen Autoren auch ein Mukusmangel oder eine Kontamination der Muzine durch Lipide als Ursache der "dry spots" vermutet. Ein eindeutiger experimenteller Beleg ist jedoch bislang nicht erbracht.

In Anbetracht dieser zahlreichen offenen Fragen ist es nicht verwunderlich, dass auch die optischen Eigenschaften des Lipidfilms Unklarheiten bergen. So war man lange davon ausgegangen, dass der Lipidfilm eine antireflektive Schicht darstellt und damit dem "coating" optischer Linsen entspricht. Würde dies zutreffen, so sollte der Brechungsindex der Lipidschicht dem geometrischen Mittel der beiden Nachbarschichten entsprechen, d.h. bei ca. 1,15 liegen. Tatsächlich beträgt der Brechungsindex des Meibomdrüsensekrets 1,47. Somit kann der Lipidfilm nicht die genannte Funktion einer antireflektiven Schicht wahrnehmen. Er muss vielmehr als Oberflächenfilm aufgefasst werden, der die Augenoberfläche durch hohe Reflexion glänzen lässt und dabei gleichzeitig eine gute Abbildung ermöglicht.

Neben der Brewsterwinkel-Mikroskopie gibt es mehrere andere Techniken zur Darstellung der Lipidfilme. Dazu gehören Interferenztechniken (Abb. 5.5), interferometrische Darstellungen des Tränenfilms und die Optische Kohärenz-Tomographie. Diese Methoden sind für *in-vivo*-Messungen geeignet. Mit allen Methoden konnten Daten zur Dicke des Tränen-Lipidfilms abgeleitet werden. Diese Daten sind in Abhängigkeit der gewählten Methode heterogen. Es zeigt sich, dass ein eher dünner, aber ebenmäßiger Lipidfilm über eine hohe Stabilität verfügt und bei perfekter optischer Qualität vor übermäßiger Evaporation schützt.

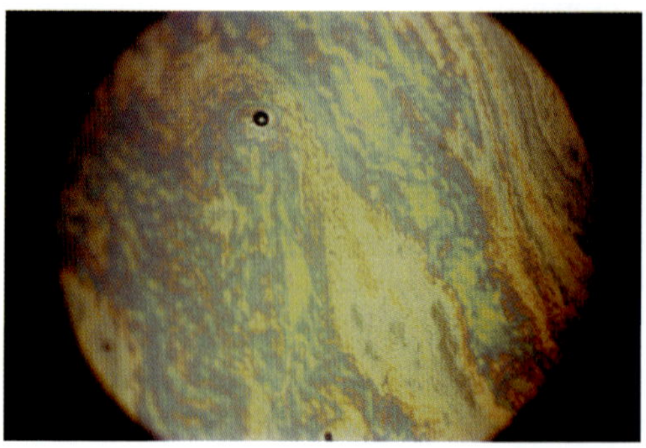

Abb. 5.5: Interferenzmuster des Lipidfilms. Dicker, globulärer Lipidfim, aufgenommen mit dem Tearscope.

Mit diesen Trends, die sich aus den Ergebnissen mehrerer Arbeitsgruppen ableiten lassen und logisch an unsere experimentellen Daten anschließen, erweitert sich die Rolle der Lipide in der Pathophysiologie des Trockenen Auges. Offenbar ist die Gruppe der Patienten, die an **Lipidstörungen** der Träne leiden, noch weitaus größer als bislang angenommen. Zu diesen Gruppen gehören Patienten mit **Meibomdrüsendysfunktion, Blepharitis, "office eye-Syndrom"** und **kontaktlinsenassoziierten Schäden.** Experimentelle Daten und daran anschließende epidemiologische Erhebungen können dazu beitragen, den Stellenwert der Lipidstörungen in der Pathophysiologie des Trockenen Auges zu erweitern.

Literatur

1. Nicolaides N. Recent findings on the chemical composition of the lipids of steer and human Meibomian glands. In: The preocular tear film in health, disease and contact lens wear. Hrs: Holly F J. Lubbock 1986: 570-596.

2. Tiffany JM. Physiological functions of the meibomian glands. Retina and Eye Res 1995; 14: 47-74.

3. Kaercher T, Hönig D, Möbius D. Brewster angle microscopy – a new method of visualizing the spreading of Meibomian lipids. Int Ophthalmol 1993; 17: 341-348.

4. Kaercher T, Hönig D, Barth W. How the most common preservative affects the Meibomian lipid layer. Orbit 1999; 18: 89-97.

5. Tiffany JM, Nagyova B. Lipocalin and the physical properties of tears. Abstract of the 5th Congress of the International Society of Dacryology. Jerusalem 15-11-99.

6. Pandit JC, Nagyova B, Bron AJ, Tiffany JM. Physical properties of stimulated and unstimulated tears. Exp Eye Res 1999; 68: 247-253.

7. Tiffany JM. Refractive index of meibomian and other lipids. Curr Eye Res 1986; 5: 887-889.

8. Kaercher T, Welt R: Lipidstörungen des Tränenfilms. Z. prakt Augenheilkd 1998; 19: 171-180.

6. Immunologie der Augenoberfläche

Das Auge besitzt eine immunologisch höchst aktive Oberfläche, um so mittels einer Vielzahl an fein regulierten Abwehr- und Schutzmechanismen die Integrität des Organs und damit ultimativ das Sehvermögen aufrecht zu erhalten. Obwohl die Schleimhaut des Auges an sich empfindlich erscheint, besitzt sie doch eine beeindruckende Widerstandsfähigkeit gegenüber dem täglichen Ansturm potentieller Pathogene, Allergene und toxischer Substanzen. Die Abwehrmechanismen, die vereinfachend in sogenannte angeborene und erworbene Mechanismen eingeteilt werden können, sind dabei physiologischerweise auf den Schutz des Auges ausgerichtet, können aber im Rahmen von teils autoreaktiven, überschießenden Entzündungsreaktionen selbst Schädigungen verursachen. Aus diesem Grund existieren zahlreiche, fein austarierte Mechanismen, die eine adäquate Abwehrreaktion steuern und überschießende und fehlgeleitete Immunreaktionen unterbinden. Diese Immunbalance ist von herausragender Bedeutung für den Schutz der Augen und der evolutionäre-bedingten, überlebenswichtigen Sehfunktion.

6.1. Immunologie des Tränenfilms

Der Tränenfilm enthält basierend auf aktuellen Studien über 2000 verschiedene Substanzen, die sowohl von den Tränendrüsen als auch von den Epithelzellen inklusive der Becherzellen der Bindehaut sowie von Immunzellen sezerniert werden. Immunologisch sind vor allem jene Moleküle, Proteine, Peptide etc. interessant, die eine Abwehrfunktion vermitteln. Hier sind vor allem antimikrobielle Peptide sowie Muzine und Immunglobuline, aber auch die Lipide des Tränenfilms zu nennen. Immunglobuline werden hierbei entweder in der Tränendrüse in Form von IgA (IgA1/2) sezerniert oder gelangen aus dem Serum über die Tränendrüsen in den Tränenfilm. Weiterhin sind Plasmazellen auch in der Bindehaut lokalisiert und können dort IgA direkt in den Tränenfilm abgeben. IgA besitzt verschiedene antibakterielle und antivirale Eigenschaften. So kann es Pathogene direkt töten, an der Invasion hindern, Toxine inaktivieren und auch nach Bindung an deren Oberfläche zelluläre Abwehrreaktionen induzieren. Die IgA-bildenden Plasmazellen entstammen sehr wahrscheinlich dem weiter unten detailliert beschriebenen Konjunktiva-assoziierten lymphatischen Gewebe. Allerdings ist auch denkbar, dass Plasmazellen aus anderen MALT-Regionen wie Nase und Rachen bei Infektionen dieser Organe organübergreifend in die Augenoberfläche migrieren. Wie genau diese Schleimhautregionen untereinander kommunizieren und interagieren, ist in Bezug auf das Auge bislang nicht untersucht.

Antimikrobielle Peptide, wie Lysozym, Laktoferrin, Beta-Defensine, MMP7 u.v.m., werden zum angeborenen Immunsystem gezählt und erzeugen unter anderem die Bildung von letal wirkenden Poren in der Zellwand von Mikroorganismen. Antimikrobielle Peptide üben zudem eine Chemotaxis aus, was zu einer Rekrutierung von Zellen des erworbenen Immunsystems (APCs und T-Zellen) führt. Dies zeigt, wie eng die funktionelle Verzahnung zwischen angeborenem und erworbenem Immunsystem aufgebaut ist. Lipide stellen einen weiteren essentiellen Anteil des Tränenfilms dar und besitzen neben einer rheologischen Funktion auch ein Abwehrfunktionen. Die von den Meibomdrüsen holokrin sezernierten Lipide bestehen aus einer komplexen Mischung aus Wachsestern, Cholesterinen, Mono-, Di- und Triglyzeriden und Fettsäuren. Die Lipide vermitteln dabei eine direkte antimikrobielle Wirkung gegenüber Streptokokken und Pseudomonaden sowohl durch eine Wachstumshemmung als auch eine Lyse der Zellwand.

Eine detaillierte Umschreibung der Bestandteile des Tränenfilms und ihrer Funktion befindet sich in Kap. 4. Die Funktion der Lipide wird zudem in Kap. 5. genauer beschrieben.

6.2. Immunabwehr der Bindehaut

Um die Augenoberfläche vor Schaden zu bewahren, befinden sich Immunzellen des angeborenen Immunsystems in der Konjunktiva. Diese erkennen Fremd- und Autoantigene und leiten unmittelbar nachfolgende Immunkaskaden sowohl der angeborenen als auch der adaptiven Immunantwort ein.

Diese Immunzellen bestehen vor allem aus residenten mononukleären Phagozyten wie dendritischen Zellen, Monozyten und Makrophagen,

Die Hauptaufgabe der mononukleären Phagozyten besteht, neben der Initiierung einer adaptiven Immunantwort durch Antigenpräsentation, vor allem in der Rekrutierung neutrophiler Granulozyten und Monozyten durch die Freisetzung proinflammatorischer Zytokine (INF-alpha/-beta, TNF-α, IL-6 und IL-12) und Chemokinen (CCL und CX3CL1).

Eine Sonderrolle der Immunzellen an der Augenoberfläche nehmen plasmacytoide dendritische Zellen (pDCs) ein. Sie besitzen eine wichtige Rolle bei der Initiierung und Aufrechterhaltung der Autoimmunreaktion bei Erkrankungen wie dem Trockenen Auge [2] und infiltrieren die Bindehaut bei allergischen Entzündungen [7]. Als Hauptproduzenten von Typ-I-Interferonen (v.a. INF-alpha/-beta) verbinden sie das angeborene und das adaptive Immunsystem und rekrutieren auf diese Weise natürliche Killerzellen (NK-Zellen), die wiederum mit Signalmolekülen markierte Zellen phagozytieren. NK-Zellen sind ein Hauptproduzent von IFN-γ, das wiederum zytotoxische T-Zellen und die Expression von MHCII-Komplexen auf Antigenpräsentierenden Zellen fördert.

Außer den beschriebenen Mechanismen existieren weitere Zellpopulationen wie $\gamma\delta$-T-Zellen (v.a. IL-17-Produktion) oder "*innate lymphoide cells*" (ILCs). Letztere wurden erst kürzlich entdeckt und bislang besonders häufig in Schleimhautoberflächen beschrieben. Eine Rolle für ILCs der Gruppe 2 (ILC2) wurde bereits bei der allergischen Konjunktivitis nachgewiesen. Aufgrund ihrer Modulationsfähigkeit – abhängig von vorherrschenden Umgebungsfaktoren – sind weitere pathophysiologische Rollen auch in anderen inflammatorischen Erkrankungen der Augenoberfläche wahrscheinlich.

6.3. Konjunktiva-assoziiertes lymphatisches Gewebe

Im Gegensatz zum diffusen Immunsystem mit zahlreichen einzelnen Immunzellen finden sich in der Schleimhaut des Auges auch organisierte Mukosa-assoziierte lymphatische Gewebe (sog. MALT; auch als EALT – *eye-associated lymphoid tissue* – bezeichnet), welche sich von der Bindehaut als Konjunktiva-assoziiertes lymphatisches Gewebe (CALT) bis zu den ableitenden Tränenwegen (LDALT – *lacrimal drainage-associated lymphoid tissue*) erstrecken [5, 8]. Funktionell ist zudem aufgrund der direkten anatomischen Verbindung auch ein Einfluss des NALT (*nasopharynx-associated lymphoid tissue*) auf die lokale Immunantwort des Auges wahrscheinlich.

In der folgenden Betrachtung der Funktion von CALT im Rahmen der Immunantwort der Augenoberfläche soll zunächst herausgestellt werden, dass gemäß der internationalen Klassifikation der "*Society for Mucosal Immunology*" für eine einheitliche Terminologie ausschließlich die zellulären Bestandteile des follikulär organisierten lymphatischen Gewebes der Augenoberfläche als MALT zu bezeichnen sind, jedoch keine Unterscheidung in diffuses versus organisiertes CALT vorzunehmen sei [1]. Aus diesem Grund sind aufgrund der Kompartiment-spezifischen funktionellen Unterschiede in Bezug auf Genese, Homing- und Akkumulationsmechanismen die Lymphozyten und Plasmazellen der Lamina propria sowie der regionalen Lymphknoten nicht dem MALT zuzuordnen.

Als eine physiologische Komponente der gesunden Augenoberfläche fällt CALT in der klinischen Untersuchung vor allem in der tarsalen, seltener in der bulbären Bindehaut als Lymphfollikel auf. Im Gegensatz zum MALT des Darms entwickelt sich CALT erst nach der Geburt und nimmt proportional zum Alter bis zum Erreichen der Adoleszenz zunächst zu. Im Verlauf der Seneszenz und des damit verbundenen sog. "Inflamm-aging" kommt es sodann zu strukturellen Modifikationen und einer Abnahme von CALT sowie veränderten Immunantworten auf Antigene. Es wird vermutet, dass diese Veränderungen zu einem erhöhten Risiko für chronische Erkrankungen im Alter beitragen können. Im Rahmen verschiedener entzündlicher Erkrankungen der Augenoberfläche (wie z.B. allergischen, viralen oder bakteriellen Konjunktivitiden und dem Trockenen Auge) kann es zu einer Zunahme der Follikel in Größe und Anzahl kommen [4, 6]. Die follikuläre Konjunktivitis ist dabei keine eigenständige Erkrankung, sondern morphologisches Korrelat einer Aktivierung des Schleimhaut-basierten Immunsystems. Häufig kommt diese bei Infektionen mit *C. trachomatis* vor, allerdings wird umgekehrt eine follikuläre

Konjunktivitis nicht fakultativ durch eine Einschlusskörperchenkonjunktivitis hervorgerufen.

CALT ist direkt unter dem Epithel der Bindehaut lokalisiert und besitzt ein sogenanntes Lymphoepithel. Das bedeutet, dass oberhalb des Lymphfollikels zahlreiche Immunzellen in intraepithelialen Taschen des Epithels vorhanden sind und die Barriere des Epithels deutlich dünner als im Rest der Konjunktiva aufgebaut ist. Auch in den Peyer-Plaques (MALT) des Darms, sind einzelne Epithelzellen derart dünn verändert, dass sie als eigener Zelltyp, als sog. M-Zelle (M = *micro-fold*), bezeichnet werden. Obwohl ultrastrukturelle Untersuchungen Ähnlichkeiten zwischen den Epithelzellen des Lymphoepithels von CALT und M-Zellen gezeigt haben, so bestehen doch Unterschiede der Oberflächenmarker, weshalb man in der Bindehaut nur von M-Zell-ähnlichen Zellen sprechen sollte. Lymphozyten unterhalb der obersten Epithelzellen des Lymphoepithels zeigen jedoch eine große Migrationsaktivität zwischen dem epithelialen Kompartiment und dem darunterliegenden Follikel. Dies deutet auf die große Bedeutung von CALT in der Überwachung der Schleimhautoberfläche hin (☞ Abb. 6.1).

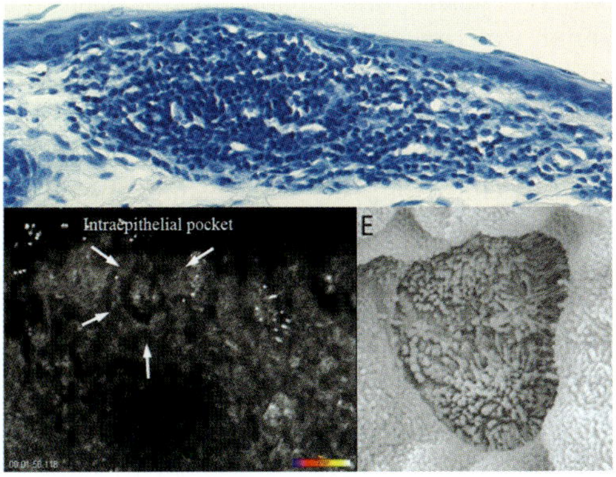

Abb. 6.1: Oben: CALT in der murinen Bindehaut unterhalb des Lymphoepithels (Toluidinblau-Färbung, Paraffinschnitt). Unten links: Hochmotile Lymphozyten in intraepithelialen Taschen (weiße Pfeile) (intravitale Zwei-Photonenmikroskopie, Screenshot einer 4 min Zeitserie, weiße Punkte = fluoreszierende Partikel). Unten rechts: M-Zell-ähnliche Zelle des Lymphoepithels (Rasterelektronenmikroskopie). Abbildung aus Siebelmann et al. 2013. Abbildung mit freundlicher Genehmigung von PlosOne.

Umfassende morphologische, histologische [5] sowie intravital-mikroskopische [12] Studien am CALT des Menschen und verschiedener Tierarten (u.a. Mäuse, Kaninchen, Hühner, Affen) beschreiben CALT analog zu anderen MALT mit einer sog. B- und T-Zell-Zone, die sich räumlich voneinander abgrenzen lassen. Die zentrale B-Zell-Zone ist von zahlreichen CD4+ und CD8+ T-Zellen umgeben. In tierexperimentellen Studien sind außerdem regulatorische T-Zellen (*Tregs*) in CALT beschrieben worden. Weiterhin sind follikuläre dendritische Zellen und Makrophagen in der B-Zone lokalisiert. In enger räumlicher Nähe liegen hochendotheliale Venulen (HEVs), über die Immunzellen gerichtet das Blut verlassen können und den Follikel erreichen. Über ebenfalls eng am Follikel lokalisierte Lymphgefäße können Immunzellen diesen wieder verlassen, in die Lymphe übertreten und so regionale und entfernte Lymphknoten erreichen. Für eine solche gezielte Wanderung der Lymphozyten sind die Expression von Adhäsionsmolekülen auf den Zielgeweben (hier: CALT) und bestimmte Oberflächenmarker auf den Lymphozyten (z.B. CD44) erforderlich. Entsprechende Nachweise für VCAM, MadCAM, ICAM-1 und -2 wurden im CALT der Maus histologisch bereits erbracht. CALT ist demnach über Blut- und Lymphgefäße unmittelbar an die efferenten und afferenten Wege der Immunantwort angeschlossen. In-vivo Untersuchungen haben weiterhin gezeigt, dass partikuläre und gelöste Antigene präferentiell über das Lymphoepithel von CALT transportiert werden und hiernach von Antigen-präsentierenden Zellen in CALT aufgenommen werden [11, 13] (☞ Abb. 6.2).

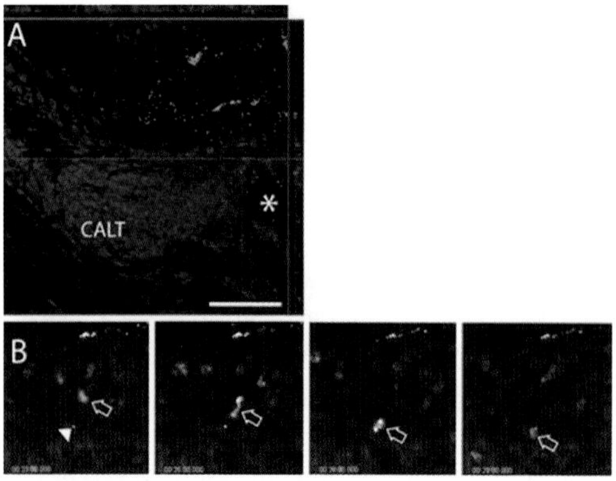

Abb. 6.2: A) Aufnahme fluoreszierender E.coli-Bakterien (grün) über das Lymphoepithel in CALT der Maus. 60 min nach topischer Applikation befinden sich Bakterien in direkter Nähe zu MHCII-positiven Antigen-präsentierenden Zellen (rot) in CALT sowie benachbarten Lymphgefäßen (Asterisk) (ex-vivo Konfokalmikroskopie, Bilderstapel 1 mm/Bild, Größenbalken = 55 µm, blau = DAPI, Zellkerne). B) Eine DAPI-markierte Lymphozytenzelle migriert aktiv in Richtung einer fluoreszierenden Mikrosphäre im Lymphoepithel (intravitale Zwei-Photonenmikroskopie, Zeitserie in Minuten). Abbildung aus Siebelmann et al. 2013. Abbildung mit freundlicher Genehmigung von PlosOne.

Es ist somit anzunehmen, dass CALT aufgrund seiner Topographie und Morphologie eine immunologische Schnittstelle darstellt und immunosensorische und -regulatorische Aufgaben innehat. Potentielle Pathogene und Allergene können hierbei über das Lymphoepithel von CALT kontrolliert aufgenommen und durch Antigen-präsentierende Zellen verarbeitet werden (Immunsensorik). Innerhalb von CALT und in den drainierenden, regionalen Lymphknoten kommt es dann zu einer Aktivierung und Vermehrung von T- und B-Zellen. Im Anschluss migrieren die Effektor- und Plasmazellen sodann mit Hilfe von Adhäsionsmolekülen über Blutgefäße wieder in die Zielregion der Augenoberfläche (das sogenannte Homing) und greifen dort spezifisch in lokale Abwehrprozesse ein. Da diese immunologischen Abwehrprozesse im Rahmen von überschießenden Reaktionen Gewebeschädigungen verursachen können, kontrollieren regulatorische T-Zellen in CALT die Immunreaktionen und tragen zur immunologischen Homöostase der Augenoberfläche bei (Immunregulation).

Grundlagenwissenschaftliche Studien zeigen außer Berichten über die Fähigkeit von CALT Antigene aktiv-selektiv über M-Zell-ähnliche Zellen aufzunehmen und mit Hilfe von MHCII-positiven Zellen zu prozessieren, dass auch die Entwicklung von funktionellem CALT im Mausmodell direkt von der Präsenz Antigen-präsentierender Zellen abhängt. Darüber hinaus führte die topische Antigenapplikation nach einer Depletion von CALT zu schweren Entzündungen der Augenoberfläche [14]. Des Weiteren wurde CALT experimentell als potentiell effektive Impfroute gegen virale und bakterielle Infektionen beschrieben. Nach der topischen Applikation von Antigenen wurden entsprechende spezifische mukosale IgA- und systemische IgG-Antikörper nachgewiesen, und die behandelten Tiere waren gegen Infektionen vollständig geschützt [10]. Dies rückt eine mögliche therapeutische Nutzung von CALT in der Behandlung von Augenoberflächenerkrankungen in den Fokus, jedoch ist die Rolle von CALT in der Pathologie häufiger Erkrankungen wie dem Trockenen Auge und der okulären Allergie, Meibomdrüsendysfunktion oder Blepharitis noch nicht vollständig verstanden. Hier liegt auch eine funktionelle, immunologische Verbindung von CALT mit NALT, Tränen- und Meibomdrüsen nahe. Es konnte experimentell gezeigt werden, dass das Immunsystem der Bindehaut nach der Entfernung der drainierenden Lymphknoten oder der Milz mit einer signifikanten Zunahme von CALT auf eine folgende, topische Antigenstimulation reagiert, was auf eine funktionelle Verbindung dieser Kompartimente mit CALT hinweist. Daher gilt es, die immunlogische Relevanz von CALT für die Augenoberfläche auch organübergreifend zu untersuchen, da die potentiellen Antigen-Eintrittspforten aller Schleimhäute immunologisch durch MALT miteinander verbunden sind, wodurch eine effektive Aktivierung des Immunsystems erreicht, aber auch Toleranzmechanismen induziert werden können. So gilt es zukünftig u.a. zu klären, inwieweit aktivierte T-Zellen oder Antigen-präsentierende Zellen zwischen verschiedenen MALT migrieren und CALT mit weiteren immunologischen Effektor-Geweben interagieren kann.

6.4. Immunzellen der Hornhaut

Das Hornhautepithel enthält mononukleäre Phagozyten, deren Vertreter in der Hornhaut bislang überwiegend als dendritische Zellen (DCs) beschrieben wurden, obgleich eine Heterogenität bezüglich der Expression von immunologischen Oberflächenmolekülen besteht.

Eine signifikante Anzahl von DCs existiert im Hornhautepithel und im anterioren Stroma, wohingegen die residenten Immunzellen des posterioren Stromas primär als Makrophagen beschrieben sind. Inwieweit dies letztlich wirklich funktionell unterschiedliche Zellpopulationen sind oder ob die in der Literatur beschriebenen Unterschiede in Oberflächenmarker-Expression und Morphe nicht Ausdruck unterschiedlichen Aktivitäts- und Reifezustands ist, ist bislang nicht abschließend geklärt.

Aktuelle Untersuchungen richten sich daher zunehmend weniger darauf, die vorhandenen mononukleären Phagozyten einer Immunpopulation zuzuordnen, sondern vielmehr darauf, die morphologischen Unterschiede zwischen den peripheren und zentralen Regionen der Hornhaut zu analysieren. Es konnte gezeigt werden, dass die Dichte und Größe der DCs einem zentripetalen Verteilungsmuster folgt und entsprechend in den zentralen Anteilen der Hornhaut deutlich abnimmt [3].

Die dendritischen Zellen des Hornhautepithels tragen den Zellmarker Langerin, der von spezialisierten DCs in Epithelien wie beispielsweise den Langerhans-Zellen (LCs) exprimiert wird. DCs der Hornhaut richten dabei ihre Dendriten in Richtung Augenoberfläche, sodass sie Antigene aus der Umwelt aufnehmen können. Dass die meisten dieser Zellen auch den Aktivierungsmarker MHCII exprimieren, legt eine Funktion als Antigenpräsentierende Zelle und somit eine funktionelle Relevanz nahe. In ihrer immunphänotypischen Charakteristik, Morphologie und Funktion ähneln sie somit intraepithelialen DCs anderer Gewebe wie denen des Darm- und Respirationstraktes.

Interessanterweise gibt es nach steriler sowie Pathogen-assoziierter Entzündung der Hornhaut unter anderem auch beim Trockenen Auge eine deutliche Zunahme der Dichte und Größe von DCs sowohl in der peripheren als auch der zentralen Hornhaut, die zum Beispiel mittels intravitaler Konfokalmikroskopie sichtbar werden (☞ Abb. 6.3). Interessanterweise kommt es bei unilateralen Entzündungen (z.B. Varizella-Zoster-Infektion) auch zu einer Zunahme der DCs auch des kontralateralen Auges, was auf die immunologische Verbindung beider Augen hinweist.

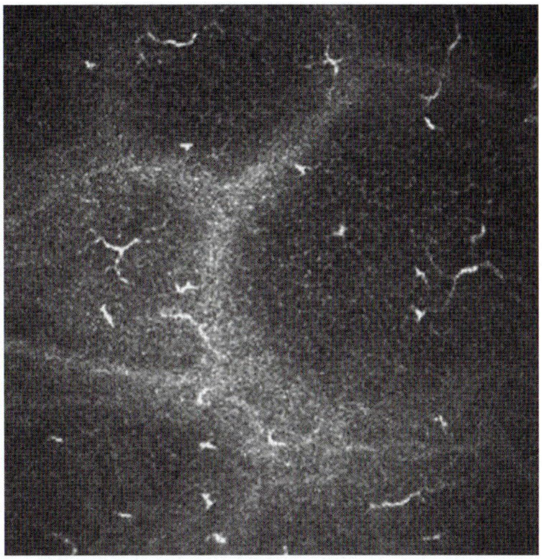

Abb. 6.3: Dendritische Zellen in der Hornhaut eines Patienten mit Trockenem Auge (Quelle: Prof. Ph. Steven, Uniklinik Köln).

Neben der lokalen Antigenaufnahme setzt dies ebenfalls einen Zugang zu afferenten Lymphgefäßen, eine Migration zum drainierenden Lymphknoten und die Antigenpräsentation in den T-Zell- reichen parakortikalen Bereichen des drainierenden Lymphknotens voraus [9]. Da die Hornhaut normalerweise avaskulär ist, kommt es bei Entzündungen häufig zu einer Lymph- und/oder Hämangiogenese. Obwohl die corneale Lymphangiogenese in einer singulären experimentellen Arbeit als Bestandteil des Trockenen Auges beschrieben wurde, konnten diese Befunde bislang nicht reproduziert werden. Aus diesem Grund gehen wir aktuell nicht davon aus, dass es beim Trockenen Auge außer bei speziellen schwerverlaufenden Sonderformen zu einer Lymphangiogenese kommt. Die Avaskularität der Hornhaut ist ein Bestandteil des sogenannten Immunprivilegs der Hornhaut. Dieser Mechanismus, der die Transparenz der Hornhaut sicherstellen soll, besteht aus verschiedenen Besonderheiten, u.a. der sogenannten "*Anterior chamber-associated Immune Deviation*" ACAID, dem Mangel an MHC-II Expression, regulatorischen T-Zellen sowie der Sekretion immunsuppressiver Substanzen wie TGFß. Schwere Formen des Trockenen Auges, die mit einer Angiogenese einhergehen, können hierbei das Immunprivileg durchbrechen, was in Falle von notwendigen Hornhauttransplantationen ein höheres Abstoßungsrisiko zur Folge hat.

Die Interaktion zwischen Hornhautnerven und DCs ist ein aktuelles stetig wachsendes Forschungsfeld. Man nimmt dabei an, dass DCs und Nerven in wechselseitigen Interaktionen agieren und eine sogenannte Neuroinflammation vermitteln. Dies ist in Anbetracht der kürzlich erweiterten Definition des Trockenen Auges um "neurosensorische Abnormalitäten" von großer Relevanz. So ist denkbar, dass ein Teil der Schmerzwahrnehmung beim Trockenen Auge, insbesondere bei therapierefraktären Patienten, durch diese Neuroinflammation getriggert oder auch unterhalten wird.

Zusammenfassend verfügt die Augenoberfläche über eine Vielzahl von zellulären und nichtzellulären immunologischen Abwehrmechanismen, um die Integrität und die Funktion des an sich empfindlichen Gewebes sicherzustellen. Außer einer sensorischen Funktion, die eine schnelle und zielgerichtete Immunantwort vermittelt, existieren auch regulatorische Mechanismen, die eine überschießende Immunantwort verhindern sollen. Eine Disruption dieser Mechanismen, wie sie unter anderem beim Trockenen Auge gezeigt wurde, kann zur Entwicklung autoimmunologischer Reaktionen führen. Diese werden in Kap. 8. (Pathogenese des Trockenen Auges) näher dargestellt.

Literatur

1. Brandtzaeg P, Kiyono H, Pabst R et al. (2008) Terminology: nomenclature of mucosa-associated lymphoid tissue. Mucosal Immunol 1:31-37

2. Jamali A, Kenyon B, Ortiz G et al. (2020) Plasmacytoid dendritic cells in the eye. Prog Retin Eye Res:100877

3. Jiao H, Naranjo Golborne C, Dando SJ et al. (2020) Topographical and Morphological Differences of Corneal Dendritic Cells during Steady State and Inflammation. Ocul Immunol Inflamm 28:898-907

4. Knop E, Knop N (2005) The role of eye-associated lymphoid tissue in corneal immune protection. J Anat 206:271-285

5. Knop N, Knop E (2000) Conjunctiva-associated lymphoid tissue in the human eye. Invest Ophthalmol Vis Sci 41:1270-1279

6. Mastropasqua R, Agnifili L, Fasanella V et al. (2017) The Conjunctiva-Associated Lymphoid Tissue in Chronic Ocular Surface Diseases. Microsc Microanal 23:697-707

7. Ohbayashi M, Manzouri B, Flynn T et al. (2007) Dynamic changes in conjunctival dendritic cell numbers, anatomical position and phenotype during experimental allergic conjunctivitis. Exp Mol Pathol 83:216-223

8. Paulsen FP, Paulsen JL, Thale AB et al. (2002) Organized mucosa-associated lymphoid tissue in human nasolacrimal ducts. Adv Exp Med Biol 506:873-876

9. Saban DR (2014) The chemokine receptor CCR7 expressed by dendritic cells: a key player in corneal and ocular surface inflammation. Ocul Surf 12:87-99

10. Seo KY, Han SJ, Cha HR et al. (2010) Eye mucosa: an efficient vaccine delivery route for inducing protective immunity. J Immunol 185:3610-3619

11. Siebelmann S, Gehlsen U, Huttmann G et al. (2013) Development, alteration and real time dynamics of conjunctiva-associated lymphoid tissue. PLoS One 8:e82355

12. Steven P, Gebert A (2009) Conjunctiva-associated lymphoid tissue - current knowledge, animal models and experimental prospects. Ophthalmic Res 42:2-8

13. Steven P, Rupp J, Huttmann G et al. (2008) Experimental induction and three-dimensional two-photon imaging of conjunctiva-associated lymphoid tissue. Invest Ophthalmol Vis Sci 49:1512-1517

14. Steven P, Schwab S, Kiesewetter A et al. (2020) Disease-Specific Expression of Conjunctiva Associated Lymphoid Tissue (CALT) in Mouse Models of Dry Eye Disease and Ocular Allergy. Int J Mol Sci 21

7. Definition und Klassifikation des Trockenen Auges

7.1. Definition des Trockenen Auges

Entsprechend dem Dry Eye Workshop (DEWS) II wurde das Trockene Auge 2017 wie folgt definiert [2]:

> "Das Trockene Auge ist eine multifaktorielle Erkrankung der Augenoberfläche, die durch einen Verlust der Homöostase des Tränenfilms charakterisiert ist und von Augensymptomen begleitet wird. Instabilität und Hyperosmolarität des Tränenfilms, eine Entzündung und Schädigung der Augenoberfläche sowie neurosensorische Veränderungen spielen eine ätiologische Rolle."

Neu in dieser Definition im Vergleich zur DEWS I-Definition von 2007 ist die Charakterisierung des Problems als "Verlust der Homöostase des Tränenfilms" und die Erwähnung "neurosensorischer Störungen" in der Pathogenese. Leider wurde in der neuen Definition auf die Erwähnung von Sehstörungen/-beschwerden verzichtet.

7.2. Klassifikation des Trockenen Auges – DEWSII

Die Klassifikation des Trockenen Auges 2007 unterteilte die Erkrankung in einen Tränenmangel (Sjögren-Syndrom und Nicht-Sjögren-assoziiertes Trockenes Auge) und ein evaporatives Trockenes Auge, das intrinsisch oder extrinsisch verursacht werden konnte. Die neue Klassifikation von 2017 trägt der Tatsache Rechnung, dass sehr häufig – auch z.B. beim Sjögren-Syndrom – eine kombinierte hyposekretorische-hyperevaporative Störung vorliegt. Zudem bezieht sie, neben dem klassischen Patienten mit Symptomen und klinischen Zeichen, auch atypische Patienten mit Symptomen ohne Befund bzw. mit klinischem Befund ohne assoziierte subjektive Symptome ein.

▶ Trockenes Auge mit subjektiven Symptomen und klinischen Zeichen

Patienten mit subjektiven Symptomen und klinischen Zeichen sind die "typischen" Patienten mit Trockenem Auge. Nach Diagnosestellung und prädominanter Ätiologie (Tränenmangel, Hypevaporation, Mischform) wird eine Therapie eingeleitet zur Wiederherstellung der Homöostase des Tränenfilms und Verbesserung der Augenoberfläche.

▶ Trockenes Auge mit klinischen Zeichen ohne Symptome

Ein Trockenes Auge mit klinischen Zeichen ohne Symptome ist z.B. häufig vor Kataraktchirurgie und prädisponiert den Patienten zu einer postoperativen Oberflächenstörung. Eine entsprechende präoperative Therapie sollte eingeleitet werden.

Eine ausgeprägte Keratopathie ohne Symptome ist auch typisch für eine neurotrophe Störung. Ein neurotrophe Keratopathie muss bei diesen Patienten durch Messung der Hornhautsensibilität diagnostiziert oder ausgeschlossen werden.

▶ Trockenes Auge mit subjektiven Symptomen ohne klinische Zeichen

Massive Beschwerden im Sinne eines Trockenen Auges ohne klinische Zeichen können ein präklinisches Trockenes Auge sein. Aufklärung und eine präventionelle Therapie können hier hilfreich sein.

Neuropathische Schmerzen z.B. nach Hornhautrefraktiver Chirurge gehen ebenfalls mit einem Übermaß an subjektiven Symptomen ohne wesentliche klinische Zeichen eines Trockenen Auges einher. Die Therapie muss hier häufig durch eine zentrale Schmerztherapie und/oder Psychotherapie zur Schmerzverarbeitung ergänzt werden.

7.3. Klassifikation des Trockenen Auges entsprechend Schweregrad

Barabino et al. schlagen aktuell eine Klassifikation vor, um den Schweregrad der Erkrankung besser einschätzen zu können [1]:

- ▶ **Typ I**: vorübergehende, reversible Form des Trockenen Auges mit subklinischer Entzündung, möglicher Epitheliopathie und gelegentlichen Sehstörungen

- **Typ II**: rezidivierende Form des Trockenen Auges mit reduzierter Kapazität, die Homöostase der Augenoberfläche wiederherzustellen, häufige Symptome und Visusstörungen, klinisch evidenter Entzündung und eindeutiger Epitheliopathie
- **Typ III**: chronische Form des Trockenen Auges mit Unfähigkeit, die Homöostase der Augenoberfläche wieder herzustellen, mit klinisch evidenter, chronischer Entzündung, persistierender Epitheliopathie und häufigen Sehstörungen

Rolando et al. unterstützen dieses Konzept und schlagen vor, zusätzlich die Frequenz von Symptomen in die Klassifikation mit einzubeziehen: Sporadisch, intermittierend, persistierend, permanent/chronisch [3].

Literatur

1. Barabino S, Aragona P, Di Zazzo A et al. (2020) Updated definition and classification of dry eye disease: Renewed proposals using the nominal group and Delphi techniques. European journal of ophthalmology: 1120672120960586.

2. Craig JP, Nichols KK, Akpek EK et al. (2017) TFOS DEWS II Definition and Classification Report. The ocular surface 15: 276-283.

3. Rolando M, Zierhut M, Barabino S (2019) Should We Reconsider the Classification of Patients with Dry Eye Disease? Ocular immunology and inflammation: 1-3.

8. Pathogenese des Trockenen Auges

8.1. Die "Lacrimal Functional Unit"

Die Augenoberfläche (Hornhaut, Bindehaut, akzessorische Tränendrüsen), die Meibomdrüsen, die Haupttränendrüse sowie die dazwischen geschaltete Innervation (Afferenz: N. trigeminus; Efferenz: parasympathische sekretorische Innervation) bilden eine funktionelle Einheit. Sämtliche Strukturen können beim trockenen Auge betroffen sein [7]. Die Tränenproduktion ist so reguliert, dass jederzeit eine physiologische Tränenfilmosmolarität besteht. Eine Homöostase des Tränenfilms wird durch eine ständige Feinjustierung in der "Lacrimal Functional Unit" erreicht. Bei Austrocknungsstress kommt es zu Symptomen und einer kompensatorischen Sekretion von Tränen mit Abnahme der Tränenfilmosmolarität. Hierfür sind u.a. Kälterezeptoren der Hornhaut verantwortlich. Beim chronischen Trockenen Auge dekompensiert das System. Ein Anstieg der Tränenfilmosmolarität, eine Entzündungsreaktion sowie ein chronischer Epithelschaden der Augenoberfläche befördern den Patienten in einen Circulus vitiosus, möglicherweise sogar in eine progrediente Krankheitsspirale [1, 2].

8.2. Der Circulus vitiosus des Trockenen Auges

Der Circulus vitiosus des Trockenen Auges wird von fünf Haupt-Pathomechanismen unterhalten. Jeder Faktor kann als Eintrittspforte in den Kreislauf fungieren: Tränenfilminstabilität, Tränenfilm-Hyperosmolarität, Apoptose von Epithel- und Becherzellen mit resultierender Oberflächenschädigung, Entzündung der Augenoberfläche und als neuer pathogenetischer Faktor die neurosensorischen Veränderungen (☞ Abb. 8.1) [1, 2].

▶ Tränenfilminstabilität

Der Tränenfilm ist in der Regel stabiler als das normale Lidschlag-Intervall und zeigt somit einen okulären Protektionsindex (OPI) von größer 1, d.h. die Oberfläche ist vor Austrocknung geschützt. Beim Trockenen Auge ist die Tränenfilmstabilität deutlich verkürzt, der OPI liegt unter 1

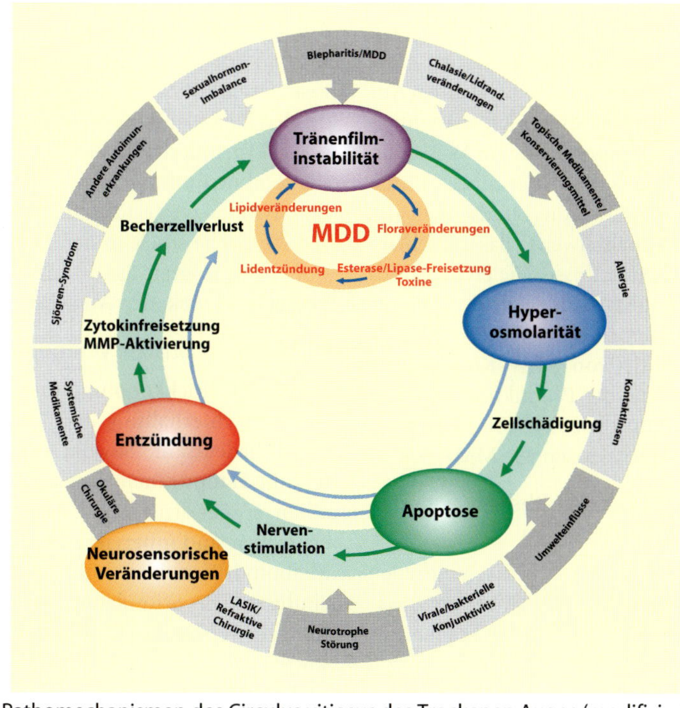

Abb. 8.1: Haupt-Pathomechanismen des Circulus vitiosus des Trockenen Auges (modifiziert nach [1, 2]).

und signalisiert, dass das Auge schädlicher Austrocknung ausgesetzt ist. Ein instabiler Tränenfilm ist meist Zeichen einer evaporativen Störung z.B. im Rahmen einer Meibomdrüsendysfunktion. Dann sind in der Regel Veränderungen der okulären Flora, der Lipidqualität und -quantität sowie entzündliche Lidereignisse assoziiert. Eine Tränenfilminstabilität kann aber auch bei einer Störung der Muzinphase auftreten. In der asiatischen Bevölkerung ist ein sogenanntes "Short Break up time-Dry Eye" mit einer Tränenfilmaufreißzeit ≤ 5 Sekunden bei normaler Tränenproduktion und normaler Meibomdrüsenfunktion sehr häufig. Muzin-Sekretagoga werden hier erfolgreich eingesetzt [5].

▶ Tränenfilm-Hyperosmolarität

Die Hyperosmolarität des Tränenfilms wird als zentraler Mechanismus in der Entstehung von Oberflächenentzündung, Oberflächenschädigung und Siccasymptomen sowohl beim Tränenmangel als auch beim hyperevaporativen Trockenen Auge angesehen [2]. Die normale Tränenfilmosmolarität liegt unter 302 +/- 8 mOsm/l. Bei mildem/moderatem Trockenem Auge steigt sie auf Werte von 315 +/- 10 mOsm/l, bei schwerem Trockenem Auge auf 336 +/-22 mOsm/l an. Neben der absoluten Höhe der Osmolarität des Tränenfilms ist auch die Variabilität der Tränenfilmosmolarität über die Zeit sowie die Variabilität zwischen beiden Augen bedeutsam. Die Hyperosmolarität entsteht als Folge einer erhöhten Evaporation von Wasser an der Augenoberfläche. Sie wird beeinflusst durch die Ganzkörperhydratation, die Lipidschicht des Tränenfilms, die Lidspaltenweite, das Lidschlag-Intervall sowie Umwelteinflüsse. Die Hyperosmolarität ihrerseits stimuliert eine Kaskade von entzündlichen Ereignissen im Bereich des Oberflächenepithels mit Hilfe von MAP-Kinase- und NFκB-Signalwegen und der Produktion von proentzündlichen Zytokinen wie IL-1a, IL-1b, TNF-α und Matrix-Metalloproteinasen wie MMP-9.

▶ Untergang von Drüsenepithelien, Oberflächenepithel und Becherzellen

Die entzündlichen Ereignisse beim Trockenen Auge führen zur verstärkten Apoptose (programmierter Zelltod) von Epithelzellen der Tränendrüsenazini und von Becherzellen. Ein Untergang von Becherzellen kann bei jedem Schweregrad des Trockenen Auges beobachtet werden. Demgegenüber ist die normale Apoptoserate von ortsständigen Lymphozyten in der Tränendrüse und an der Augenoberfläche beim Trockenen Auge erniedrigt. Der hyperosmolare Tränenfilm führt zusätzlich zum epithelialen Zelluntergang an der Augenoberfläche unabhängig von apoptotischen Prozessen. Der Epithelschaden im Bereich der kornealen und konjunktivalen Oberfläche korreliert signifikant mit dem Schweregrad der Entzündung und dem Schweregrad der Erkrankung insgesamt.

▶ Entzündung

Das trockene Auge ist eine entzündliche Erkrankung und weist viele Gemeinsamkeiten mit einer Autoimmunerkrankung auf [4, 6]. Oberflächenstress (Umweltreize, Infektionen, endogener Stress, Antigene, genetische Faktoren) sowie Austrocknungsstress werden als auslösende Mechanismen in der Pathogenese des Trockenen Auges postuliert. Proinflammatorische Zytokine, Chemokine und Matrix-Metalloproteinasen führen zur Stimulierung des angeborenen und erworbenen Imunsystems. Neutrophile Granulozyten, Natürliche Killerzellen sowie Monozyten/Makrophagen sind an diesem Prozess beteiligt. Antigenspezifische T-Helferzellen expandieren und infiltrieren die Augenoberfläche und die Tränendrüse. Adhäsionsmoleküle im Bereich des konjunktivalen und kornealen Epithels sowie im Bereich des vaskulären Endothels binden Entzündungszellen, die den Liganden LFA-1 (*leucocyte functional antigen 1*) exprimieren. Es entsteht ein Circulus vitiosus von Entzündung und Oberflächenschädigung. Eine lymphozytäre Reaktion im Bereich der Augenoberfläche sowie in der Tränendrüse wird sowohl beim Sjögren-Syndrom als auch beim altersbedingten Trockenen Auge beobachtet.

▶ Neurosensorische Veränderungen

Neuronale Rückkopplungsmechanismen sind in der Aufrechterhaltung der "Lacrimal Functional Unit" bedeutsam. Sowohl die Augenoberfläche und die Haupttränendrüse als auch die akzessorischen Tränendrüsen und die konjunktivalen Becherzellen sind innerviert. Auch die Funktion der Meibomdrüsen wird durch Neurotransmitter beeinflusst. Die Stimulation der Augenoberfläche führt zur verstärkten Produktion wässriger Tränen sowie zu einer vermehrten Bildung von Muzinen und Lipiden. Dementsprechend verursacht eine reduzierte Hornhautsensibilität eine Verringerung der Tränenmenge. Andererseits führt die Entzündung beim Trockenen Auge zu einer Sensibilisierung der polymodalen Rezeptoren und Mechano-Nozizeptoren in der Hornhaut mit konsekutiver Trockenheits- und Schmerzempfindung [3]. Diese Ereignisse wirken sich nicht nur ungünstig auf kompensatorische Mechanismen aus, sondern könnten auch der Grund für die Diskrepanz zwischen subjektiven Symptomen und klinischen Zeichen sein.

8.3. Eintritt in den Circulus vitiosus

Es gibt eine Reihe von systemischen und okulären Erkrankungen sowie anderen Faktoren, die den Eintritt des Patienten in den Circulus vitiosus bzw. die Krankheitsspirale des Trockenen Auges begünstigen. Diese sind in Tab. 8.1 zusammengefasst und werden ausführlich in anderen Kapiteln (z.B. Kap. 7. + 11.) besprochen.

Literatur

1. Baudouin C (2007) [A new approach for better comprehension of diseases of the ocular surface]. Journal francais d'ophtalmologie 30:239-246.

2. Baudouin C, Aragona P, Messmer EM et al. (2013) Role of hyperosmolarity in the pathogenesis and management of dry eye disease: proceedings of the OCEAN group meeting. The ocular surface 11:246-258.

3. Belmonte C, Nichols JJ, Cox SM et al. (2017) TFOS DEWS II pain and sensation report. The ocular surface 15:404-437.

4. Bron AJ, De Paiva CS, Chauhan SK et al. (2017) TFOS DEWS II pathophysiology report. The ocular surface 15:438-510.

5. Kaido M, Kawashima M, Shigeno Y et al. (2018) Randomized Controlled Study to Investigate the Effect of Topical Diquafosol Tetrasodium on Corneal Sensitivity in Short Tear Break-Up Time Dry Eye. Advances in therapy 35:697-706.

6. Messmer EM (2015) The pathophysiology, diagnosis, and treatment of dry eye disease. Deutsches Arzteblatt international 112:71-81; quiz 82.

7. Stern ME, Schaumburg CS, Pflugfelder SC (2013) Dry eye as a mucosal autoimmune disease. International reviews of immunology 32:19-41.

Systemerkrankungen und -behandlungen	Okuläre Ursachen	Äußere vermeidbare Einflüsse
• Sjögren-Syndrom • Andere Autoimmunerkrankungen, z.B. Schilddrüsenerkrankungen • Infektionserkrankungen (Tuberkulose, Syphilis, HTLV-1-Infektion, Hepatitis C) • Diabetes mellitus • Sexualhormon-Imbalance (z.B. Androgenresistenz, antiandrogene Therapie, Hormonersatz mit hohem Östrogengehalt) • Stammzelltransplantation/Graft-versus-Host-Erkrankung • Bestrahlung	• Blepharitis/Meibomdrüsendysfunktion • Allergie • Okuläre Chirurgie (z.B. Kataraktchirurgie, Hornhaut-refraktive Chirurgie) • Lidveränderungen/Lidfehlstellungen • Neurotrophe Störung (z.B. im Rahmen des Diabetes mellitus) • Vernarbende Konjunktivitis (Schleimhautpemphigoid, Stevens-Johnson-Syndrom, Trachom, Verätzung)	• Medikamente (z.B. Antihistaminika, Antidepressiva, Anxiolytika, Isotretinoin) • Konservierungsstoffe (v.a. Benzalkoniumchlorid) • Kontaktlinsen • Umwelteinflüsse (Umweltverschmutzung, Wetter, Bildschirmarbeit)

Tab. 8.1: Faktoren, die den Eintritt in den Circulus vitiosus begünstigen.

9. Die Rolle der Sexualhormone beim Trockenen Auge

9.1. Einleitung

In der Veröffentlichung des TFOS DEWS II Report im Jahr 2017 wurde ein ganzes Kapitel mit 49 Seiten und 1000 Literaturstellen dem Einfluss von Geschlecht und Hormonen auf das Trockene Auge gewidmet [1]. Ein Zusammenhang liegt nah, da die Prävalenz des Trockenen Auges bei Frauen höher ist als bei Männern [2, 3]. Seit der Veröffentlichung des Reports wurde dieses Feld noch intensiver beforscht. Es zeigt sich immer mehr, dass Geschlechtshormone, aber auch andere Hormone die Gesunderhaltung der Augenoberfläche beeinflussen. Weiterhin werden sie in Verbindung gebracht mit der Entstehung und dem Verlauf von Augenoberflächenerkrankungen ausgelöst durch Autoimmunerkrankungen. Jedoch sind viele Fragen noch offen und daher kann auch noch keine Therapieempfehlung oder spezifische Therapie erfolgen.

Im Folgenden soll zusammenfassend dargestellt werden, was bereits bekannt ist, was die Forschung in diesem Bereich erschwert und wie die Datenlage zu hormonellen Therapien im Zusammenhang mit dem Trockenen Auge ist.

9.2. Wie haben Sexualhormone Einfluss auf die Augenoberfläche?

Um Einfluss auf die Augenoberfläche nehmen zu können, müssen die Hormonrezeptoren in den Geweben exprimiert werden. Sowohl beim Menschen als auch in der Maus, Ratte und Kaninchen konnten die Rezeptoren für Androgene, Östrogene und Progesteron in der Tränendrüse, Konjunktiva, Korneaepithel sowie den Meibomdrüsen nachgewiesen werden [4]. Die Sexualhormone, die im Hoden und in den Ovarien synthetisiert werden, gelangen über den Blutweg an die Augenoberfläche und üben dort über die exprimierten Rezeptoren ihre Funktion aus. Verschiedene Studien legen nahe, dass die gemessenen Hormonspiegel im Blut oder Tränenfilm mit dem Trockenen Auge korrelieren. So wurde beispielsweise bei postmenopausalen Frauen eine Korrelation von höheren Östrogenspiegeln mit der Häufigkeit von verstopften Meibomdrüsen und Lidkantentelangiektasien nachgewiesen [5]. Jedoch wurde keine Korrelation von Östrogen-Blutspiegeln mit Symptomen (*Ocular Surface Disease Index* (OSDI) und *Ocular Comfort Index* (OCI)), Tränenfilmparametern (Osmolarität, nicht-invasive Tränenfilm break-up time, Tränensekretion), korneale und konjunktivale Anfärbung gefunden [5]. Ein Grund für den nur teilweisen Zusammenhang zum Bluthormonstatus könnte daran liegen, dass beim Menschen die meisten Zellen in der Lage sind, aus Hormonvorstufen die aktive Form selber herzustellen (☞ Abb. 9.1). Deshalb ist es wichtig, die Forschung auf dem Gebiet der Intrakrinologie zu betrachten. Intrakrine Wirkweise heißt, dass Sexualhormone in peripheren Geweben aus den Nebennierenvorstufenhormonen Dehydroepiandrosteron (DHEA), DHEA-Sulfat (DHEA-S) und Androstendion synthetisiert werden können [6, 7]. Im Gegensatz zu Nagern können Menschen und höhere Primaten DHEA und DHEA-S in den Nebennieren produzieren, die von den peripheren Geweben in hochwirksame Androgene wie Testosteron, Dihydrotestosteron (DHT) und Östrogene mittels steroidogener Enzyme umgewandelt werden. Dadurch ist es möglich, die Synthese der Hormone an die lokalen Bedürfnisse anzupassen. In der menschlichen Tränen- und Meibomdrüse sowie kornealen und konjunktivalen Epithelzellen konnten die mRNAs für typische intrakrinologische Enzyme wie Steroidsulfatase, 3β-Hydroxysteroiddehydrogenase (HSD)/Δ^{5-4}Isomerase Typ 1, 17β-HSD Typen 1 und 3, Aromatase und Glucuronosyltransferase nachgewiesen werden [8]. Die lokale, endokrine Produktion erklärt, wieso der Hormonspiegel im Blut oder Tränenfilm nicht mit dem Trockenen Auge korrelieren müssen. Daher wurden in verschiedenen Studien die Abbauprodukte der Sexualhormone im Blut oder in der Tränenflüssigkeit gemessen [5, 9]. Es besteht die Annahme, dass die Abbauprodukte die Gesamthormonspiegel von peripherer und lokaler Produktion darstellen. Jedoch ist auch hier der Zusammenhang nicht klar nachweisbar [5]. Viele Studien werden mit Mäusen, Ratten und Kaninchen durchgeführt. Die Er-

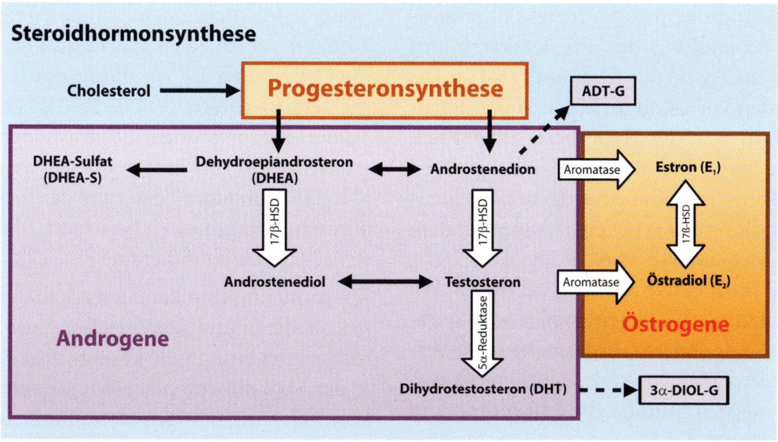

Abb. 9.1: Biosynthese von Sexualhormonen beim Mensch [6]. Die Hormonvorstufen DHEA und DHEA-S werden in den Nebennieren produziert und können in hochwirksame Androgene und Östrogene in peripheren Geweben umgewandelt werden. Bei niederen Säugetieren wie Mäuse, Ratten oder Kaninchen werden die aktiven Sexualhormone in den Hoden und Ovarien hergestellt.

gebnisse dieser Untersuchungen können jedoch nicht direkt auf den Menschen übertragen werden, da es einen signifikanten Unterschied in der Hormonproduktion gibt. Bei Mäusen, Ratten und Kaninchen werden aktive Sexualhormone ausschließlich in den Hoden und Ovarien synthetisiert [6]. Die Arbeitsgruppe von Prof. Sullivan veröffentlichte mehrere Arbeiten an Mäusen, die anhand von Microarrays tausende von Genen identifizierten, die durch Testosteron und Östrogen beeinflusst werden, sowohl in Meibomdrüsen, Tränendrüse, Kornea als auch Konjunktiva [1]. Eine Produktion in peripheren Geweben wie beim Menschen findet aber in Mäusen nicht statt. Daher müssen alle Studien mit Nagern einmal mehr mit Vorsicht auf die Übertragbarkeit auf den Menschen betrachtet werden, da eine intrakrine Sexualhormonsynthese nicht stattfindet.

9.3. Androgene und Sjögren-Syndrom

Frauen haben ein höheres Risiko an Autoimmunerkrankungen wie dem Sjögren-Syndrom zu erkranken als Männer [10]. Man geht davon aus, dass von 10 Sjögren-Patienten mindestens 9 weiblich sind [11]. Androgene spielen dabei eine wichtige Rolle, da bei Frauen mit einem Sjögren-Syndrom ein Androgenmangel vorliegt. Serumspiegel von Dehydroepiandrosteron (DHEA), Androstendiol und Dihydrotestosteron (DHT) sowie die Testosteronmetaboliten Androsteronglucuronid (ADT-G) und 5α-Androstan-3α-17β-Diol-Glucuronid (3α-diol-G) sind niedrig. Damit konnte gezeigt werden, dass ein Androgenmangel ein Risikofaktor für die Entstehung einer Entzündungsreaktion der Tränendrüse und des damit verbundenen Tränenmangels ist [12]. Ob eine topische oder systemische Androgentherapie für die Behandlung von Sjögren-Patienten geeignet ist, ist unklar, da in den zwei bisher publizierten klinischen Studien es zu keiner Besserung der Symptomatik des Trockenen Auges kam [13, 14].

9.4. Trockenes Auge und Hormontherapie

Die Grundlagenforschung zeigt anhand der Behandlung von Zelllinien mit Hormonen, dass tausende von Genen beeinflusst werden. Auch in Tiermodellen konnte der positive Einfluss nachgewiesen werden. Inwiefern diese Ergebnisse auf den Mensch übertragen werden können, muss weiter untersucht werden. Es sind nur wenige klinische Studien zur Behandlung des Trockenen Auges mit Hormonen publiziert. Jedoch lässt sich auch bei Erkrankungen, bei denen es zum Hormonüberschuss oder Hormonmangel kommt, ableiten, welchen Einfluss Hormone auf die Augenoberfläche und das Trockene Auge haben können.

Bei einem reduzierten Androgenspiegel wie bei der Androgenresistenz, d.h. einem teilweisen oder vollständigen Androgenrezeptordefekt oder antiandrogener Behandlung des Prostatakarzinoms tritt häufiger ein Trockenes Auge auf [15-17]. Die Patienten leiden vor allem an einer Meibomdrüsendysfunktion, was die Hypothese unterstützt, dass Androgene die Funktion der Meibomdrüsen regulieren. Bisher ist keine Androgenersatztherapie zur Behandlung des Trockenen Auges auf dem Markt. Die Metaanalyse von Wang und Deng identifiziert 7 prospektive Studien, bei denen Androgene durch topische Augentropfen oder systemisch mittels oraler oder transdermaler Gabe verabreicht wurden [18]. Die Androgentherapie bessert bei den meisten Studien die Symptome und klinische Parameter des Trockenen Auges. Außerdem ist aus den Studien zu schließen, dass ältere Männer und Frauen in der Menopause besser auf die Androgentherapie ansprechen. Eine Studie mit Sjögren-Patienten konnte jedoch keine Besserung nachweisen. Weiterhin wurde die Verwendung von 0,03 % Testosteron-Augentropfen untersucht. Eine Studie konnte zeigen, dass sich die Meibomqualität und auch die Symptome besserten [19]. Die 2008 initiierte Phase-I-Studie "*The Safety and Efficacy Study of a Testosterone Eye Drop with a Treatment of Meibomian Gland Dysfunction.*" (ClinicalTrials.gov Identifier: NCT00755183) zeigte eine Symptombesserung, jedoch auch mehr Reizung und systemische Nebenwirkungen als die Kontrollgruppe. Nachfolgend wurde keine weitere Studie registriert. Die topische Anwendung von Androgenaugentropfen wird schlecht vertragen, gehen mit einer deutlichen Reizung und damit verbundener schlechter Compliance einher [18]. Die systemische Gabe kann zu Hautproblemen wie Akne oder Bartwuchs führen, was wiederum die Compliance beeinträchtigt [18]. Steroidhormone sind schlecht wasserlöslich, was die Formulierung als Augentropfen erschwert und die häufig berichtete Reizung erklärt [18]. Neue Formulierungen zur besseren Verträglichkeit müssen daher entwickelt werden.

Welche Rolle Östrogene für die Gesunderhaltung der Augenoberfläche und für das Trockene Auge spielen, wird kontrovers diskutiert. Die Prävalenz des Trockenen Auges ist bei Frauen nach der Menopause höher vermutlich bedingt durch den Hormonabfall bzw. Imbalance der Hormone. Die Hormonersatztherapie mit Östrogen und/oder Progesteron könnte dem entgegen wirken, jedoch ist die Studienlage uneinheitlich. Mehrere Studien konnten zeigen, dass die Hormonersatztherapie mit Östrogenen die Symptome des Trockenen Auges verschlechtern [9, 20, 21]. In einer anderen Studie hingegen führte die Hormonersatztherapie zu weniger Beschwerden oder sogar zur Besserung [22, 23]. Von einer Besserung der Symptome und klinischen Parametern berichten 2 Studien unter topischer Östrogentherapie [24, 25].

Zusammenfassend kann festgehalten werden, dass sowohl die Grundlagenforschung also auch die klinische Forschung viele Erkenntnisse zur Wirkweise der Sexualhormone liefern konnten. Allerdings lässt sich zum heutigen Standpunkt keine eindeutige Handlungsempfehlung zur Hormonersatztherapie beim Trockenen Auge ableiten. Weitere Studien müssen die Verträglichkeit und Wirksamkeit von Androgenen und Östrogenen für die einzelnen Patientenkollektive untersuchen. Die Annahme, dass Östrogene die "schlechten" Hormone und Androgene die "guten" Hormone in Bezug auf das Trockene Auge sind, lässt sich nicht verallgemeinern.

Literatur

1. Sullivan DA, et al., *TFOS DEWS II Sex, Gender, and Hormones Report.* Ocul Surf, 2017. **15**(3): p. 284-333.

2. *The epidemiology of dry eye disease: report of the Epidemiology Subcommittee of the International Dry Eye WorkShop (2007).* Ocul Surf, 2007. 5(2): p. 93-107.

3. Schaumberg, D.A., et al., *The international workshop on meibomian gland dysfunction: report of the subcommittee on the epidemiology of, and associated risk factors for, MGD.* Invest Ophthalmol Vis Sci, 2011. **52**(4): p. 1994-2005.

4. Rocha, E.M., et al., *Identification of androgen receptor protein and 5alpha-reductase mRNA in human ocular tissues.* Br J Ophthalmol, 2000. **84**(1): p. 76-84.

5. Golebiowski, B., et al., *Does endogenous serum oestrogen play a role in meibomian gland dysfunction in postmenopausal women with dry eye?* Br J Ophthalmol, 2017. **101**(2): p. 218-222.

6. Labrie, F., et al., *DHEA and peripheral androgen and estrogen formation: intracinology.* Ann N Y Acad Sci, 1995. **774**: p. 16-28.

7. Labrie, F., et al., *The key role of 17 beta-hydroxysteroid dehydrogenases in sex steroid biology.* Steroids, 1997. **62**(1): p. 148-58.

8. Schirra, F., et al., *Identification of steroidogenic enzyme mRNAs in the human lacrimal gland, meibomian gland, cornea, and conjunctiva.* Cornea, 2006. **25**(4): p. 438-42.

9. Golebiowski, B., et al., *The effects of transdermal testosterone and oestrogen therapy on dry eye in postmenopausal women: a randomised, placebo-controlled, pilot study.* British Journal of Ophthalmology, 2017. **101**(7): p. 926-932.

10. Brandt, J.E., et al., *Sex differences in Sjogren's syndrome: a comprehensive review of immune mechanisms.*Biol Sex Differ, 2015. **6**: p. 19.

11. Westhoff, G. and A. Zink, *Epidemiologie des primären Sjögren-Syndroms.* Zeitschrift für Rheumatologie, 2010. **69**(1): p. 41-49.

12. Sullivan, D.A., et al., *Are women with Sjogren's syndrome androgen-deficient?*J Rheumatol, 2003. **30**(11): p. 2413-9.

13. Pillemer, S.R., et al., *Pilot clinical trial of dehydroepiandrosterone (DHEA) versus placebo for Sjogren's syndrome.* Arthritis Rheum, 2004. **51**(4): p. 601-4.

14. Forsblad-d'Elia, H., et al., *Low serum levels of sex steroids are associated with disease characteristics in primary Sjogren's syndrome; supplementation with dehydroepiandrosterone restores the concentrations.* J Clin Endocrinol Metab, 2009. **94**(6): p. 2044-51.

15. Krenzer, K.L., et al., *Effect of androgen deficiency on the human meibomian gland and ocular surface.* J Clin Endocrinol Metab, 2000. **85**(12): p. 4874-82.

16. Sullivan, B.D., et al., *Impact of antiandrogen treatment on the fatty acid profile of neutral lipids in human meibomian gland secretions.* J Clin Endocrinol Metab, 2000. **85**(12): p. 4866-73.

17. Cermak, J.M., et al., *Is complete androgen insensitivity syndrome associated with alterations in the meibomian gland and ocular surface?*Cornea, 2003. **22**(6): p. 516-21.

18. Wang, L. and Y. Deng, *The applications of androgen in the treatment of dry eye disease: a systematic review of clinical studies.* Endocr J, 2020. **67**(9): p. 893-902.

19. Schiffman, R.M., et al., *A Multi–Center, Double–Masked, Randomized, Vehicle–Controlled, Parallel Group Study to Evaluate the Safety and Efficacy of Testosterone Ophthalmic Solution in Patients With Meibomian Gland Dysfunction.* Investigative Ophthalmology & Visual Science, 2006. **47**(13): p. 5608-5608.

20. Schaumberg, D.A., et al., *Hormone replacement therapy and dry eye syndrome.* JAMA, 2001. **286**(17): p. 2114-9.

21. Erdem, U., et al., *Dry eye in post-menopausal women using hormone replacement therapy.* Maturitas, 2007. **56**(3): p. 257-62.

22. Jensen, A.A., et al., *A survey of ocular complaints in postmenopausal women.* J Assoc Acad Minor Phys, 2000. **11**(2-3): p. 4-9.

23. Truong, S., et al., *Sex hormones and the dry eye.* Clin Exp Optom, 2014. **97**(4): p. 324-36.

24. Sator, M.O., et al., *Treatment of menopausal keratoconjunctivitis sicca with topical oestradiol.* Br J Obstet Gynaecol, 1998. **105**(1): p. 100-2.

25. Akramian, J., et al., *Estrogen therapy in keratoconjunctivitis sicca.* Adv Exp Med Biol, 1998. **438**: p. 1005-9.

10. Sjögren-Syndrom

Der schwedische Augenarzt Henrik Samuel Conrad Sjögren beschrieb 1933 in seiner Dissertation "Zur Kenntnis der Keratoconjunctivitis Sicca" eine Fallserie von 19 Patientinnen, die Sicca-Symptomatik mit entzündlicher Augen- und Mundtrockenheit als Leitsymptom aufwiesen. Zuvor hatten Jan Mikulicz-Radecki (1892), Henri Gougerot (1926) und Adriaan Willem Moulock Houwer (1926) ähnliche Kasuistiken veröffentlicht [40]. Erst durch die Übersetzung in die englische Sprache (1943) hat sich die Bezeichnung Sjögren-Syndrom weltweit durchgesetzt. Im Jahre 2016 haben die großen europäisch-amerikanischen Fachgesellschaften ACR (*American College of Rheumatology*) und EULAR (*European League Against Rheumatism*) die Klassifikationskriterien des Sjögren-Syndroms mithilfe eines neuen Scores aktualisiert [34]. Diese Klassifikationskriterien werden auch oft zur diagnostischen Orientierung genutzt.

10.1. Definition und Terminologie

Das Sjögren-Syndrom ist eine chronisch-entzündliche Autoimmunerkrankung unklarer Genese, die durch den Befall exokriner Drüsen zu den Leitsymptomen **Keratoconjunctivitis sicca** und **Xerostomie** führt. Das klinische Bild kann darüber hinaus ein breites Spektrum an Manifestationen einschl. extraglandulärer, systemischer Beteiligungen verschiedener Organe umfassen. Zusätzlich bestimmt eine typische chronische Müdigkeit über die Lebensqualität von Patienten.

Therapeutisch und prognostisch wichtig ist die Unterscheidung des primären Sjögren-Syndroms (pSS) von einer sekundären oder assoziierten Form (sSS), die als Begleiterkrankung im Rahmen anderer Autoimmunerkrankungen auftreten kann (☞ Tab. 10.1). Patienten mit einem pSS weisen ein substantiell erhöhtes Risiko für die Entwicklung eines Non-Hodgkin-Lymphoms der B-Zell-Reihe (ca. 5 %) auf [8]. Das sSS verläuft im Allgemeinen weniger schwerwiegend, dabei orientieren sich Prognose und Therapie an der Grunderkrankung. Darüber hinaus muss differenzialdiagnostisch eine "Sicca"-Symptomatik von weiteren Erkrankungen ohne autoimmune Grundlage als auch eine eingeschränkte Drüsenproduktion im Alter aufgrund der Drüseninvolution mit hormoneller Umstellung in der Menopause abgegrenzt werden.

Erkrankung	Frequenz [%]
Systemischer Lupus erythematodes	15-36
Rheumatoide Arthritis	22-32
Systemische Sklerose	11-24
Primär billiäre Zirrhose	8-15
Polymyositis	9-18

Tab. 10.1: Häufigkeit des assoziierten Sjögren-Syndroms (nach [40]).

10.2. Epidemiologie

Zu Prävalenz und Inzidenz des Sjögren-Syndroms liegen heterogene Daten vor, was durch Unterschiede im Studiendesign, in der untersuchten Population und insbesondere in den angewandten Klassifikationskriterien bedingt ist. Zum selteneren pSS wurde eine Prävalenz von weltweit 61 auf 100.000 Einwohner mit höchster Prävalenz in Europa ermittelt [28]. Beim Sjögren-Syndrom liegt eine deutliche Geschlechterpräferenz von Frauen gegenüber Männern in einem Verhältnis von 9:1 bis 19:1 vor. Das mittlere Alter bei Diagnosestellung der primären Form liegt bei ca. 55 Jahren mit einem weiteren Erkrankungsgipfel zwischen dem 20. und 40. Lebensjahr, allerdings gehen erste Symptome der Diagnosestellung oft um Jahre voraus. Unter Einbeziehung des häufigeren sSS wird von einer Prävalenz von 0,4 % ausgegangen [42]. Somit stellt das Sjögren-Syndrom in der primären und sekundären Form eine der häufigsten entzündlich-rheumatischen Erkrankungen dar.

10.3. Klinik

10.3.1. Glanduläre Manifestationen: Tränendrüse

Eine wesentliche glanduläre Manifestation des Sjögren-Syndroms stellt die Beteiligung der Tränendrüse dar. Die verminderte Tränensekretion führt zur Keratoconjunctivitis sicca, die in eine Schädigung von konjunktivalem und kornealem Epithel mündet [6]. Aufgrund des schleichenden Beginns und variabler Symptomatik sowie der subjektiv geringen Einschätzung der Sicca-Symptomatik durch die Patienten wird die Diagnose oft erst nach Jahren gestellt. Als Leitsymptome des Sjögren-Syndroms steht die Sicca-Symptomatik mit entzündlicher Augen- und Mundtrockenheit, wie sie bereits von Sjögren in seiner Dissertationsschrift beschrieben wurden, meist im Vordergrund. Allerdings wird der Sicca-Symptomatik zunächst häufig kein Krankheitswert zugemessen und durch die Patienten lange toleriert.

Als Hauptbeschwerden werden von den Patienten initial meist Fremdkörpergefühl, Brennen, Rötung, Tränenfluss und Juckreiz angeführt. Oft verstärken sich die Beschwerden im Tagesverlauf und sind durch äußere Faktoren (klimatisierte Räume, längere Flugreisen, längere Bildschirmarbeit) oft noch deutlicher.

Für die Bewertung der subjektiven Symptome werden heute oft validierte Fragebögen herangezogen. Häufig wird der *Ocular Surface Disease Index* (OSDI) verwendet, der es erlaubt, eine Differenzierung zwischen normalen Probanden und Probanden mit trockenem Auge vorzunehmen und sich auch in klinischen Studien zur Verlaufsbeurteilung bewährt hat [3].

10.3.2. Glanduläre Manifestationen: Speicheldrüse

Klinisch stehen bei Patienten mit Sjögren-Syndrom neben den Beschwerden aufgrund der Augenbeteiligung die **Mundtrockenheit (Xerostomie, Stomatitis sicca)** mit reduzierter Speichelpro-

Trockenes Auge/Keratokonjunktivitis sicca	
Normale Tränenproduktion (Schirmer-Test unauffällig)	Eingeschränkte Tränenproduktion (pathologischer Schirmer-Test
• Umweltfaktoren (Klimaanlage, Rauchen, PC-Arbeit) • Dysfunktion der Meibom-Drüsen, Rosazea • Tragen von Kontaktlinsen • Kornea-Hypästhesie nach Laser-OP, bei Diabetes • Inkompletter Lidschluss	• Altersbedingt/Menopause • Medikamenteninduziert: trizyklische Antidepressiva, Diuretika,Anticholinergika, Antihistaminika, • Zustand nach Bestrahlung Kopf/Hals • Chronische Virusinfektionen (HCV, HIV) • Sarkoidose, Lymphom • Primäres und sekundäres Sjögren-Syndrom • Graft-versus-host-disease • IgG4-assoziierte Erkrankung
Xerostomie	
• Medikamenteninduziert: Anticholinergika, Antihistaminika, trizyklische Antidepressiva, Diuretika, Antihypertensiva u.v.a. • Angststörung, endogene Depression, Fibromyalgie, Bulimie/Anorexie • Zustand nach Bestrahlung im Kopf/Hals-Bereich • Systemische Erkrankungen (Sarkoidose, Amyloidose, HCV, HIV)	
Parotisschwellung	
Vorwiegend einseitig	Vorwiegend beidseitig
• akut: mechanische Obstruktion durch Steine (schmerzhaft!),bakterielle Infektion, Aktinomykose • chronisch: chronische Sialadenitis, Neoplasie (Parotismischtumore)	• akut: virale Infektion (Mumps, EBV, CMV) • chronisch: chronische Infektionen (HCV, HIV), Diabetes mellitus, Alkoholerkrankung, Anorexie, Amyloidose, IgG4-assoziierte Erkrankung, Hyperlipoproteinämie

Tab. 10.2: Differentialdiagnosen der glandulären Manifestationen (nach [36]). HCV: Hepatitis-C-Virus; HIV: *Human immunodeficiency virus*; EBV: Epstein-Barr-Virus; CMV: Zytomegalievirus.

duktion im Vordergrund, was von 75-90 % der Betroffenen angeben wird. Nicht in jedem Fall liegt eine Koinzidenz beider Beschwerdekomplexe an Auge und Mund vor [9].

Die oralen Leitbeschwerden sind Mundtrockenheit, Brennen beim Kauen von trockenen Speisen bzw. die Notwendigkeit, ständig etwas Flüssigkeit zu sich zu nehmen. Begleitend kommt es zu **Geschmacksstörungen** und einer eingeschränkten Fähigkeit, über längere Zeit ununterbrochen zu sprechen. Von hoher diagnostischer Relevanz für ein Sjögren-Syndrom sind **Schlafunterbrechungen**, um durch Trinken geringer Flüssigkeitsmengen Beschwerden zu lindern. Über das essentielle Wasserglas auf dem Nachttisch wird dabei von den Patienten oft spontan berichtet. Erhebliche und frühzeitige **Karies** und Parodontitis sind weiterhin charakteristisch [23]. Oftmals haben die Patienten bereits eine zahnprothetische Versorgung vor Diagnosestellung (durchschnittlich zwischen dem 30.-40. Lebensjahr) erhalten, welche auf eine latente Speichelinsuffizienz lange vor Manifestation der Erkrankung hindeutet. Darüber hinaus treten durch die lokal herabgesetzte Immunabwehr rezidivierende Candida-albicans-Infekte klassischerweise auf [16].

Als weitere Lokalisationen hinsichtlich Sicca-Symptomatik können die exkretorischen Drüsen der Nasen-, Rachen-, Tracheal- sowie Vaginalschleimhaut in den Erkrankungsprozess einbezogen werden. Folglich können reduzierte Drüsensekretionen des Gastrointestinaltraktes (mit der Folge von Mukosaatrophien des Ösophagus, atrophischer Gastritis und subklinischer Pankreatitis), des Genitaltraktes (Dyspareunie) und der Haut auftreten.

Augen- und Mundtrockenheit werden allerdings in der allgemeinen älteren Bevölkerung und bei Polypharmazie häufig beschrieben. Einer eingehenden Anamnese, klinischen Untersuchung und den Funktionstests wird in diesem Zusammenhang eine besonders wichtige Rolle in der Interpretation der Beschwerden zugesprochen. In Tab. 10.2 werden die wesentlichen Differenzialdiagnosen zu glandulären Sicca-Beschwerden zusammengefasst.

10.3.3. Extraglanduläre Manifestationen

Zusätzlich sind systemische Beschwerden von Patienten mit einem Sjögren-Syndrom häufig assoziiert (☞ Tab. 10.3, [29]).

Fatigue/Leistungsinsuffizienz	60-75 %
Arthralgien/Arthritis	50-60 %
Raynaud-Phänomen	30-40 %
Lymphadenopathie	10-15 %
Lungenbeteiligung	15-25 %
Interstitielle Nephritis	5-10 %
Vaskulitiden	5-12 %
Leberbeteiligung	5-10 %
Splenomegalie	5-10 %
Periphere Neuropathie	5-10 %
Myositiden	1-5 %
Lymphome	3-5 %

Tab. 10.3: Häufigkeit extraglandulärer Manifestationen bei Sjögren-Syndrom (nach [29]).

Allgemeinbeschwerden sind ausgeprägte Müdigkeit und Leistungsinsuffizienz [41], subfebrile Temperaturen, Myalgien und Arthralgien. Dabei dominieren in frühen Erkrankungsphasen vor allem **Arthralgien** ohne Schwellungen der Metakarpophalangeal- und proximalen Interphalangealgelenke (differenzialdiagnostisch wichtig: Prädilektionsregionen der rheumatoiden Arthritis) sowie unspezifische **Leistungseinschränkung**. Ca. 5-15 % der Patienten entwickeln im späteren Krankheitsverlauf eine erosive Arthritis und erfüllen somit die Kriterien einer rheumatoiden Arthritis mit dann sSS. 35 % der Patienten klagen über eine **Raynaud-Symptomatik**, welche der Erkrankung um Jahre vorausgehen kann. Bei ca. 25 % der Patienten ist eine milde normochrome, normozytäre **Anämie** nachweisbar; seltener treten isolierte Thrombopenien mit möglicher Blutungsneigung auf.

Als extraglanduläre Organe vorrangig betroffen sind die Lungen, Nieren, Blutgefäße, Muskeln und das retikuloendotheliale System. Dominierend tritt klassischerweise eine diffuse interstitielle **Lungenerkrankung** auf [15]. Die **renale Beteiligung** in Form einer interstitiellen Nephritis wird klinisch durch Hyposthenurie und tubuläre Funktionsstörungen (renale Azidose Typ I) in ca. 5 %

der Patienten manifest. Membranöse bzw. membranoproliferative Glomerulonephritiden sind dagegen sehr selten, das Vorliegen eines assoziierten Sjögren-Syndroms sollte hinsichtlich eines SLE überprüft werden [14]. Als Gefäßmanifestation kann eine **Vaskulitis** der kleinen und mittelgroßen Gefäße (oft als leukozytoklastische Vaskulitis) sowohl im Bereich der Haut als auch systemisch auftreten. Eine Einbeziehung des **ZNS** kann zu Hemiparesen, Querschnittsmyelitis, hemisensorischen Defiziten, epileptischen Anfällen und zu motorischen Störungen führen. Multifokale Läsionen im MRI können in der differenzialdiagnostischen Abgrenzung gegenüber der multiplen Sklerose schwierig sein [19]. Wichtig in diesem Zusammenhang ist die Koexistenz des pSS mit Erkrankungen aus dem sog. Neuromyelitis-optica-Spektrum; diese Krankheiten lassen sich serologisch durch das Vorhandensein von typischen Autoantikörpern, u.a. gegen Aquaporin-4, abgrenzen [10]. Klinisch relevant, insbesondere im späteren Erkrankungsverlauf, ist weiterhin eine Beteiligung des peripheren Nervensystems im Sinne einer typischen sensorischen Neuropathie [5]. Myositiden treten selten bei Sjögren-Syndrom auf, nur in Einzelfällen führt eine lymphozytäre Myositis zur Erhöhung muskelspezifischer Enzyme. Bis zu 50 % der Patienten weisen eine subklinische **Thyreoiditis** in Assoziation mit antithyreoidalen Antikörpern und erhöhtem TSH sowie pathologischem TRH-Test auf [1].

10.3.4. Komplikationen

B-Zell-Non-Hodgkin-Lymphome (NHL) treten bei etwa 5 % der Patienten mit einem pSS und hoher Krankheitsaktivität auf [8]. Das relative Risiko hierfür ist mit 13,7 im Vergleich zur Allgemeinbevölkerung deutlich erhöht. Die Lymphoproliferation ist oft auf das Speicheldrüsen- und Tränendrüsengewebe beschränkt, kann aber selbstverständlich auch in anderen Organen (Lungen, Knochenmark, Gastrointestinaltrakt, ZNS etc.) auftreten. Die Lymphome sind meist sog. Marginalzonen-Lymphome und entwickeln sich oft nach jahrelanger Erkrankung als Folge einer ausgeprägten B-Zellaktivierung, wobei bei diesen Patienten in der Regel systemische Manifestationen vorausgingen. Zu den signifikanten Prädiktoren für die Entwicklung eines NHL zählen eine persistierende Parotisschwellung, histologischer Nachweis von tertiären bzw. extrafollikulären Keimzentren, Komplementerniedrigungen, Kryoglobulinämie, Lymphopenie, Lymphadenopathie, Splenomegalie und Hautvaskulitis [29]. Diese Patienten gelten als Hochrisikogruppe und benötigen eine engmaschigere Verlaufskontrolle.

Eine besondere Beratung ist indiziert bei Ro/SSA- und La/SSB-positiven Patientinnen mit **Kinderwunsch.** Die diaplazentare Übertragung der Antikörper kann durch Inflammation und darauffolgender Fibrose im Bereich des AV-Knotens zur Ausbildung eines **kongenitalen Herzblocks** beim Fetus führen. In 80 % der Fälle handelt es sich dabei um einen kompletten und irreversiblen AV-Block und mit 20 % liegt für den Fetus eine deutlich erhöhte Mortalität vor [7]. Entscheidend ist neben der in den letzten Jahren etablierten Prophylaxe mit Hydroxychloroquin (5 mg/kg/d) eine engmaschige sonographische Überwachung des fetalen Herzrhythmus zwischen der 16. und 31. Schwangerschaftswoche.

10.4. Klassifikation und Diagnostik

10.4.1. Neue Klassifikationskriterien

Seit den 1970er Jahren sind unterschiedliche Klassifikationskriterien etabliert und evaluiert worden. Die Kriterien unterscheiden sich in der Berücksichtigung und Gewichtung von subjektiven Angaben und objektiven Ergebnissen und variieren hinsichtlich Sensitivität und Spezifizität. So wurden die 2012 vereinbarten US-amerikanischen Kriterien neu 2016 von den großen Fachgesellschaften ACR und EULAR in die aktuelle Klassifikation überführt. Diese umfassen klinische, laborserologische und histologische Befunde, denen unterschiedliche Wertigkeiten zugeordnet wurden. Die Einführung eines numerischen Wertigkeitsscores der diagnostischen "Bausteine" kann als wichtiger Fortschritt in der Diagnostik angesehen werden. Darüber hinaus sind klare Ein- und Ausschlusskriterien neu definiert worden (☞ Tab. 10.4).

Konsensuskriterien zur Klassifikation des primären Sjögren-Syndroms (ACR/EULAR)
• Unstimulierter Gesamtspeichel-Test pathologisch ≤ 0,1 ml/Minute (1 Punkt) • Schirmer-Test pathologisch (<5 mm in 5 Minuten) (1 Punkt) • Pathologischer Befund in der Lisamingrün- oder Fluoresceinfärbung (≥5 im Ocular staining score oder ≥4 im van-Bijsterveld-Score) (1 Punkt) • Autoantikörper Nachweis: Anti-Ro/SS-A (3 Punkte) • Histologie – fokale lymphozytäre Sialadenitis, Fokus-Score ≥1 foci/4 mm²; 1 Fokus = 50 Lymphozyten/4 mm² (3 Punkte)
Diagnose gilt als gesichert bei ≥ 4 Punkten, nach Anwendung der Ein- und Ausschlusskriterien: • Einschlusskriterien: Augen- und/oder Mundtrockenheit seit mind. 3 Monaten ohne andere Erklärung (z.B. Medikamente, Infektion) • Ausschlusskriterien: Zustand nach Bestrahlung der Kopf-/Halsregion, Human-Immunodeficiency-Virus-Infektion/Acquired Immune Deficiency Syndrome, Sarkoidose, aktive Infektion mit dem Hepatitis-C-Virus (PCR-Replikationsrate), Amyloidose, Graft-versus-host-disease, IgG4-assoziierte Erkrankung. • Bedingung für die Klassifikation als pSS ist das Fehlen jeder weiteren potenziell assoziierten Erkrankung.

Tab. 10.4: Klassifikationskriterien pSS gemäß ACR/EULAR 2016 (nach [36]).

Als Basis-Eingangskriterium zählt eine subjektive Sicca-Symptomatik von mindestens 3 Monaten. Danach werden weitere Tests zur Objektivierung der Symptomatik empfohlen. Der unstimulierte Gesamtspeichel-Test ist hinsichtlich Mundtrockenheit am besten evaluiert und empfohlen. Die höchste diagnostische Wertigkeit mit 3 Punkten wird dem serologischen Nachweis von Anti-Ro/SSA-Antikörpern sowie einer pathologischen histologischen Untersuchung (Lippendrüsenbiopsie) zugesprochen. Ein Summen-Score von mindestens 4 erlaubt die Diagnosestellung.

10.4.2. Ophthalmologische Diagnostik und Befunde

Prüfung: Tränenfunktion/Funktion des Tränenfilms

Der Schirmer-Test gilt weiterhin als ein Standardtest für die Beurteilung der wässrigen Tränenproduktion. Er ist einfach durchzuführen, sicher und kostengünstig. Allerdings korreliert das Testergebnis oft nur schlecht mit den Symptomen und die Reproduzierbarkeit des Tests wird kontrovers eingeschätzt [26, 37].

▶ Vitalfärbung

Als objektives Verfahren hat sich die Vitalfärbung der Augenoberfläche bewährt. Die Graduierung nach dem van-Bijsterveld-Score wird den aktuellen Konsensus-Klassifikationskriterien aufgeführt. Die Graduierung weist eine hohe Realibilität auf [33]. Als Vitalfarbstoff wird heute Lissamingrün für die Bindehautfärbung und Fluorescein für die Hornhautfärbung verwendet. Nach den aktuellen Klassifizierungsempfehlungen für das pSS wird ein van-Bijsterveld-Score ≥4 (bei mindestens einem Auge) oder ein Schirmer-Test ≤5 mm/5 min als Kriterium verwendet [2, 34].

Als ein weiterer Parameter, der sich für die Diagnose der Keratokonjunktivitis sicca eignet, ist die Tränenfilmstabilität anzuführen. Dazu werden 5-10 µl Fluorescein appliziert und die Zeit bis zum Aufriss des Tränenfilms gemessen. Mehr als 10 Sekunden gelten als normal und weniger als 5 Sekunden als pathologisch verändert (Dry Eye workshop, 2007).

Es wurde vorgeschlagen, dass eine Kombination aus dem Index der Augenoberflächenerkrankung, der Aufreißzeit der Tränen und der Färbung mit Hornhautfluorescein der beste Ansatz ist, um pSS von anderen Ursachen für *dry eye disease* zu unterscheiden [17].

▶ Bildgebende Verfahren

Aktuell sind Darstellungen der Tränendrüse mittels **MRT und CT** vor allem zur Differenzialdiagnose lymphoproliferativer Veränderungen dieses Organs von Bedeutung. Die Bildgebung wird hauptsächlich zur Unterscheidung zwischen gutartigen und bösartigen Läsionen eingesetzt. Diesbezüglich liegen nur wenige Berichte zur Wertigkeit der **Ultraschalluntersuchung** der Tränendrüse bei pSS vor. Sie kann hilfreich sein, um solide Läsionen und Dakryozysten abzuklären [22].

Die konfokale **In-vivo-Mikroskopie** hat interessante neue Befunde auch im Rahmen der Keratokonjunktivitis sicca gezeigt. Auf zellulärer Ebene kann eine verminderte Dichte der Bindehaut- und Hornhautepithelzellen dargestellt werden [21]. Als wichtiger pathophysiologischer Aspekt sind Veränderungen der kornealen Innervation erkennbar.

Die **Meibographie** ermöglicht es, morphologische Veränderungen der Meibomdrüsen bei der oft zusätzlich zum Tränenmangel bestehenden Meibomdrüsendysfunktion darzustellen. Zusätzlich findet sich eine reduzierte Lipidschichtdicke in der Interferometrie und eine verkürzte Tränenfilmaufreißzeit. Die Veränderungen sind zwar nicht spezifisch, wurden aber als häufig für das pSS beschrieben [11].

10.4.3. Labordiagnostik und bildgebende Verfahren

Die Bestimmung antinukleärer Antikörper (ANA) ist als Screening von großer Relevanz für die Diagnose von Kollagenosen. In der indirekten Immunfluoreszenz ist ein positiver ANA-Befund mit feingranulärem Muster auf HEp2-Zellen diagnostisch wegweisend für zugrundeliegende Anti-Ro/SSA- und Anti-La/SSB-Antikörper. Der direkte Nachweis erfolgt im Anschluss als Bestätigungstest mittels ELISA oder Western Blot. Anti-Ro/SS-A- bzw. Anti-La/SS-B-Antikörper finden sich bei ca. 40-70 % bzw. 20-50 % der Patienten mit einem pSS [27]. Positive Titer korrelieren mit frühem Krankheitsbeginn, intensiver Gewebeinfiltration durch T-Zellen und höherer Prävalenz für extraglanduläre Manifestationen. Der Autoantikörpernachweis gegen Ro/SS-A (im Gegensatz zum Anti-La/SS-B) stellt einen wichtigen Bestandteil der Klassifikationskriterien dar, allerdings findet sich deren Nachweis auch im Rahmen anderer Kollagenosen. Der klinische Kontext ist entscheidend, insbesondere in der Unterscheidung zu überlappenden Kollagenosen. Weitere typische Laborwerte – wenn auch nicht spezifisch – sind erhöhte Rheumafaktoren (60-75 %) und eine Erhöhung der Immunglobuline (polyklonale Gammapathie) [32]. Immunbedingte **Thrombozytopenien** (ca. 35 %) sowie eine normochrome, normozytäre **Anämie** (ca. 25 %) können auftreten. Genetisch bedingt liegt bei 75 % der Patienten ein **reduzierter C2-Spiegel** und in 50 % ein **verminderter C4-Spiegel** vor, der eng mit der Produktion von Anti-Ro/SS-A-Antikörpern assoziiert ist. Interessanterweise können serologische Autoimmunphänomene bis zu 20 Jahre vor der Manifestation erster Krankheitssymptome nachgewiesen werden [38].

Auch wenn nicht in den Klassifikationskriterien aufgenommen, immer wichtiger im klinischen Alltag wird der Einsatz von Ultraschalluntersuchungen der Speicheldrüsen. Die Untersuchung erlaubt Aussagen über strukturelle Veränderungen im Bereich der Speicheldrüsen, insbesondere hypoechogene Areale korrelieren mit der Diagnose eines pSS [20]. Abbildung 10.1 fasst einen möglichen diagnostischen Algorithmus zum Sjögren-Syndrom zusammen.

10.5. Pathophysiologie

10.5.1. Systemische Pathologie

Die Ätiologie des Sjögren-Syndroms ist wie für die meisten Autoimmunerkrankungen ungeklärt. Zahlreiche Studien weisen auf eine multifaktorielle Genese hin, wobei eine genetische Prädisposition (z.B. MHC Klasse II) [12, 31] im Zusammenhang mit exogenen Triggerfaktoren (v.a. glandotropen Viren) für die Initiierung der Immunpathogenese einschl. der Induktion von Typ-I-Interferonen verantwortlich gemacht wird. Den Drüsenepithelzellen wird pathophysiologisch eine zentrale Rolle zugesprochen [25], insbesondere bei der Antigenpräsentation von Ro/SS-A- und La/SS-B-Proteinkomplexen, die an der Oberfläche apoptotischer Zellen nachweisbar sind [30]. Damit wird das Konzept der "autoimmunen Epithelitis" begründet. Es gibt viele Hinweise über die pathophysiologische Beteiligung sowohl des angeborenen als auch des adaptiven Immunsystems an der Krankheitsentstehung und Perpetuierung der Immunantwort. So weisen ca. 50 % aller Patienten eine ausgeprägte Typ-I- und/oder Typ-II-Interferonaktivierung auf, welches klassischerweise durch Vertreter des angeborenen Immunsystems produziert wird (v.a. Monozyten und plasmazytoide dendritische Zellen) [18, 24]. Klinisch korreliert die Interferon-Signatur mit der Krankheitsaktivität und einigen extraglandulären Manifestationen [4]. Schließlich über Aktivierung von verschiedenen CD4+ T-Helferzellen-Subsets, spielen aktivierte B-Zellen eine wichtige Rolle in der Autoantikörperproduktion, Bildung von tertiären oder ex-

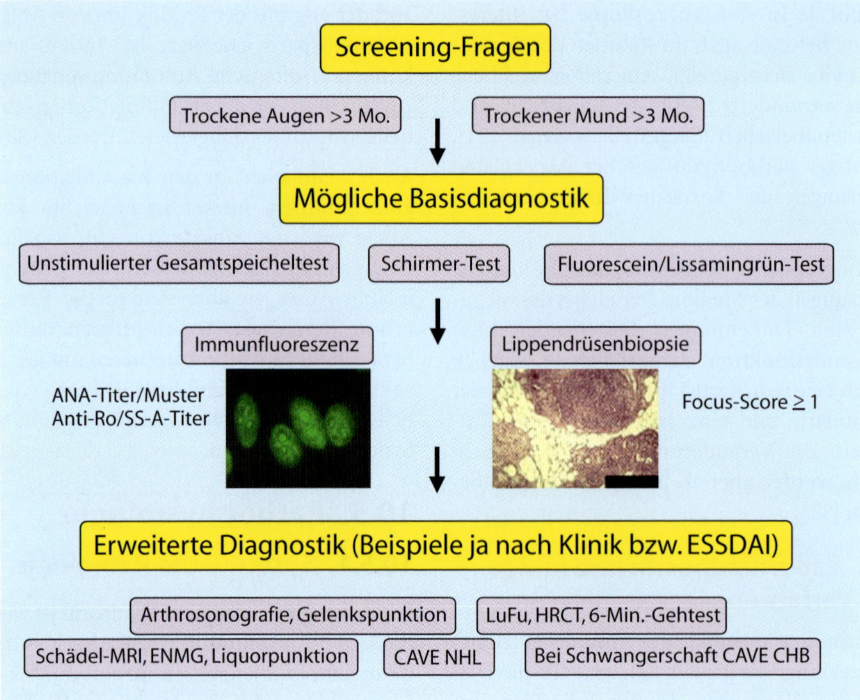

Abb. 10.1: Diagnostischer Algorithmus Sjögren-Syndrom.

trafollikulären Keimzentren bis hin zur malignen Transformation zu Non-Hodgkin-Lymphomen [39].

Zytokinbedingte Funktionsstörungen der Drüsenzellen und vermutlich auch der nervalen Steuerung der Sekretionsfunktion sowie eine entzündliche Infiltration der Tränendrüse führen zur typischen Sicca-Symptomatik. Bei extraglandulären Manifestationen finden sich in den Organen häufig lymphozytäre Infiltrate, teilweise als tertiäre Keimzentren in der Histologie erkennbar. Ein Zusammenhang zwischen der typischen Fatigue und der Immunpathogenese ist bis heute nicht ausreichend geklärt.

Eine Darstellung der aktuellen Vorstellungen zur Pathogenese zeigt Abb. 10.2.

10.5.2. Histopathologie

Die histopathologische Kardinalläsion beim Sjögren-Syndrom ist der Nachweis von fokal periduktal lokalisierten lymphozytären Infiltraten im exokrinen Drüsengewebe sowie in anderen betroffenen Organen. Immunhistologisch dominieren CD4+ T-Zellen, darüber hinaus einige CD8+ T- und CD19+ B-Zellen, Plasmazellen und dendritische Zellen. Bei einigen Patienten formieren sich B-Lymphozyten zu **tertiären Keimzentren**, was zu den Risikofaktoren für die Entwicklung eines Non-Hodgkin-Lymphoms zählt [39]. Zur Differenzierung von anderen Krankheitsentitäten bedarf es einer fundierten Expertise durch Kollegen der Pathologie. In diesem Sinne wurden internationale Empfehlungen zur histopathologischen Beurteilung formuliert, insbesondere für die Untersuchung und Interpretation von Speicheldrüsenbiopsien [13]. Eine Mindestanzahl von 50 mononukleären Zellen/4 mm^2 wurde als Fokusscore 1 definiert. Ein Fokusscore ≥ 1 korreliert mit den phänotypischen Charakteristika des Sjögren-Syndroms und stellt ein gewichtiges Kriterium in der Diagnostik dar. Als weitere Besonderheit bleiben beim Sjögren-Syndrom azinäre Strukturen weitgehend intakt, wohingegen abnorme Azini auf andere Pathologien, wie z.B. auf eine sklerosierende Sialadenitis, hinweisen.

Histopathologie Tränendrüse

Es liegen nur wenige histopathologische Studienuntersuchungen der Tränendrüse bei Patienten mit Sjögren-Syndrom vor. In den letzten Jahren

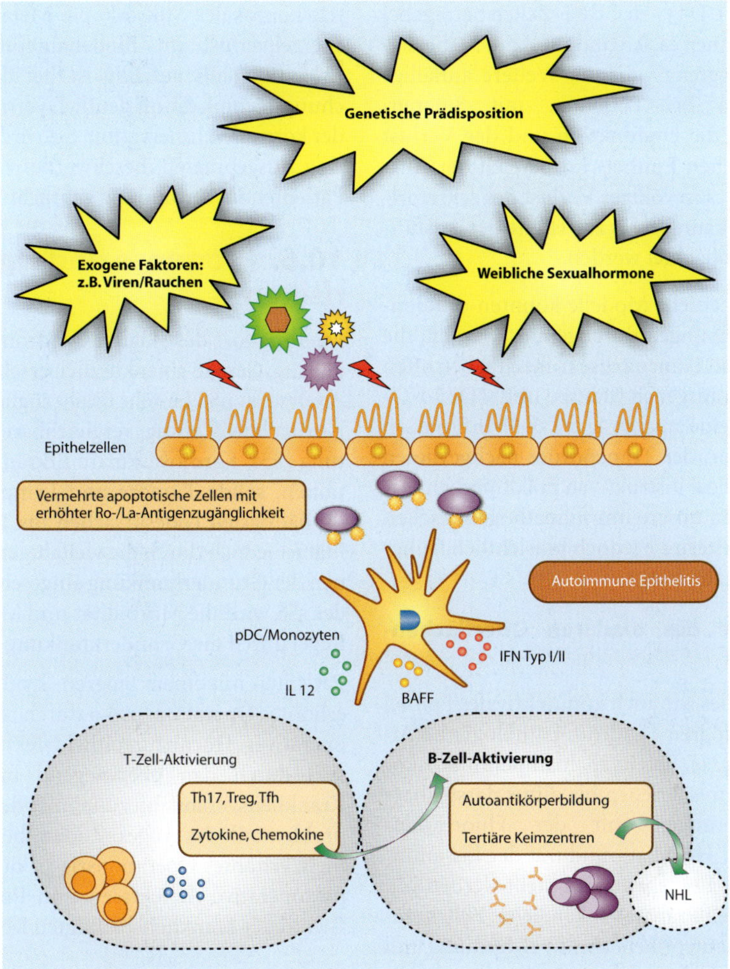

Abb. 10.2: Schematische Darstellung zur Pathogenese des Sjögren-Syndroms. HLA: *human leukocyte antigen*; IRF 5: *interferon regulatory factor 5*; pDC: *plasmocytoid dendritic cells*; IL-12: Interleukin 12; BAFF: *B cell-activating factor of the tumor necrosis factor family*; IFN: Typ α/γ Interferon α/γ; Th17: *T helper cells 17*; Treg: *regulatory T cells*; Tfh: *follicular T cells*; IL-4: Interleukin 4; IL-17: Interleukin 17; LT-α: Lymphotoxin α; LT-β: Lymphotoxin β; TNF-α: Tumornekrosefaktor α; IL-1: Interleukin 1; NHL: Non-Hodgkin-Lymphom (Modifiziert nach [36]).

wurde ersichtlich, dass die Tränendrüse eine differenzierte tubuloadrenale Struktur mit allen Komponenten des sekretorischen Immunsystems aufweist [6]. In den zentralen Tränendrüsenlobuli finden sich lymphknotenartige Ansammlungen von B-Lymphozyten und peripher gelegene CD4+ T-Lymphozyten. Interstitiell finden sich typischerweise zahlreiche IgA-sezernierende Plasmazellen und CD8+ T-Lymphozyten. Bei Patienten mit Sjögren-Syndrom tritt eine **Lymphozytenaktivierung in sog. Follikel-artigen Strukturen** ein, die sich bereits frühzeitig als Ansammlung von Lymphozyten im Bereich des Epithels darstellt. Im weiteren Krankheitsverlauf werden die Tränendrüsenlobuli zunehmend mit mononukleären Zellen infiltriert. **B-Lymphozyten** und **CD4+ T-Lymphozyten** überwiegen bei den lympho-follikulären Strukturen. Während CD4+-Lymphozyten physiologischerweise überwiegend in den Lymphfollikeln der Lobuli gefunden werden und CD8+-Lymphozyten im Interstitium überwiegen, ändert sich dieses Verhältnis bei Sjögren-Patienten. Hier werden überwiegend CD4+-Lymphozyten disseminiert und in deutlich höherer Zahl beobachtet. Das

Verhältnis von CD4+- zu CD8+-Zellen beträgt bei gesunden Personen ca. 0,3 und steigt auf 3,0 bei Patienten mit Sjögren-Syndrom. Weitere auffällige Veränderungen bei Patienten mit Sjögren-Syndrom sind die Dysfunktion und der **Verlust des sekretorischen Epithels** im Bereich der Ausführungsgänge. Ein völliger Verlust des sekretorischen Epithels kann bei bis zur Hälfte der Ausführungsgänge beobachtet werden.

Durch experimentelle Modelle konnten differenzierte Untersuchungen durchgeführt werden, die belegen, dass die Tränendrüse frühzeitig betroffen ist. Bei IL-12-transgenen Mäusen und CD25-KO-Tieren konnte eine ausgeprägte T-Zell-Infiltration und Destruktion der Tränendrüse nachgewiesen werden [43]. Diese instruktiven präklinischen Daten unterstützen unsere immunpathogenetischen Konzepte, erweitern sie jedoch hinsichtlich früher Phasen der Entzündung.

Pathologie des okulären Oberflächenepithels

Sowohl korneales wie auch konjunktivales Epithel weisen beim Sjögren-Syndrom pathologische Alterationen auf [21]. Bereits spaltlampenmikroskopisch können umschrieben bis diffus darstellbare Epithelveränderungen mit der Fluoreszein-Färbung an der Hornhaut und mit der Lissamin-Färbung an der Bindehaut dargestellt werden [2]. In histologischen Präparaten kann eine Zellalteration der Hornhautepithelien mit Verdünnung und Zellkernpyknosen beobachtet werden. Durch die Impressionszytologie konnten weitere Erkenntnisse zur Pathologie gewonnen werden. Die oberflächlichen Bindehaut-Epithelien weisen eine erhöhte Zytoplasma-Kernrelation mit Keratinisation und verminderter Becherzellzahl auf. Pathogenetisch werden unterschiedliche Faktoren für die Alteration des okulären Oberflächenepithels vermutet. Diese schließen Veränderungen durch den verminderten Tränenfilm, einen Mangel an Wachstumsfaktoren für die epitheliale Differenzierung im Tränenfilm und primär inflammatorische Veränderungen der Bindehaut ein. Immunhistologisch können T-Zell-Infiltration mit Expression von HLA-Klasse-II-Antigenen, Zelladhäsionsmolekülen (v.a. ICAM-1) und ein verändertes Muster der Zytokinexpression (erhöhtes IL-6) belegt werden, die als klinische Verlaufsparameter verwendet wurden [6]. Nichtinvasiv lässt sich mittels konfokaler Mikroskopie Metaplasie und Becherzellverlust im Bindehautepithel darstellen [21]. Ebenfalls auffällig ist bei dieser Untersuchungstechnik die oft deutlich verminderte Dichte der kornealen Innervation. Sie wird mit der oft gering ausgeprägten Beschwerdesymptomatik der Patienten in Verbindung gebracht.

10.6. Prognose und Operationsrisiken

Die Prognose des Sjögren-Syndroms ist insgesamt günstig. Gemäß einer kürzlich erschienenen Meta-Analyse zu pSS besteht diesbezüglich eine mit der Normalbevölkerung vergleichbare Lebenserwartung [35]. Kardiovaskuläre Erkrankungen, Infektionen, solide Tumore und Lymphome machen die häufigsten Todesursachen aus. Die Lebensqualität ist jedoch durch die vielfältigen Manifestationen der Grunderkrankung eingeschränkt. Im Falle des sSS wird die Morbidität und Mortalität in der Regel durch die Grunderkrankung bestimmt.

Patienten mit einem Sjögren-Syndrom haben ein erhöhtes Operationsrisiko durch die Gefahr postoperativer Hornhautepitheldefekte. Dies erklärt sich durch den überwiegend fortschreitenden Krankheitsverlauf mit zunehmender Oberflächenproblematik des Auges. Zudem besteht ein allgemein erhöhtes Operationsrisiko durch vermehrte postoperative Atelektasen und Pneumonien auf Grund der krankheitsbedingten Mukostase.

Literatur

1. Anaya JM, Restrepo-Jiménez P, Rodríguez Y et al. (2019) Sjögren's Syndrome and Autoimmune Thyroid Disease: Two Sides of the Same Coin. Clin Rev Allergy Immunol 56:362-374

2. Anonymous (2007) Methodologies to diagnose and monitor dry eye disease: report of the Diagnostic Methodology Subcommittee of the International Dry Eye WorkShop (2007). Ocul Surf 5:108-152

3. Anonymous (2007) Research in dry eye: report of the Research Subcommittee of the International Dry Eye WorkShop (2007). Ocul Surf 5:179-193

4. Bave U, Nordmark G, Lovgren T et al. (2005) Activation of the type I interferon system in primary Sjogren's syndrome: a possible etiopathogenic mechanism. Arthritis Rheum 52:1185-1195

5. Berkowitz AL, Samuels MA (2014) The neurology of Sjogren's syndrome and the rheumatology of peripheral neuropathy and myelitis. Pract Neurol 14:14-22

6. Bjordal O, Norheim KB, Rødahl E et al. (2020) Primary Sjögren's syndrome and the eye. Surv Ophthalmol 65:119-132

7. Brito-Zeron P, Izmirly PM, Ramos-Casals M et al. (2015) The clinical spectrum of autoimmune congenital heart block. Nat Rev Rheumatol 11:301-312

8. Brito-Zeron P, Kostov B, Fraile G et al. (2017) Characterization and risk estimate of cancer in patients with primary Sjogren syndrome. J Hematol Oncol 10:90

9. Brito-Zerón P, Theander E, Baldini C et al. (2016) Early diagnosis of primary Sjögren's syndrome: EULAR-SS task force clinical recommendations. Expert Rev Clin Immunol 12:137-156

10. Brito-Zeron P, Theander E, Baldini C et al. (2016) Early diagnosis of primary Sjogren's syndrome: EULAR-SS task force clinical recommendations. Expert Rev Clin Immunol 12:137-156

11. Chen X, Utheim ØA, Xiao J et al. (2017) Meibomian gland features in a Norwegian cohort of patients with primary Sjögren´s syndrome. PloS one 12:e0184284-e0184284

12. Cruz-Tapias P, Rojas-Villarraga A, Maier-Moore S et al. (2012) HLA and Sjogren's syndrome susceptibility. A meta-analysis of worldwide studies. Autoimmun Rev 11:281-287

13. Daniels TE, Cox D, Shiboski CH et al. (2011) Associations between salivary gland histopathologic diagnoses and phenotypic features of Sjogren's syndrome among 1,726 registry participants. Arthritis Rheum 63:2021-2030

14. Evans R, Zdebik A, Ciurtin C et al. (2015) Renal involvement in primary Sjögren's syndrome. Rheumatology (Oxford) 54:1541-1548

15. Flament T, Bigot A, Chaigne B et al. (2016) Pulmonary manifestations of Sjögren's syndrome. Eur Respir Rev 25:110-123

16. Fox PC, Bowman SJ, Segal B et al. (2008) Oral involvement in primary Sjögren syndrome. J Am Dent Assoc 139:1592-1601

17. Garcia DM, Reis De Oliveira F, Módulo CM et al. (2018) Is Sjögren's syndrome dry eye similar to dry eye caused by other etiologies? Discriminating different diseases by dry eye tests. PLoS One 13:e0208420

18. Hall JC, Baer AN, Shah AA et al. (2015) Molecular Subsetting of Interferon Pathways in Sjögren's Syndrome. Arthritis & Rheumatology 67:2437–2446

19. Harms L, Hiepe F (2012) [Neurological manifestations in connective tissue disease]. Z Rheumatol 71:564-571

20. Jousse-Joulin S, Gatineau F, Baldini C et al. (2020) Weight of salivary gland ultrasonography compared to other items of the 2016 ACR/EULAR classification criteria for Primary Sjögren's syndrome. J Intern Med 287:180-188

21. Lee OL, Tepelus TC, Huang J et al. (2018) Evaluation of the corneal epithelium in non-Sjögren's and Sjögren's dry eyes: an in vivo confocal microscopy study using HRT III RCM. BMC Ophthalmol 18:309

22. Machado MaC, Silva JaF, Garcia EA et al. (2017) Ultrasound parameters of normal lacrimal sac and chronic dacryocystitis. Arq Bras Oftalmol 80:172-175

23. Mathews SA, Kurien BT, Scofield RH (2008) Oral manifestations of Sjögren's syndrome. J Dent Res 87:308-318

24. Mavragani CP, Crow MK (2010) Activation of the type I interferon pathway in primary Sjogren's syndrome. J Autoimmun 35:225-231

25. Moutsopoulos HM (1994) Sjögren's Syndrome: Autoimmune Epithelitis. Clinical Immunology and Immunopathology 72:162-165

26. Nichols KK, Mitchell GL, Zadnik K (2004) The Repeatability of Clinical Measurements of Dry Eye. Cornea 23:272-285

27. Patel R, Shahane A (2014) The epidemiology of Sjogren's syndrome. Clin Epidemiol 6:247-255

28. Qin B, Wang J, Yang Z et al. (2015) Epidemiology of primary Sjögren's syndrome: a systematic review and meta-analysis. Ann Rheum Dis 74:1983-1989

29. Ramos-Casals M, Brito-Zerón P, Solans R et al. (2014) Systemic involvement in primary Sjogren's syndrome evaluated by the EULAR-SS disease activity index: analysis of 921 Spanish patients (GEAS-SS Registry). Rheumatology (Oxford) 53:321-331

30. Reed JH, Jackson MW, Gordon TP (2008) B cell apotopes of the 60-kDa Ro/SSA and La/SSB autoantigens. J Autoimmun 31:263-267

31. Reksten TR, Lessard CJ, Sivils KL (2016) Genetics in Sjogren Syndrome. Rheum Dis Clin North Am 42:435-447

32. Rischmueller M, Tieu J, Lester S (2016) Primary Sjogren's syndrome. Best Pract Res Clin Rheumatol 30:189-220

33. Rose-Nussbaumer J, Lietman TM, Shiboski CH et al. (2015) Inter-grader Agreement of the Ocular Staining Score in the Sjögren's International Clinical Collaborative Alliance (SICCA) Registry. American Journal of Ophthalmology 160:1150-1153.e1153

34. Shiboski CH, Shiboski SC, Seror R et al. (2017) 2016 American College of Rheumatology/European League Against Rheumatism Classification Criteria for Primary Sjogren's Syndrome: A Consensus and Data-Driven Me-

thodology Involving Three International Patient Cohorts. Arthritis Rheumatol 69:35-45

35. Singh AG, Singh S, Matteson EL (2016) Rate, risk factors and causes of mortality in patients with Sjogren's syndrome: a systematic review and meta-analysis of cohort studies. Rheumatology (Oxford) 55:450-460

36. Stefanski AL, Tomiak C, Pleyer U et al. (2017) The Diagnosis and Treatment of Sjogren's Syndrome. Dtsch Arztebl Int 114:354-361

37. Sullivan BD, Crews LA, Messmer EM et al. (2014) Correlations between commonly used objective signs and symptoms for the diagnosis of dry eye disease: clinical implications. Acta Ophthalmologica 92:161-166

38. Theander E, Jonsson R, Sjostrom B et al. (2015) Prediction of Sjogren's Syndrome Years Before Diagnosis and Identification of Patients With Early Onset and Severe Disease Course by Autoantibody Profiling. Arthritis Rheumatol 67:2427-2436

39. Theander E, Vasaitis L, Baecklund E et al. (2011) Lymphoid organisation in labial salivary gland biopsies is a possible predictor for the development of malignant lymphoma in primary Sjogren's syndrome. Ann Rheum Dis 70:1363-1368

40. Tomiak C, Dorner T (2006) [Sjogren's syndrome. Current aspects from a rheumatological point of view]. Z Rheumatol 65:505-517; quiz 518-509

41. Westhoff G, Dörner T, Zink A (2012) Fatigue and depression predict physician visits and work disability in women with primary Sjögren's syndrome: results from a cohort study. Rheumatology (Oxford) 51:262-269

42. Westhoff G, Zink A (2010) [Epidemiology of primary Sjörgren's syndrome]. Z Rheumatol 69:41-49

43. You I-C, Bian F, Volpe EA et al. (2015) Age-Related Conjunctival Disease in the C57BL/6.NOD-Aec1Aec2 Mouse Model of Sjögren Syndrome Develops Independent of Lacrimal Dysfunction. Investigative Ophthalmology & Visual Science 56:2224-2233

11. Iatrogenes Trockenes Auge

Eine Vielzahl von iatrogenen Interventionen kann ein Trockenes Auge verursachen oder verstärken. Der Begriff "iatrogen" beschreibt Krankheitsbilder, die durch ärztliche Maßnahmen unbeabsichtigt ausgelöst oder verschlimmert werden, unabhängig davon, ob sie nach dem Stand der ärztlichen Kunst vermeidbar oder unvermeidbar waren (https://de.wikipedia.org/wiki/Iatrogen). Um das Bewusstsein für das Iatrogene Trockene Auge zu erhöhen, wurde diesem Thema ein eigenes Kapitel im TFOS-*Dry Eye Workshop* II gewidmet. Folgende Klassifikation zur Ätiologie des Iatrogenen Trockenen Auges wurde vorgeschlagen [49]:

1. Medikamente
• systemisch • topisch
2. Kontaktlinsen
3. Ophthalmo-chirurgische Eingriffe
• Refraktive Chirurgie • Keratoplastik • Kataraktchirurgie • Lidchirurgie • andere (Glaukomchirurgie, vitreoretinale Chirurgie, Schieloperationen, intrastromale korneale Ringsegmente...)
4. Nicht-chirurgische ophthalmologische Prozeduren
• Botulinumtoxin • Korneales Crosslinking • Kosmetische Prozeduren • andere indirekte Prozeduren
5. Nicht-ophthalmologische Konditionen
• Graft-versus-Host-Erkrankung • andere

Tab. 11.1: Klassifikation des Iatrogenen Trockenen Auges [49].

11.1. Medikation

11.1.1. Systemische Medikation

Laut epidemiologischen Studien sind bis zu 62 % der Trockenen Augen von älteren Personen auf deren systemische Medikation zurückzuführen [124]. Jedes zusätzlich verabreichte Medikament erhöht das Risiko für ein Trockenes Auge [124]. Dies zeigte sich deutlich ab einer Anzahl von 5 und mehr systemisch angewendeten Präparaten (Polypharmazie) [42].

Die erhöhte Inzidenz des Trockenen Auges im Alter soll auch durch die vermehrte Anwendung von systemischen Medikamenten bedingt sein [149].

Eine Vielzahl von systemischen Medikamenten wird mit dem Auftreten eines Trockenen Auges in Verbindung gebracht.

Kategorie	Subkategorie
• Analgetika	• Antirheumatika • Cannabinoide • Opioide
• Anästhetika	
• Anticholinergika	• Antiarrhythmika • Antihistaminika • Antidepressiva • Parkinson-medikation • Antipsychotika • Spasmolytika • Decongestants
• Antihypertensiva	• Adrenerge Blocker • Diuretika
• Antilepra-Medikation • Antimalaria-Medikation • Chemotherapeutika	
• Anxiolytika	
• Chelator/Calcium-Regulator	
• Pflanzen und Vitamine	
• Hormone	• Anti-Androgene • Östrogen/ Progesteron
• Neurotoxin	
• Sedativa	

Tab. 11.2: Medikamente, die ein Trockenes Auge auslösen oder verschlechtern können [49].

Als gesichert gilt, dass Antihistaminika, Antidepressiva, Anxiolytika und Isotretinoin ein Iatrogenes Trockenes Auge verursachen können. Ein möglicher Zusammenhang wird für systemische Anticholinergika, Diuretika und Betablocker angenommen. Nicht ausreichend beweiskräftig waren die Ergebnisse zur Einnahme von Multivitaminen und oralen Kontrazeptiva [135].

Die Fettlöslichkeit, das Molekulargewicht, die Ladung, die Plasmaproteinbindung und die Gesamtblutkonzentration bestimmen die Verfügbarkeit der systemischen Wirkstoffe am Auge. Die Mechanismen, die durch die systemische Medikation ein Trockenes Auge auslösen können, sind komplex [49].

Ein Trockenes Auge kann sekundär auf Grund einer verringerten Tränen- und Muzinproduktion durch anticholinerge oder adrenerge Wirkung der Medikamente entstehen. Cholinerge Rezeptoren wurden auch in den Meibomdrüsen gefunden, daher kann die Lipidkomponente des Tränenfilms ebenfalls beeinträchtigt sein [72]. Zu den anticholinergen Medikamenten gehören Antidepressiva, Antipsychotika oder Neuroleptika, Anti-Parkinson-Medikation, H1-Antihistaminika, abschwellende (Decongestants) und krampflösende Mittel (Spasmolytika). Zu den adrenergen Medikamenten sind Beta-Blocker und Alpha-Agonisten zu zählen.

Ein veränderter Nerveninput mit reduzierter Reflexsekretion wurde nach Chemotherapeutikagabe, wie z.B. Methotrexat, Mitomycin C und Busulfan beschrieben.

Monoklonale Antikörper, die in der Onkologie als sogenannte Immuno-Checkpoint-Inhibitoren eingesetzt werden, haben zur Mundtrockenheit mit Sialadenitis und Drüsenschädigung sowie Beschwerden des Trockenen Auges geführt [152].

Diverse Medikamente wie Amiodaron, Aspirin, Bisphosphonate, Chloroquin, Ibuprofen und Clofazimin können bei Ausscheidung über die Tränenflüssigkeit direkt die Augenoberfläche irritieren.

Eine Schädigung der Meibomdrüsen wird durch Vitamin-A-Säure, die als Therapie der schweren Akne eingesetzt wird, verursacht [41, 49].

Medikamente wie z.B. Allopurinol, Sulfonamide, Nicht-steroidale-Antiphlogistika (NSAID) vom Oxicam-Typ, Phenobarbital und Phenytoin können ein Stevens-Johnson-Syndrom bzw. eine Toxische Epidermale Nekrolyse triggern [65].

Um ein durch systemische Medikation bedingtes Trockenes Auge zu verbessern, kann das betreffende Medikament nach Rücksprache eventuell abgesetzt bzw. in seiner Dosierung reduziert oder auf eine andere Medikation mit einem alternativen Wirkstoff umgestellt werden. Eine topische Therapie mit Tränenersatzmitteln sollte zusätzlich eingeleitet werden.

11.1.2. Topische Medikation

Bei topischen Ophthalmika sind unterschiedliche Inhaltsstoffe für ein Iatrogenes Trockenes Auge verantwortlich (☞ Tab. 11.3). Aktive Wirkstoffe wie Antiglaukomatosa, Antiallergika, Virustatika, Antibiotika, NSAIDs, Vasokonstriktoren und vor allem Konservierungsstoffe wie Benzalkoniumchlorid (BAC) können ein Trockenes Auge induzieren. Aber auch diverse Hilfsstoffe, die Formulierung der Zubereitung, die Tonizität und der pH-Wert der Ophthalmika können die Verträglichkeit der Präparate reduzieren und ein Trockenes Auge verursachen [49].

Aktive Inhaltstoffe/Wirkstoffe	
Glaukom-medikation	Betablocker Adrenerge Agonisten Carboanhydrasehemmer Cholinergika Prostaglandinanaloga
Antiallergika	Ketotifen, Levocarbastin, Emedastin
Virostatika	Acyclovir, Trifluoridin
Antibiotika	Aminoglykoside, Quinolone…
Decongestants	Naphazolin
Miotika	
Mydriatika/ Cycloplegika	Cyclopentolate, Tropicamid..
Anästhetika	Tetracain..
NSAIDs	Diclofenac, Ketorolac, Bromfenac, Nepafenac…
Konservierungsmittel	
Ammonium-derivate	Benzalkoniumchlorid, Cetrimid
Hilfsstoffe	
Surfactants	Glycerylmonostearat, Poloxamere, Polyethylenglykol, Polysorbat, Tyloxapol…
Antioxidantien	Natriumsulfit, Natriummetabisulfit, Natriumthiosulfat…

Tab. 11.3: Medikamente/Inhaltsstoffe topischer Ophthalmika, die ein Trockenes Auge auslösen oder verschlechtern können, modifiziert nach [49].

Schädigende Wirkung des Konservierungsmittel Benzalkoniumchlorid an der Augenoberfläche

Viele in-vitro- und in-vivo-Untersuchungen konnten die schwerwiegenden toxischen und proinflammatorischen Effekte von Benzalkoniumchlorid (BAC) auf die Augenoberfläche zeigen. Diese schädigende Wirkung ist bereits in sehr niedrigen Konzentrationen von 0,005 % nachweisbar. Die am häufigsten eingesetzte Konzentration in Augentropfen beträgt 0,01 %.

Da die Halbwertszeit von BAC im Hornhaut- und Bindehautepithel 20 Stunden beträgt, entsteht eine Akkumulation der negativen Wirkung über die Zeit [20].

BAC hat reinigende, tensioaktive Eigenschaften und löst daher die Lipidschicht des Tränenfilms auf. Die Folgen sind eine vermehrte Verdunstung mit Hyperosmolarität der Tränenflüssigkeit sowie eine Instabilität des Tränenfilms.

Eine Reduktion der Becherzelldichte und der Expression von MUC1, MUC16 wurde schon nach kurzer Zeit nachgewiesen [27, 57].

BAC schädigt die Zellen und die Zellverbindungen der Augenoberfläche direkt und führt zu einer Disruption der *Tight Junctions* im Epithelverband mit erhöhter Permeabilität. Außerdem kommt es durch BAC zu einem Anstieg diverser Entzündungsmarker (Zytokine, Chemokine und HLA-DR) und zu oxidativem Stress [13, 101]. Die Intensität der Entzündungsreaktion korrelierte dabei mit der Zahl und Anwendungsdauer der verwendeten mit BAC konservierten Antiglaukomatosa [12]. Eine Zunahme der Apoptose, ein erhöhter Zellumsatz des Hornhautepithels sowie vermehrte Vernarbungsprozesse wurden ebenfalls nachgewiesen [13, 101].

Es kommt auch zu einer Schädigung der Meibomdrüsen mit deutlich reduzierten und dilatierten Acini und Drop-out sowie interstitiell vermehrt nachweisbaren Entzündungszellen [98].

In weiteren Studien zeigte sich auch eine neurotoxische Wirkung von BAC. Die Anzahl, Länge und Dichte der Nerven des subbasalen Nervenplexus der Hornhaut waren bei Patienten mit Glaukom, die mit konservierten Antiglaukomatosa therapiert worden waren, reduziert, Auftreibungen (Beads) und Schlängelung (Tortuositas) der Nerven hingegen vermehrt [97, 121].

Die Schädigung der kornealen Nerven geht auch mit einer Verringerung der Hornhautsensibilität einher, die mit der Anzahl der konservierten Präparate signifikant korreliert ist [148]. Daher ist es erklärbar, dass sich nicht alle Patienten über eine entsprechende Symptomatik beklagen.

Insgesamt erhöht sich aber die Intensität der subjektiven okulären Beschwerden mit der Anzahl der angewendeten konservierten Glaukommedikation und dies hat einen negativen Einfluss auf die Behandlungs-Compliance und die Lebensqualität [158]. Außerdem wurde festgestellt, dass die auftretenden negativen Folgen an der Augenoberfläche durch die konservierten Glaukompräparate das chirurgische Ergebnis der Glaukomoperation und auch die Augendruck-Kontrolle verschlechterte [11].

Vermeidung eines durch topische Medikamente bedingten Iatrogenen Trockenen Auges

Werden topische Medikamente, die Konservierungsmittel enthalten, als Auslöser eines Iatrogenen Trockenen Auges vermutet, so sollte zunächst auf konservierungsmittelfreie Präparate umgestellt werden (Subtraktionsstrategie). Viele sogenannte Switchstudien belegen bei Glaukompatienten eindrücklich eine Verbesserung der subjektiven Beschwerden und der klinischen Zeichen eines Trockenen Auges nach Umstellung von konservierter auf unkonservierte Glaukomtherapie [49].

Auch beim Trockenen Auge konnte eine signifikante Verbesserung von subjektiven Symptomen als auch der Schädigung der Hornhaut nach Wechsel auf unkonservierte Tränenersatzmitteltherapie gezeigt werden [108]. In einer Studie von Jee et al. ließen sich zusätzlich zu den verbesserten klinischen Zeichen ein signifikant höherer Gehalt an Antioxidantien sowie ein signifikant reduzierter Zytokingehalt in der Tränenflüssigkeit bei Trockenen-Augen-Patientinnen und -Patienten mit unkonservierter versus konservierter Therapie nachweisen [68].

Daher wird empfohlen, konservierungsmittelfreie Augentropfen einzusetzen. RisikopatientInnen mit bereits vorgeschädigter Augenoberfläche wie bei Trockenem Auge, Blepharitis, Allergie, Glaukom und nach ophthalmo-chirurgischen Eingriffen profitieren davon besonders [49, 143].

11.2. Kontaktlinsen

Das Tragen von Kontaktlinsen kann ein Trockenes Auge entweder auslösen *(contact-lens induced dry eye – CLIDE)* oder damit assoziiert sein *(contact-lens associated dry eye – CLADE)*, wenn es vor dem Tragen der Kontaktlinsen bereits vorhanden war und durch das Tragen der Linsen verstärkt wird [110]. Ein kontaktlinsenassoziierter okulärer Dyskomfort wird von bis zu 79 % der Kontaktlinsenträger, vor allem am Ende des Tages, angegeben [14]. Diese Beschwerden sind der Hauptgrund für Kontaktlinsenunverträglichkeit, die langfristig zum Ausstieg aus der Kontaktlinsen-Anwendung führen [49, 110, 117].

Kontaktlinsen sind in verschiedenen epidemiologischen Studien als eindeutiger Risikofaktor für ein Trockenes Auge identifiziert worden, wobei vor allem Personen unter 40 Jahren davon betroffen sind [149].

Die zugrundeliegende Pathogenese ist multifaktoriell (☞ Abb. 11.1). Beim Einbringen der Kontaktlinse teilt diese den Tränenfilm in 2 Abschnitte, mit ausgedehnten biophysikalischen und biochemischen Veränderungen. Der Tränenfilm vor und hinter der Kontaktlinse verdünnt sich, es kommt zur Tränenfilminstabilität mit vermehrter Verdunstung der Tränenflüssigkeit. Die Muzinschichte und die Becherzelldichte verändern sich. Es kommt zur verstärkten Reibung der Kontaktlinse mit der Augenoberfläche und mit dem Lidrand, zu entzündlichen Veränderungen und Schädigung des Epithels [49, 82]. Kontaktlinsenträger blinzeln häufiger inkomplett und weisen auch pathologische Veränderungen der Meibomdrüsen auf [1, 7]. Auch eine Alteration der Hornhaut-Nerven wird diskutiert. Dendritische Zellen der Hornhaut werden durch das Tragen von Kontaktlinsen aktiviert und gehen mit einer Reduktion des subbasalen Nervenplexus einher [95].

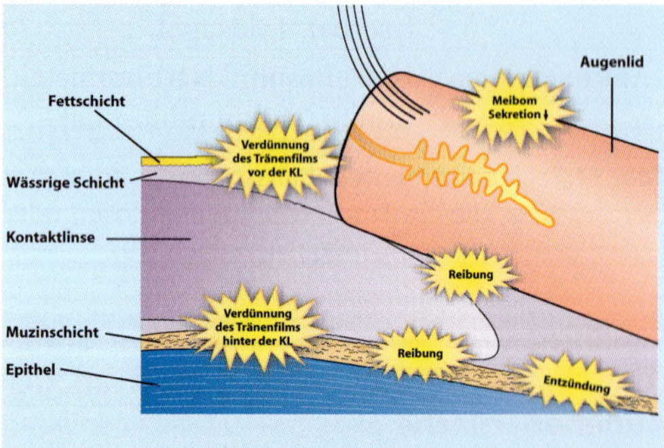

Abb. 11.1: Einfluss der Kontaktlinse auf den Tränenfilm und die Augenoberfläche [82].

Die therapeutischen Ansätze zur Verbesserung des Trockenen Auges bei Kontaktlinsenträgern bestehen vor allem darin, die Kontaktlinsen entsprechend der Ansprüche individuell optimal auszuwählen (Wassergehalt, Stabilität, Dicke, Randgestaltung, Benetzbarkeit..) und die Anpassung, Tragedauer sowie die Reinigungs- und Desinfektionssysteme zu überprüfen [118].

Konservierungsmittelfreie Tränenersatzmittel mit zusätzlicher Supplementierung von Lipiden, eine regelmäßige Lidrandhygiene sowie Punktum Plugs können den Tragekomfort verbessern [77]. Die entzündlichen Veränderungen sind topisch mit Ciclosporin A, Steroiden und/oder Azithromycin therapierbar. Auch die Zufuhr von Omega-3-Fettsäuren und Lifestyle-Änderungen wie z.B. Reduktion der Bildschirmzeit können sich als hilfreich erweisen [36, 62].

11.3. Augenchirurgische Eingriffe

Die Tränenfunktion und die Augenoberfläche sind nach ophthalmo-chirurgischen Eingriffen oft beeinträchtigt. Diese Veränderungen können zu Beschwerden und Zeichen des Trockenen Auges führen. Diese Form des Iatrogenen Trockenen Auges wird häufig nach refraktiver Chirurgie, Keratoplastik und nach Kataraktoperationen beobachtet, kann aber auch nach Lid- sowie Glaukomchirurgie und auch nach Netzhaut- und Glaskörperchirurgie auftreten [49]. Dies ist nicht überraschend, da alle diese Eingriffe von der Augenoberfläche ausgehen, dennoch ist das Risiko für ein Trockenes Auge dabei höher, als bisher angenommen wurde [149].

11.3.1. Refraktive Chirurgie

Ein Trockenes Auge stellt die häufigste Komplikation nach Laser in situ Keratomileusis (LASIK) dar [129]. Bis zu 95 % der Patienten geben Beschwerden des Trockenen Auges einen Tag nach dem refraktiven Eingriff an [157]. Das Trockene Auge nach LASIK trat eine Woche nach dem Eingriff bei 50-85 % der PatientInnen auf und bei 40-59 % nach einem Monat [31, 128, 157]. Nach 6 Monaten war noch bei 20-40 % ein Trockenes Auge vorhanden [21, 128, 145] und nach einem Jahr konnte noch bei 0,8 % ein mittlerweile chronisches Trockenes Auge nachgewiesen werden [16]. Dies stellt in Anbetracht der Häufigkeit des Eingriffes – im Jahr 2009 haben sich weltweit 28 Millionen Menschen einer LASIK unterzogen – eine deutliche Einschränkung dieser jungen und aktiven Population dar und geht mit negativen Auswirkungen auf die Lebensqualität und hohen sozioökonomischen Kosten einher [5, 147].

Der wichtigste, dem Verfahren inhärente, pathogenetische Mechanismus beim Trockenen Auge nach LASIK ist die Schädigung der kornealen Innervation durch die Bildung des kornealen Flaps (☞ Abb. 11.2). Dabei werden der dichte subbasale Nervenplexus und die stromalen Hornhaut-Nerven zerstört. Es kommt zur Regeneration der Nerven, jedoch ist noch nach Jahren die subbasale Nervendichte reduziert [104]. Die Nerven sind dünner, vermehrt gekrümmt und weisen eine abnormale Verzweigung auf [134].

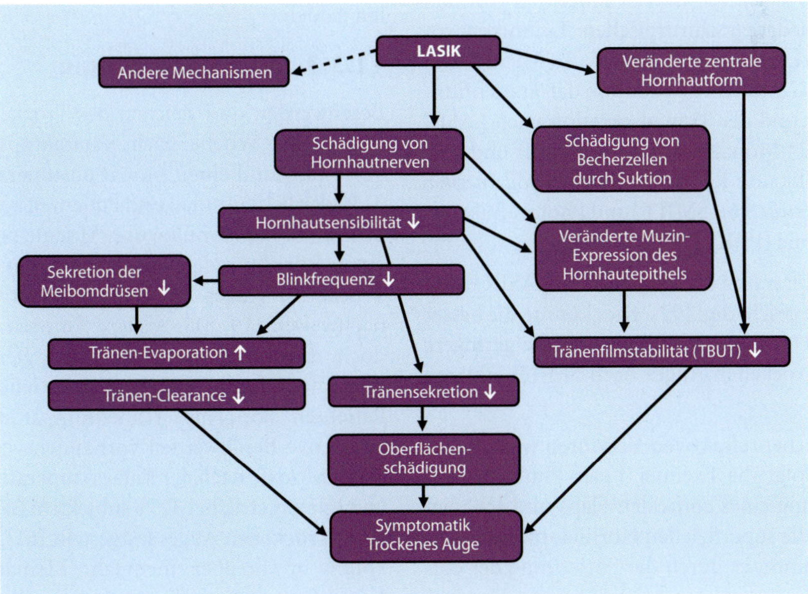

Abb. 11.2: Mechanismen für ein Trockenes Auge nach LASIK [146].

Die Durchtrennung bzw. Schädigung kornealer Nerven führt zur neurotrophen Keratopathie, die mit einer Herabsetzung der Hornhaut-Sensibilität, einem verminderten Lidschlag sowie einer Unterbrechung des Reflexbogens zwischen Hornhaut und Tränendrüsen einhergeht. Eine Reduktion der Tränensekretion und auch der Freisetzung von Lipiden aus den Meibomdrüsen ist die Folge [26, 49].

Von den Hornhautnerven werden zahlreichen Neuromediatoren (Substanz P, Neurokinin A, CGRP) gebildet, die eine wichtige trophische Funktion für die Epithelzellen und die Keratozyten besitzen. Durch die korneale Denervierung mit Verlust dieser neurotrophen Faktoren kommt es zum veränderten Metabolismus der Epithelzellen mit verzögerter Wundheilung und die Hornhaut wird vulnerabler für Verletzungen, Austrocknung und Infektionen.

Andere Faktoren für ein postrefraktives Trockenes Auge sind die Schädigung der Becherzellen durch den Ansaugring und die veränderte postoperative korneale Kurvatur, die zu einer abnormen Tränenfilmverteilung und Reduktion der Tränenfilmstabilität mit erhöhter Verdunstung des Tränenfilms sowie Hyperosmolarität und Augenoberflächenschädigung führen können [146].

Die unterschiedliche Inzidenz des Trockenen Auges nach diversen refraktiven Eingriffen wird auf die verschiedenen chirurgischen Techniken zurückgeführt. Eine rezent publizierte Metaanalyse ergab eine signifikante Reduktion der Tränenfilmaufreißzeit und der Tränensekretion nach LASIK 6, 12 und 24 Monate nach dem Eingriff und eine nicht signifikante Reduktion nach *Small Incision Lenticule Extraction* (SMILE)und Photorefraktiver Keratektomie (PRK) [123].

Nach SMILE waren im Vergleich zur LASIK weniger Nerven geschädigt [92]. Dies könnte die besser erhaltene Hornhautsensibilität und die geringere Rate des Trockenen Auges nach SMILE erklären [126].

Bei oberflächenrefraktiven Verfahren wie z.B. der LASEK erfolgt die Excimer Laser Photoablation ohne Bildung eines cornealen Flaps und schädigt daher nur die superfiziellen Hornhautnerven. Außerdem kommt es durch die Entfernung der epithelialen Basalmembran bei LASEK zur Upregulierung von Neurotrophem Wachstumsfaktor (NGF). Im Vergleich zur LASEK-Gruppe zeigte die SMILE-Gruppe eine niedrigere Hornhautsensibilität nach einem Monat und höhere OSDI-Werte, niedrigere Schirmer-Werte und eine schlechtere Meibomqualität 6 Monate nach dem chirurgischen Eingriff [26].

11.3.2. Keratoplastik

Epithelveränderungen finden sich in der frühen Phase nach perforierender Keratoplastik (PKP) mit superfizieller Keratitis punctata in 63 %, Epitheldefekten in 75 % und Filamentbildung in 14 % [39]. Ein vorbestehendes Trockenes Auge und eine Blepharitis sind bekannte Risikofaktoren für Epithelkomplikationen nach PKP. Die PKP führt zur reduzierten Hornhaut-Sensibilität, die nach 12 Monaten annähernd die Ausgangswerte erreicht, obwohl keine subbasalen Nerven nachgewiesen werden konnten. Die Tränenfilmaufreißzeit war signifikant kürzer nach 3 und 12 Monaten [30]. In einer Studie mit 151 PatientInnen nach PKP konnte bei 34 eine Meibomdrüsendysfunktion (MGD), bei 16 eine Kombination von MGD und Tränenmangel und bei 23 ein isolierter Tränenmangel festgestellt werden [127].

Nach lamellärer Keratoplastik bei Keratokonus verschlechterten sich postoperativ die Tränenfilmaufreißzeit und die Hornhautanfärbung deutlich [60]. Größere epidemiologische Studien dazu fehlen jedoch.

11.3.3. Kataraktchirurgie

Beschwerden und Zeichen des Trockenen Auges traten eine Woche nach Kataraktoperation bei 42 % [63] und einen Monat postoperativ bei 15-31 % der Patientinnen und Patienten auf [63, 103]. Einige Studien konnten drei Monate postoperativ einen Rückgang der Zeichen und Symptome des Trockenen Auges auf die präoperativen Werte nachweisen [19, 81]. Andere Autoren zeigten jedoch, dass postoperativ nach dem gleichen Zeitraum noch bei 27-100 % aller Patientinnen und Patienten abnorme Tränenfilmparameter und subjektive Beschwerden vorhanden waren [107]. Sechs Monate nach der Kataraktoperation wurden von Iglesias et al. bei 32 % subjektive Beschwerden eines Trockenen Auges festgestellt [61]. Bei einem Follow-up von über einem Jahr (Median 4,4 Jahre, 1-20 Jahre) nach unkomplizierter unilateraler Kataraktoperation war die Tränenfilmaufreißzeit und die Hornhautstippung noch immer signifikant schlechter bei den pseudophaken im Vergleich zu den phaken Augen [53].

Bei Femtolaser-assistierter Kataraktoperation (FLACS) war das Trockene Auge einen Tag und eine Woche postoperativ häufiger vorhanden als nach konventioneller Kataraktoperation. Nach drei Monaten konnte kein Unterschied zwischen den beiden Methoden festgestellt werden [125].

Mechanismen für ein Trockenes Auge nach Kataraktoperation

Die pathophysiologischen Mechanismen für ein Trockenes Auge nach Kataraktoperation sind komplex und multifaktoriell bedingt [49, 107].

Die Applikation von Augentropfen, die prä-, intra- oder postoperativ verabreicht werden, wie erweiternde, anästhesierende, desinfizierende (Povidon-Iod), entzündungshemmende und antibiotische Augentropfen, besonders wenn sie Konservierungsmittel enthalten, spielen eine nicht zu unterschätzende Rolle [154].

Das mechanische Trauma durch den chirurgischen Eingriff inkludiert die Inzisionen, den Lidsperrer und bei FLACS den Ansaugring.

Die Inzisionen führen zur Nervenschädigung, reduzierter Hornhautsensibilität sowie Neuroinflammation, wobei die reduzierte Hornhaut-Sensibilität von der Inzisionsgröße abhängig war und nach durchschnittlich 1-3 Monaten wieder zum Ausgangswert zurückkehrte [111].

Die Gewebedestruktion per se durch die Inzisionen geht mit einer Erhöhung entzündlicher Zytokine einher. Das Operationstrauma der Kataraktoperation bedingt eine gesteigerte Produktion und Ausschüttung von inflammatorischen Zytokinen, proteolytischen Enzymen, freien Radikalen und Prostaglandinen, die zu einer postoperativen Entzündungsreaktion der Augenoberfläche und in weiterer Folge zu längerfristiger Tränenfilminstabilität beitragen können [43]. Als Folge dieser postoperativen Entzündungsreaktion zeigte sich in mehreren Studien eine deutlich verringerte Dichte der konjunktivalen Becherzellen nach unkomplizierter Kataraktoperation, die auch nach 3-monatiger Beobachtungszeit den Ausgangswert nicht erreichte [94].

Der Lidsperrer exponiert die Augenoberfläche, kann den M. orbicularis oculi schädigen und zu einer verstärkten Vaskularisation der Lidkanten mit Verstärkung einer Meibomdrüsendysfunktion führen [52].

Der Ansaugring bei FLACS schädigt die Becherzellen der Bindehaut und eventuell auch die kornealen Stammzellen [125].

Die Lichtexposition des Operationsmikroskops und die benötigte Energie während der Phakoemulsifikation führen zu phototoxischen Effekten durch die vermehrte Bildung freier Radikale [24].

Im Bereich der Inzisionen kommt es zur Irregularität der Oberfläche und Veränderungen der Hornhautkurvatur, die den Tränenfilm destabilisieren. Beim “grooved”-Schnitt – zuerst kurze vertikale Inzision, dann horizontal in die Tiefe bis zur Vorderkammer – waren die Beschwerden stärker ausgeprägt als bei einem “single-plain”-Schnitt – gerade in die Vorderkammer [24].

Es wird auch diskutiert, dass eine Zunahme der Blaulichtexposition nach Kataraktoperation bei Pseudophakie durch die erhöhte Photorezeption der photosensitiven retinalen Ganglionzellen neurale Kreisläufe aktivieren könnte, die die Hornhautsensibilität negativ beeinflussen [53].

11.3.4. Lidchirurgie

Lidchirurgische Eingriffe, wie Blepharoplastik, Blepharoptosis, Korrektur und Rekonstruktion des lateralen Kanthus (Kanthoplastik) mit einer Vielzahl an verschiedenen Techniken, werden sehr häufig weltweit durchgeführt, bei funktionellen Indikationen, um z.B. das Gesichtsfeld zu verbessern, aber vor allem aus kosmetischen Gründen, um die periorbitale Region zu verjüngen. Die Exzision von Tumoren (Keilexzision) und Rekonstruktion von Liddefekten (Hughes-Plastik) stellen weitere wichtige Indikationen für lidchirurgische Eingriffe dar.

Die enge Interaktion zwischen Augenlid/Tränenfilm/Augenoberfläche macht die Benetzung anfällig für die durch chirurgische Eingriffe bedingten Veränderungen der komplexen anatomischen Struktur und Funktion des Augenlides [49]. Lidchirurgie kann ein Trockenes Auge auslösen oder vorbestehende Symptome verschlechtern, was häufig auftritt, jedoch unterdiagnostiziert ist [49].

Symptome des Trockenen Auges treten nach Blepharoplastik bei bis zu 26,5 % der im Mittel 53 Jahre alten Patienten auf, wobei diese noch bis zu 26

Monate nach dem chirurgischen Eingriff angegeben wurden [116]. Bei jungen asiatischen Frauen waren nach kosmetischer Blepharoplastik mit Eröffnung des Septums und Fettkorrektur Beschwerden des Trockenen Auges – ermittelt mittels OSDI – bei 12,5 % nach einer Woche, bei 32,5 % nach einem Monat und bei 16,67 % nach 3 Monaten vorhanden [156].

Wenn bei Blepharoplastik auch eine Resektion des M. orbicularis oculi erfolgte, trat ein schwacher bzw. träger Lidschluss, ein Lagophthalmus und ein Trockenes Auge signifikant häufiger auf als bei alleiniger Hautresektion [78]. Wenn das Ober- und Unterlid gleichzeitig operiert werden, ist die Wahrscheinlichkeit für ein Trockenes Auge ebenfalls erhöht [116]. Diese Daten klinischer Studien wurden durch Patientenbefragungen 11 Monate nach Blepharoplastik bestätigt, die in 35 % der Fälle über Symptome des Trockenen Auges berichteten [79].

Nach Ptosischirurgie (Frontalisschlinge, Levatorfaltung/resektion) konnte bei einem Follow-up von 6 Monaten eine reduzierte Tränensekretion und Tränenfilmstabilität beobachtet werden [9, 153].

Die kosmetische laterale Kanthoplastik wird vor allem bei Asiatinnen durchgeführt, um die Lidspalte zu erweitern. Dies kann zum Trockenen Auge und durch Schädigung der Tränendrüsenausführungsgänge auch zur Fistelbildung führen [90].

Die Hughes-Plastik nach Exzision von großen Lidtumoren erbringt gute funktionelle und ästhetische Ergebnisse. Es kommt aber nach dem Eingriff zum signifikanten Verlust der Meibomdrüsen, zu Lidrandabnormitäten und zur Zunahme der Hornhautschädigung im operierten im Vergleich zum kontralateralen Auge [80].

Mechanismen für Tränenfilm/Augenoberflächen-Veränderungen

Die pathophysiologischen Mechanismen, die bei lidchirurgischen Eingriffen zum Trockenen Auge führen, sind multifaktoriell und im Besonderen durch Veränderungen der hydrodynamischen Faktoren Lidschluss und Blinkmechanismus bedingt.

Lidchirurgische Eingriffe können zum inkompletten Lidschluss (Lagophthalmus, Chemose) oder zu einer veränderten Lidposition (Unterlidretraktion, Ektropium, Dehiszenz des lateralen Kanthus) mit Exposition und vermehrter Verdunstung der Tränenflüssigkeit und damit zur Austrocknung der Augenoberfläche, speziell bei fehlendem Bell-Phänomen, führen [49]. Nach Blepharoplastik mit Resektion des M. orbicularis oculi wurde ein verlangsamter Lidschluss, ein inkompletter Blinkreflex und eine reduzierte Blinkrate beobachtet [78]. Die Ptosischirurgie vergrößert die Lidspalte und verändert die Lidexkursionen beim Blinzeln. Die Veränderung des Blinkmechanismus führt zur reduzierten Freisetzung von Meibomdrüsensekret und zur mangelhaften mechanischen Verteilung des Tränenfilms und daher zur erhöhten Reibung an der Augenoberfläche. Zusätzlich ist der Tränenabtransport verzögert, mit Zunahme der Akkumulation von Debris und Entzündungsmediatoren im Tränenfilm [49].

11.3.5. Weitere chirurgische Eingriffe

Bindehautchirurgie

Bindehautchirurgische Eingriffe, speziell bei Entfernung z.B. bei Augenoberflächentumoren, können ein Iatrogenes Trockenes Auge auslösen [49].

Glaukomchirurgie

Glaukomchirurgische Eingriffe sind mit einem erhöhten Risiko für Tränenfilmveränderungen und Augenoberflächenschädigung sowie Stammzelldefizienz assoziiert [49]. Nach Diodenlaser-Zyklophotokoagulation ist eine neurotrophe Keratopathie mit einer signifikanten Verringerung von kornealen Nervenfaserbündeln beschrieben worden [40]. NachTrabekulektomie ist ein Trockenes Auge mit einer verringerten Tränenfilmaufreißzeit und einer verstärkten Anfärbbarkeit der Hornhaut mit entsprechender subjektiver Symptomatik häufig [70]. Die Beschwerden sind umso ausgeprägter, je höher das Filterkissen ist. Die Verwendung von Mitomycin C und 5-Fluoruracil scheint hierbei eine besondere Rolle zu spielen [88]. Diese intraoperativen Risiken werden bei Glaukompatienten noch kompliziert durch die weiterführende Therapie mit topischen konservierten Antiglaukomatosa.

Vitreoretinale Chirurgie

Nach vitreoretinaler Chirurgie traten Beschwerden des Trockenen Auges in 63 % der Patienten mit reduzierter Tränenfilmaufreißzeit, aber normalem Tränenvolumen auf. Veränderungen der Augenoberfläche inkludierten eine Stratifizierung des Bindehautepithels und eine Abnahme von MUC5AC-positiven Becherzellen [56].

Besonders Diabetiker sind oft vom Trockenen Auge betroffen und entwickeln häufiger nach operativen Eingriffen wie der Vitrektomie eine verzögerte Wundheilung des Epithels.

In den letzten Jahren hat sich die Pars-plana-Vitrektomie durch die Entwicklung von Kleinschnittsystemen revolutioniert. Bei der Trokar-geführten Vitrektomie werden sehr kleine, selbstverschließende Zugänge geschaffen. Diese Technik verursacht durch das geringere Trauma der Bindehaut weniger häufig Beschwerden des Trockenen Auges. In der Studie von Mani et al. traten nach Mikroinzisions-Vitrektomie keine subjektiven Beschwerden auf, dennoch kam es zu einer Reduktion der Becherzellen, zu einer Veränderung der Muzine und Erhöhung der Zytokine im Tränenfilm [96].

Strabismus-Chirurgie

Bei der Strabismus-Chirurgie, können postoperative Komplikationen wie sklerale Dehydratation, Nekrose und Dellen-Bildung zum Trockenen Auge und Augenoberflächenschädigung führen [49]. Die limbale Inzision im Vergleich zum fornikalen Zugang führte zu höheren OSDI-Werten und reduzierten TBUT-Werten [93]. Durch die limbalen Inzisionen kann es zu kornealer Denervierung kommen, die chirurgische Manipulation führt zu erhöhten entzündlichen Faktoren im Tränenfilm, die topische Therapie mit Konservierungsmittel postoperativ wirkt toxisch [49].

Intrastromale Ringsegmente

PMMA-Ringsegmente werden in das periphere Stroma zur Behandlung von Myopie, Keratokonus und bei Ektasie nach LASIK eingesetzt. Kessler et al. konnten nur ein vorübergehendes Trockenes Auge mit Erholung des Tränenfilms innerhalb einer Woche nach der Chirurgie feststellen [76].

Mechanismen

Ursachen des Iatrogenen Trockenen Auges nach den genannten weiteren ophthalmo-chirurgischen Eingriffen sind die Disruption der normalen Architektur oder der Funktionen der Bindehaut, Lider, Hornhaut und des Limbus.

Mikro-traumatische Verletzungen resultieren in einer Irregularität der Bindehaut, Dysästhesie kann durch ein zu großes Sickerkissen auftreten und Dellenbildung nach Trabekulektomie oder Strabismus-Chirurgie sind möglich. Die chirurgische Manipulation führt zur Reduktion der Becherzell-Dichte, zum Verlust der normalen Homöostase der Epithelzellen, zur Limbusstammzelldefizienz und auch zur Veränderung der Lider bei Verwendung eines Lidsperrers, Denervierung der Hornhaut und Hochregulierung der MMP-Expression. Im Speziellen beeinflussen die limbalen Inzisionen im Bereich des nasalen und temporalen Quadranten und die Verwendung der topischen Antimetaboliten (MMC und 5-FU) die aktive Replikation von korneoskleralen limbalen Zellen.

Entzündliche Vorgänge in der Bindehaut sind die Antwort auf die chirurgische Manipulation sowie auf die Exposition mit anti-fibrotischen und toxischen Medikamenten, wie topische Anästhetika, topische NSAIDs, Glaukommedikation und Povidon-Iod [49].

> Die prä- und postoperative Gesundheit der Augenoberfläche ist ausschlaggebend für ein optimales chirurgisches Ergebnis und ein wichtiger Faktor für die Zufriedenheit der Patientinnen und Patienten.

Obwohl die moderne okuläre Chirurgie einen hohen Standard an Sicherheit und Effizienz erreicht hat, sind die Patienten nicht immer mit dem Ergebnis zufrieden [48]. Der hauptsächliche Grund ist ein Gefühl des okulären Diskomforts beim operierten Auge. Diese Beschwerden sind gewöhnlich einige Zeit nach dem chirurgischen Eingriff vorhanden und reduzieren sich über die Monate als Folge eines natürlichen Heilungsprozesses. Eine gewisse Population der post-chirurgischen Patienten können jedoch persistierende Zeichen und Beschwerden eines Trockenen Auges, auch noch nach einigen Jahren, aufweisen [53].

Zusätzlich besteht die Gefahr, dass Menschen, die sich ophthalmo-chirurgischen Eingriffen unterziehen, persistierende neuropathische okuläre/korneale Schmerzen entwickeln, die mit Augenbrennen, Überempfindlichkeit auf Wind und vermehrter Lichtempfindlichkeit einhergehen. Diese entstehen durch aberrante Nervenregeneration nach der chirurgisch induzierten Schädigung der kornealen Innervation. Dieser Schmerz wird als post-chirurgischer oder post-refraktiver, neuropathischer Schmerz bezeichnet und tritt nach refraktiven Eingriffen, aber auch nach Kataraktoperation auf.

Sajnani et al. konnten diese Beschwerden bei 34 % der Patienten 6 Monate nach Kataraktchirurgie nachweisen, wobei bei 18 % starke Beschwerden auftraten [122].

Durch die Nervenschädigung kommt es zur neurogenen Inflammation mit erhöhter Expression der Ionen-Kanalproteine, abnormen Reinnervation und Neurombildung. Diese Veränderungen reduzieren die Schmerzschwelle der Nozizeptoren. Das führt zur Sensibilisierung der peripheren Nerven und nach wiederholter Stimulierung auch zur Zentralisierung der Schmerzen [32]. Bei der Entstehung vermutet man auch eine genetische Disposition und Umwelteinflüsse [46].

Die post-chirurgischen neuropathischen Schmerzen sind oft nur schwer von den Beschwerden des Trockenen Auges zu differenzieren. Diese müssen aber nicht mit einer gestörten Tränenfunktion einhergehen und sind durch die konventionelle Therapie mit Tränenersatzmitteln auch nicht ausreichend zu lindern [32, 46]. Sie sind manchmal sogar so schwerwiegend, dass Suizidgefahr besteht [142].

Um das Risiko für die Entwicklung eines Iatrogenen Trockenen Auges bei Patientinnen und Patienten, die sich einem ophthalmo-chirurgischen Eingriff unterziehen, zu minimieren und die Zufriedenheit zu verbessern, ist es notwendig, die präoperative Tränenfilm- und Augenoberflächen-Diagnostik zu verbessern, die Betroffenen auf ein mögliches postoperatives Trockenes Auge vorzubereiten und die nötige Therapie zeitgerecht vor dem operativen Eingriff einzuleiten [136].

11.3.6. Präoperatives Management des Trockenen Auges

Gerade die Identifizierung von Risikopatienten für ein postoperativ auftretendes Trockenes Auge hilft, entsprechend aufzuklären und spezielle Maßnahmen präventiv für die elektiven Eingriffe zu ergreifen.

Risikopatienten können über eine ausführliche Anamnese bzw. Fragebögen (OSDI, Frailty Index) aufgespürt werden [150]. Patienten mit Allergie, Rosacea, systemischer und topischer Medikation sowie mit Diabetes mellitus, Kollagenosen, Sjögren-Syndrom, Stevens-Johnson-Syndrom, Graft-versus-Host-Erkrankung haben ein hohes Risiko einer Verschlechterung des Trockenen Auges z.B. nach einer Kataraktoperation.

Es ist essentiell, ein vorbestehendes Trockenes Auge bzw. eine Meibomdrüsendysfunktion zu diagnostizieren und einer adäquaten Therapie vor der Operation zuzuführen, um akkurate Messungen bei der Biometrie und der Hornhaut-Topographie/Tomographie für die chirurgische Planung und richtigen Auswahl der IOL zu erhalten und so ein optimales postoperatives Visusergebnis mit qualitativ hochwertigem Sehvermögen zu erzielen [37, 54, 99, 107, 136].

Es ist wichtig, nicht nur auf die Symptome des Trockenen Auges bei der Diagnostik zu achten, sondern auch auf die klinischen Zeichen, die Visusbeeinträchtigend sein können. Präoperativ weisen viele Patientinnen und Patienten Zeichen eines Trockenes Auges bzw. einer Meibomdrüsendysfunktion oder Blepharitis auf. Auch wenn keine subjektiven Beschwerden angegeben werden, sollte eine Behandlung erfolgen, um eine weitere Verschlechterung der Erkrankung nach der Operation zu verhindern bzw. um auch das postoperative Endophthalmitisrisiko zu senken. Die ASCRS empfiehlt daher einen präoperativen Screening-Algorithmus inklusive Therapie [136].

Es ist auch sinnvoll, die geplante Operation und die finalen refraktiven Messungen bis zur Besserung der Befunde zu verschieben [136]. Falls dies nicht möglich ist, sind andere refraktive chirurgische Eingriffe zu erwägen, wie z.B. phake IOLs oder SMILE [146].

Vor lidchirurgischen Eingriffen müssen vorangegangene ophthalmo-chirurgische Eingriffe, Botulinumtoxin- oder Filler-Injektionen berücksichtigt werden, bzw. nach refraktiven Operationen sollte eine Wartezeit von 6 Monaten für die geplante Blepharoplastik eingehalten werden [51, 86].

Die präoperative Behandlung zur Optimierung der Augenoberfläche verbessert die postoperativen Ergebnisse bezüglich Trockenes Auge und Meibomdrüsendysfunktion [25, 28, 132] und ist entscheidend für das chirurgische Outcome [54, 75, 146].

Eine ausführliche präoperative Aufklärung über das eventuelle postoperative Auftreten oder die Verstärkung einer vorbestehenden Keratokonjunktivitis sicca sowie über Behandlungsmöglichkeiten und die durchschnittliche Dauer der Beschwerden ist daher wichtig und kann Leidensdruck, Erwartungshaltung und die Zufriedenheit der Patientinnen und Patienten nach Katarakt-Chirurgie positiv beeinflussen [149].

11.3.7. Intraoperatives Management des Trockenen Auges

Wichtig ist, die inzisionale Schädigung des Gewebes bzw. der Nerven sowie die Tropfenapplikation zu reduzieren und wenn möglich die OP-Zeit zu verkürzen, um die Phototoxizität und die Exposition zu minimieren. Ein direktes chirurgisches Trauma sollte vermieden werden, indem man den Lidsperrer vorsichtig appliziert, auf den Ansaugring achtet und das Auge nur kurz mit Pinzetten hält [49, 122, 136].

Für lidchirurgische Eingriffe sollte die gemeinsame Blepharoplastik des Ober- und Unterlides bzw. die gleichzeitige Haut/Muskel-Exzision bei Blepharoplastik vermieden werden. Außerdem sollte die Tränendrüse bei Prolaps nicht verletzt und ein vorhandenes, schlaffes Lidbändchen korrigiert werden [49, 78, 116].

Weitere intra-operative Strategien, um die Augenoberflächenschädigung zu minimieren, sind die Bewahrung der Bindehaut- Architektur, ein dichter Wundschluss, minimaler Einsatz des Kauters, Verwendung eines kornealen Licht-Shields und regelmäßiges Befeuchten der Augenoberfläche während der Operation.

Bei der Pars-plana-Vitrektromie sind die Verwendung der 25-Gauge- bzw. der 27-Gauge-Trokare mit transkonjunktivalen Sklerotomien ohne Naht weniger invasiv.

Die Exposition der Anti-Metaboliten sollte auf ein Minimum beschränkt und dabei die Stammzellen der Hornhaut geschützt werden [49].

11.3.8. Postoperatives Management des Trockenen Auges

Das postoperative Management des Trockenen Auges ist wichtig, um die Tränenfilmhomöostase wiederherzustellen und um Langzeitschäden an der Augenoberfläche zur vermeiden [107]. Im TFOS-DEWS II wurde eine perioperative Therapie für alle Patienten, die sich einem ophthalmochirurgischen Eingriff unterziehen, empfohlen, auch wenn präoperativ kein Trockenes Auge bestand [49].

Die antibiotische und entzündungshemmende Standardtherapie sollte mit unkonservierten Augentropfen durchgeführt werden [67]. NSAIDs sollten auf Grund der Gefahr der Hornhauteinschmelzung vermieden werden [87].

Tränenersatzmittel mit unterschiedlichen befeuchtenden Inhaltsstoffen ohne Konservierungsmittel sind indiziert, wobei bei Meibomdrüsendysfunktion lipidhaltige Augentropfen bessere Wirkung zeigen können [45].

Eine Meta-Analyse zeigte, dass Hyaluronan-haltige Augentropfen den Tränenfilm postoperativ stabilisieren und die Wundheilung des Hornhautepithels fördern können [154]. Favuzza et al. 2020 wiesen darauf hin, dass die Therapie mit unkonservierten HP-Guar und Hyaluronat die Augenoberfläche schützen kann, besonders wenn diese bereits *prä*operativ durchgeführt wird [38].

Als weitere Therapiemöglichkeiten werden Lidrandhygiene, Massage der Meibomdrüsen und Anwendung von Salben oder Gelen über Nacht genannt. Bei Therapieresistenz werden topische Kortikosteroide, topisches CsA, autologe Serum-Augentropfen, Sekretagoga und die Anwendung von therapeutischen Kontaktlinsen empfohlen [74, 107].

Die prä-und postoperative Gabe von CsA 0,05 % 2x tgl. für einen Monat vor und bis zwei Monate nach der Operation verbesserte in einer Studie, bei der Multifokallinsen implantiert wurden, signifikant den Visus, die Kontrastsensitivität und verringerte die Anzeichen eines Trockenen Auges [35].

Nach lidchirurgischen Eingriffen, ist bei Exposition durch inkompletten Lidschluss, ein Uhrglasverband erforderlich. Eine Massage der Lidhaut mit Steroidsalbe zur Verbesserung der Lidretraktion und Blinkübungen zur Intensivierung der Benetzung können ebenfalls Besserung bringen [100]. Chirurgische Interventionen umfassen bei ausgeprägter Exposition eine Tarsorrhapie bzw. zur Korrektur der Unterlidstellung eine laterale Kanthoplastik oder Kanthopexie. Eine Narbenkorrektur, ein freies Hauttransplantat oder die Implantation eines Lidgewichts stellen ebenfalls wichtige chirurgische Optionen dar [49].

Prinzipiell unterscheidet sich die Therapie des postoperativen Iatrogenen Trockenen Auges nicht von den generellen laut DEWS II formulierten Behandlungsempfehlungen. Jedoch ist die simultane Anwendung von mehreren therapeutischen Interventionen als Kombinationstherapie indiziert [75, 136].

11.4. Nicht-chirurgische ophthalmologische Prozeduren

11.4.1. Botulinumtoxin

Periokuläre Botulinumtoxininjektionen stellen die wichtigste Behandlungsoption bei Blepharospasmus und Spasmus facialis dar. Weitere ophthalmologische Indikationen sind persistierende Epitheldefekte oder Ulzera zur Auslösung einer protektiven Ptosis, Lidretraktion bei Endokriner Orbitopathie, spastisches Entropium, Strabismus, Abducensparalyse, Nystagmus, gustatorisches Tränen, obere limbale Keratokonjunktivitis, Keratitis filamentosa und Trockenes Auge.

Botulinumtoxin blockiert die Acetylcholinfreisetzung cholinerger Nervenendigungen an der neuromuskulären Endplatte und an autonomen cholinergen Nerven im Bereich der exokrinen Drüsen (Schweiß-, Tränen- und Speicheldrüsen).

Die Anwendung von Botulinumtoxin stellt auch den häufigsten kosmetischen Eingriff dar, bei der vor allem im Bereich der Augen periokuläre Injektionen zur Faltenbehandlung vorgenommen werden.

> Die Wirkung von Botulinumtoxin ist abhängig von der Dosis, der Konzentration und vom Injektionsort.

Bei periokulärer Injektion kann Botulinumtoxin die Tränenfilmhomöostase beeinflussen. Injektionen medial im Bereich der Tränenpünktchen können zur einer verlangsamten Clearance und damit zum Augentränen führen. Bei niedriger Tränenproduktion kann dies eine Wirkung wie ein Verschluss der ableitenden Tränenwege haben. Bei temporaler Injektion jedoch ist eine Verringerung der Tränensekretion möglich, da der Wirkstoff in die Tränendrüse diffundieren kann. Dies tritt vor allem dann ein, wenn die Injektionsstelle weniger als 1 cm vom Orbitalrand liegt. Botulinumtoxin verringert, insbesondere bei tarsaler Injektion, auch die Lipidsekretion durch Lähmung des Riolan-Muskels und Diffusion des Wirkstoffs in die Meibomdrüsen. Eine Exposition der Augenoberfläche nach Botulinumtoxininjektionen ist ferner durch Lähmung des M. orbicularis oculi mit Lagophthalmus, Ektropion und inkomplettem Lidschlag möglich [49, 58].

11.4.2. Korneales Crosslining

Durch korneales Crosslinking kommt es zur signifikanten Reduktion der Nervenlänge des subbasalen Nervenplexus und der Hornhautsensibilität bis 6 Monate nach dem Eingriff. Die basale Tränensekretion und die Tränenfilmstabilität zeigten aber keine Veränderungen im Beobachtungszeitraum von bis zu 2 Jahren [85, 140].

Im Tränenfilm zeigte sich eine Änderung von diversen Mediatoren wie Zytokinen, Chemokinen und Wachstumsfaktoren, die auf den Eingriff und die nachfolgende Wundheilung zurückzuführen war [83]. Die Inzidenz von moderaten Beschwerden des Trockenen Auges traten bei 15 % nach einem Monat postoperativ auf. Nach einem Jahr waren milde Beschwerden noch bei 32 % vorhanden [138].

11.4.3. Kosmetische Prozeduren

Filler

Im Bereich des Auges werden Filler zur periokulären Verjüngung gegen Falten sowie zur Volumenauffüllung eingesetzt. Hierbei werden meist reversible Verfahren angewendet, bei denen Kollagen, Eigenfett oder Hyaluronsäure injiziert werden. Hyaluronsäure ist derzeit der Goldstandard bei diesen Eingriffen [133]. Risiken im Bereich des Auges nach Anwendung von Fillern sind das periokuläre Fillersyndrom mit Ödembildung, Verfärbung und Granulombildung. Es besteht ferner das Risiko einer retrograden Embolisation mit Ischämie/Nekrose von Haut, Binde- und Hornhaut und Arterienverschlüssen mit entsprechenden Risiken für die Durchblutung von Netzhaut und Gehirn [8, 133, 155].

Conjunctival Whitening

Beim *Conjunctival Whitening* wird eine Bindehautresektion bei Hyperämie der Bindehaut unter Anwendung von Mitomycin C 0,02 % intra- und postoperativ vorgenommen. Häufige Komplikationen bei diesem Verfahren sind ein Trockenes Auge, Epitheldefekte, Stammzelldefizienz, Skleraverdünnung und nekrotisierende Skleritis [49, 91].

Tattoos

▶ Tattoo am Lidrand (☞ Abb. 11.3)

Beim Stechen des Tattoos am Lidrand kann es durch die Nadel zur direkten mechanischen Schädigung der Meibomdrüsen kommen. Die Tattootinte besteht aus Eisensalzen, Carbon und Schwermetallen, organischen Farbstoffe mit Azo- oder polyzyklischen Pigmenten, auch Antimon, Cadmium, Eisen, Chrom, Kobalt, Nickel oder Arsen können enthalten sein [64]. Toxische und allergische Reaktionen sind möglich mit Lidrandentzündung und Wimpernverlust. Durch das Pigment kann es zur Obstruktion der Meibomdrüsen mit Dropout, reduzierter Tränenfilm-Aufreißzeit und verstärkter Hornhautanfärbung kommen. Je näher der permanente Lidstrich den Meibomdrüsenöffnungen kommt, desto höher ist das Dropout der Drüsen und damit das Risiko für ein Trockenes Auge [89]. Die Langzeitauswirkungen sind noch nicht bekannt [102].

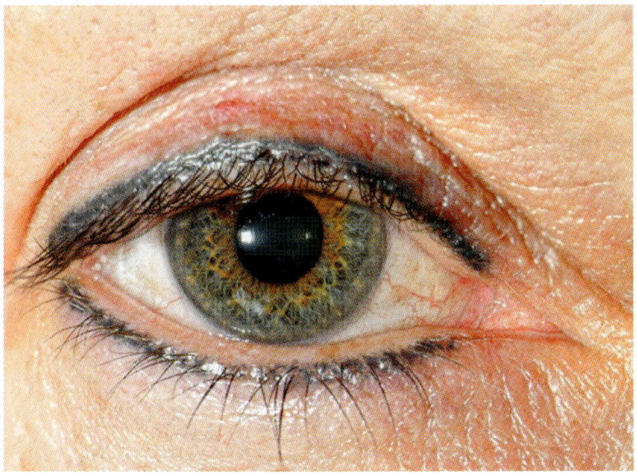

Abb. 11.3: Permanent-Make-up, Tattoo am Lidrand.

▶ Tattoo an Bindehaut/Sklera

Zur episkleralen Tätowierung wird ein Farbstoff subkonjunktival injiziert. Schwere Komplikationen bis hin zum Verlust des Auges sind möglich [49, 66].

▶ Korneales Tattoo/Keratopigmentation

Indikationen für ein korneales Tattoo sind Hornhautnarben bei blinden Augen, um den kosmetischen Eindruck zu verbessern. Bei Irisdefekten, Aniridie oder Iriskolobom kann damit Lichtempfindlichkeit oder monokulare Diplopie verbessert werden.

Aus rein kosmetischen Gründen, zur Veränderung der Augenfarbe, werden diese Eingriffe immer häufiger, alternativ zu Kontaktlinsen oder Irisimplantaten, durchgeführt. Die mineralischen Farbpigmente in Mikrogranulatform, die frei von antigenen Komponenten sein sollen, werden mit der Nadel in das Hornhautstroma appliziert oder mit einer Kanüle, nachdem mit dem Diamantmesser Inzisionen ins Stroma geschnitten bzw. mit dem Femtosekundenlaser intrastromale Mikrotunnel oder ein Flap in die Hornhaut gelasert wurden [3]. In 49 % der Fälle wurde danach eine verstärkte Lichtempfindlichkeit angegeben [2]. Bei MRI-Untersuchungen des Kopfes kann es, besonders wenn Eisenoxid verwendet wurde, zu einem paramagnetischen Effekt, mit Augenbrennen und Schmerzen, kommen. Über etwaige Schäden der sensiblen Innervation der Hornhaut bzw. Beeinflussung der Tränensekretion, Tränenfilmstabilität und Augenoberfläche sind noch keine Untersuchungen bekannt.

Piercings/Eyeball Jewelry

Piercings im Bereich der Lider und der Augenbrauen können zur allergischen Dermatitis, Nekrose und präseptalen und orbitalen Cellulitis führen [49].

Eyeball Jewelry – das Einbringen von Platin-Medaillons bzw. Schmucksteinen unter die Bindehaut – kann zur Konjunktivitis, subkonjunktivalen Blutungen und sogar Perforation des Auges führen. Die American Academy of Ophthalmology warnt Konsumenten vor diesen Eingriffen [6].

Augen-Make-up

Bei Augenkosmetika wie Wimperntusche, Eyeliner, Lidschatten sollte prinzipiell das **Ablaufdatum** der Produkte beachtet werden. Nach dem Gebrauch von 3 Monaten ist eine bakterielle, fungale oder sogar Milbenbesiedelung möglich [114].

Die nötigen **Konservierungsmittel** wie Formaldehyd-freisetzende Substanzen und Benzalkoniumchlorid schädigen die Zellen der Bindehaut, Hornhaut und der Meibomdrüsen bereits in weit niedrigeren Konzentrationen, als in den Produkten erlaubt ist [23]. Parabene, die ebenfalls zur Konservierung eingesetzt werden, haben einen schwachen

Östrogeneffekt und ähnliche Toxizität wie Benzalkoniumchlorid.

Gesichtsreiniger und **Augen-Make-up-Entferner**, die Natriumlaurylsulfat enthalten, lösen das Fett der Meibomdrüsen auf und können damit zum Verdunstungs-bedingten Trockenen Auge führen [113].

Anti-Aging Produkte, die Retinoide enthalten, können beim Auftragen rund ums Auge in die Meibomdrüsen migrieren und dort zu einer Keratinisierung und Apoptose der Drüsenzellen führen [34].

Das sogenannte **Waterlining** oder **Tightlining** – Aufbringen des Eyeliners an die innere Lidkante (☞ Abb. 11.4) – kann eine Tränenfilmkontamination und Verstopfung der Meibomdrüsenöffnungen sogar mit vermehrtem Dropout bewirken und damit zur Instabilität des Tränenfilms mit Beschwerden des Trockenen Auges führen [50, 109, 115, 151].

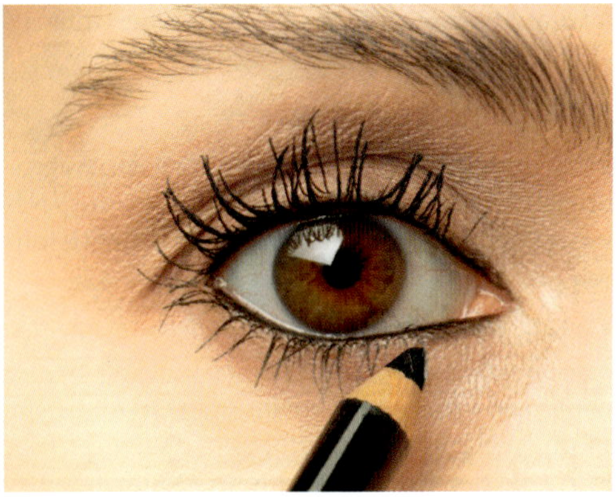

Abb. 11.4: Eyeliner an den inneren Lidkanten.

Wimpernwachstum

Produkte, die zum Wimpernwachstum eingesetzt werden, können natürliche oder synthetische Prostaglandin-Strukturanaloga beinhalten. Die Zunahme der Länge, der Dicke und der Färbung der Wimpern wurde ursprünglich als Nebenwirkung bei antiglaukomatöser Therapie mit Prostaglandinen entdeckt. Die Zulassung bei Hypotrichose erhielt bisher nur Bimatoprost.

Weitere Nebenwirkungen klinischer Studien mit Prostaglandinanaloga waren Blepharitis, Konjunktivitis, Bindehauthyperämie, Irispigmentation, okuläre Reizung und Augentränen [4]. Auch eine systemische Wirkung mit Blutdruckerhöhung wurde nachgewiesen [112]. Eine Prostaglandin-assoziierte Orbitopathie mit Reduktion des periorbitalen Fetts, erhöhter Lidspannung, Blepharophimose, Entropium mit Trichiasis kann auftreten [29]. In-vitro-Studien zeigen, dass Prostaglandinanaloga Meibomdrüsenzellen schädigen und damit zur Meibomdrüsendysfunktion führen können [71, 120].

Die rein kosmetische Anwendung mittels Wimpernseren/Gelen, die Prostaglandinanaloga beinhalten, wird als problematisch angesehen, da über den molekularen Wirkmechanismus vieler Prostaglandinanaloga noch Unklarheit herrscht und ein Einfluss auf physiologische Funktionen daher nicht ausgeschlossen werden kann.

11.4.4. Andere indirekte Prozeduren/Eingriffe

Nicht-invasive Beatmung

Bei Schlafapnoe wird die sogenannte CPAP (*continuous positive airway pressure*)-Therapie angewandt. Dabei wird die Spontanatmung des Patienten mit einem dauerhaften Überdruck kombiniert. Diese nicht-invasive Beatmungsform erfordert Mund-und-Nasen-Masken, die eine möglichst luftdichte Verbindung zwischen dem Beatmungsgerät und den Luftwegen ermöglichen. Dabei besteht allerdings die Gefahr, dass Luft von der Maske entweicht und zu negativen Effekten an der Augenoberfläche führt [49, 130].

Das langandauernde Tragen von Mund-Nasenschutzmasken, z.B. zum Schutz vor SARS-COV-2-Infektion, kann zur Reizung der Augenoberfläche und zu verstärkter Trockenheit führen [105].

Bestrahlung

Eine Schädigung des Auges kann *direkt* durch Bestrahlung von periokulären, okulären oder orbitalen Tumoren auftreten oder *indirekt*, wenn das Auge im Strahlengang des zu behandelnden Tumors im Kopf- oder Halsbereich liegt. Die Nebenwirkungen sind abhängig von der Histologie, vom Volumen, von der Lokalisation des Tumors, von der Radiosensitivität des umgebenden Gewebes und von der Art, der Dosis, der Fraktionierung der Bestrahlung. Das Alter der Betroffenen, assoziierte Erkrankungen und eine zusätzliche chemotherapeutische Behandlung spielen ebenfalls eine wichtige Rolle [10, 15, 17, 73].

Bestrahlung verursacht signifikante und oft unvermeidbare Nebenwirkungen. Komplikationen treten akut innerhalb von 3 Monaten auf und führen am äußeren Auge zur Blepharitis, Konjunktivitis und Keratitis. Spätfolgen sind Monate bis Jahre nach der Beendigung der Bestrahlung zu erwarten, wobei am äußeren Auge eine Keratokonjunktivitis sicca die häufigste Nebenwirkung darstellt [10, 73].

Ein Trockenes Auge nach Bestrahlung entsteht durch Schädigung aller Komponenten des Tränenfilm-Augenoberflächensystems. An den Lidern ist eine Keratinisierung der Lidkante, eine Schädigung der Meibomdrüsen und eine Fehlstellung möglich, an der Bindehaut ein Verlust der Becherzellen, eine Keratinisierung, Nekrose und Vernarbung [10, 22, 69, 84]. Die Hornhaut kann eine Keratitis punctata superficialis, eine reduzierte Hornhautsensibilität, eine Ulzeration und durch Schädigung der limbalen Stammzellen Vaskularisation und Dekompensation aufweisen [10, 55, 69]. Die Tränendrüsen zeigen entzündliche Veränderungen, Fibrose und Atrophie, wobei ein klarer Dosiseffekt nachgewiesen werden konnte [44, 106, 137, 144].

Nach Brachytherapie okulärer Melanome trat ein Trockenes Auge zwischen 8,3 % und 65,8 % auf [56, 119].

Bei externer Strahlentherapie entwickelte sich ein schweres Trockenes Auge mit visueller Beeinträchtigung bei einer Dosis > 30 Gy. Bei hohen Dosen treten die Veränderungen bereits früh auf, bei einer Dosis < 30 Gy oft erst nach 4-11 Jahren [15].

Nach Protonenbestrahlung beim Aderhautmelanom waren Beschwerden des Trockenes Auges nach einem Jahr bei 6 %, nach 5 Jahren bei 23 % der Patienten vorhanden. Ein schweres Trockenes Auge mit Keratitis oder Ulkus trat bei 2,1 % nach einem Jahr und bei 10,9 % nach 5 Jahren auf [141].

Bei Patienten mit Aderhautmelanom, die sich einer Gamma-Knife-Therapie unterzogen und die im Median eine Bestrahlungsdosis von 30 Gy erhalten hatten, kam es im Follow-up von 3 Jahren zur Abnahme der Tränensekretion und der Tränenfilmstabilität sowie zur Zunahme der subjektiven Beschwerden und der Schädigung der Augenoberfläche [59].

Vor Bestrahlung ist eine Evaluierung des Tränenfilms und der Augenoberfläche erforderlich. Moderne Bestrahlungstechniken und adäquate Schutzvorkehrungen für die Tränendrüsen und die Augenoberfläche haben präventive Wirkung. Nach Bestrahlung sind regelmäßige Kontrollen mit intensiver konservativer Behandlung des Trockenen Auges indiziert und auch chirurgische Maßnahmen wie Tarsorrhaphie, Amnionmembranaufnähung, Bindehautflap und Transplantation von Speicheldrüsen können erforderlich sein [10, 49].

11.5. Nicht-ophthalmologische Konditionen/Prozeduren/Eingriffe

11.5.1. Stammzelltransplantation

Nach allogener hämatopoetischer Stammzelltransplantation kann es zu einer Spender-gegen-Empfänger-Reaktion kommen (Graft-versus-Host-Disease – GvHD). Es handelt sich dabei um eine Multiorganerkrankung, die Haut, Lunge, Leber, Darm und auch die Augen betrifft.

Je nach Zeitpunkt des Auftretens unterscheidet man eine akute, late onset, chronische und overlap Form der GvHD. Bei der akuten Form der GvHD ist eine Augenbeteiligung in 12-17 % der Fälle möglich. Dies kann zu einer Konjunktivitis mit Pseudomembranbildung und zu einer Keratitis bzw. einem Ulkus bis zur Perforation führen. Bei der chronischen GvHD tritt eine Augenbeteiligung bei 50-80 % der Betroffenen auf. Eine T-Zell-mediierte Entzündung, Apoptose und Fibrose führen zur Obliteration der Ausführungsgänge und Atrophie der Tränendrüsen, zum Becherzellverlust der Bindehaut mit Vernarbung und zur Blepharitis mit Meibomdrüsendysfunktion und Trichiasis. An der Hornhaut sind eine Keratitis punctata superficialis, Filamente, Verdünnung, Vaskularisation und eine Stammzellinsuffizienz mit persistierenden Epitheldefekte und Ulzeration möglich [18, 47].

Die Therapie erfolgt multimodal nach Stufenschema und interdisziplinär [33].

11.5.2. Darmbypass

Bariatrische Operationen (z.B. ilealer oder jejunoilealer Bypass) zur Erzielung einer Gewichtsreduktion bei Adipositas permagna können zur Malabsorption führen. Slater et al wiesen einen Vitamin-

A-Mangel bei 52 % der PatientInnen ein Jahr nach der Operation und bei 69 % vier Jahre nach dem chirurgischen Eingriff nach [131]. Die Wahrscheinlichkeit für ein Trockenes Auge war bei PatientInnen nach bariatrischer Chirurgie erhöht [139].

Conclusio

Das Iatrogene Trockene Auge wird noch immer unterschätzt, daher ist es wichtig das Bewusstsein dafür zu steigern! Die Pathophysiologie des Iatrogenen Trockenen Auges ist multifaktoriell und inkludiert verschiedene Aspekte wie Toxizität, Denervation, Tränenfilminstabilität und Entzündung. Eine sorgfältige Anamnese und Evaluierung von Tränenfilm und Augenoberfläche vor und nach den iatrogenen Interventionen sind essentiell, um diese Form des Trockenen Auges zeitnah zu erkennen und behandeln zu können. Die Behandlung sollte nicht nur die Benetzung verbessern, sondern auch die Denervation, die Entzündung und andere Komponenten in diesem komplexen Geschehen berücksichtigen. Prophylaktische Maßnahmen sind von großer Bedeutung, wie z.B. die Vermeidung von Konservierungsmitteln in Ophthalmika und Kosmetika.

Literatur

1. Alghamdi, W. M., et al. (2016). Impact of duration of contact lens wear on the structure and function of the meibomian glands. Ophthalmic Physiol Opt 36(2): 120-131.

2. Alio, J. L., et al. (2018). Keratopigmentation with micronised mineral pigments: complications and outcomes in a series of 234 eyes. Br J Ophthalmol 102(6): 742-747.

3. Alió, J. L., et al. (2016). Keratopigmentation to Change the Apparent Color of the Human Eye: A Novel Indication for Corneal Tattooing. Cornea 35(4): 431-437.

4. Alm, A., et al. (2004). A 5-year, multicenter, open-label, safety study of adjunctive latanoprost therapy for glaucoma. Arch Ophthalmol 122(7): 957-965.

5. American Academy of Ophthalmology 2009 - EyeNet Magazine. A look at LASIK past, present and future. https://www.aao.ort/eyenet/article/look-at-lasik-past-present-future. Accessed 11 June 2018

6. American Academy of Ophthalmology 2013, https://www.aao.org/eye-health/news/eyeball-jewelry

7. Arita, R., et al. (2009). Contact lens wear is associated with decrease of meibomian glands. Ophthalmology 116(3): 379-384.

8. Auerbach, F. N., et al. (2018). [Sudden loss of vision after cosmetic face treatment]. Ophthalmologe 115(7): 598-602.

9. Bagheri, A., et al. (2015). Tear condition following unilateral ptosis surgery. Orbit 34(2): 66-71.

10. Barabino, S., et al. (2005). Radiotherapy-induced ocular surface disease. Cornea 24(8): 909-914.

11. Batra, R., et al. (2014). Ocular surface disease exacerbated glaucoma: optimizing the ocular surface improves intraocular pressure control. J Glaucoma 23(1): 56-60.

12. Baudouin, C., et al. (2004). Conjunctival epithelial cell expression of interleukins and inflammatory markers in glaucoma patients treated over the long term. Ophthalmology 111(12): 2186-2192.

13. Baudouin, C., et al. (2010). Preservatives in eyedrops: the good, the bad and the ugly. Prog Retin Eye Res 29(4): 312-334.

14. Begley, C. G., et al. (2001). Characterization of ocular surface symptoms from optometric practices in North America. Cornea 20(6): 610-618.

15. Bhandare, N., et al. (2012). Severe dry eye syndrome after radiotherapy for head-and-neck tumors. Int J Radiat Oncol Biol Phys 82(4): 1501-1508.

16. Bower, K. S., et al. (2015). Chronic dry eye in photorefractive keratectomy and laser in situ keratomileusis: Manifestations, incidence, and predictive factors. J Cataract Refract Surg 41(12): 2624-2634.

17. Brady, L. W., et al. (1989). Complications from radiation therapy to the eye. Front Radiat Ther Oncol 23: 238-250; discussion 251-234.

18. Bron, A. J., et al. (2017). TFOS DEWS II pathophysiology report. Ocul Surf 15(3): 438-510.

19. Cetinkaya, S., et al. (2015). The course of dry eye after phacoemulsification surgery. BMC Ophthalmol 15: 68.

20. Champeau and Edelhauser (1986). Effect of ophthalmic preservatives on the ocular surface: conjunctival and corneal uptake and distribution of benzalkonium chloride and chlorhexidine digluconate. Lubbock, TX, Dry Eye Institute Inc.

21. Chao, C., et al. (2014). The role of corneal innervation in LASIK-induced neuropathic dry eye. Ocul Surf 12(1): 32-45.

22. Chen, D., et al. (2018). Impact of Unilateral Orbital Radiotherapy on the Structure and Function of Bilateral Human Meibomian Gland. J Ophthalmol 2018: 9308649.

23. Chen, X., et al. (2018). Toxicity of cosmetic preservatives on human ocular surface and adnexal cells. Exp Eye Res 170: 188-197.

24. Cho, Y. K. and M. S. Kim (2009). Dry eye after cataract surgery and associated intraoperative risk factors. Korean J Ophthalmol 23(2): 65-73.

25. Choi, Y. J., et al. (2018). Perioperative Ocular Parameters Associated With Persistent Dry Eye Symptoms After Cataract Surgery. Cornea 37(6): 734-739.

26. Chung, B., et al. (2020). Comparing Dry Eye Disease After Small Incision Lenticule Extraction and Laser Subepithelial Keratomileusis. Cornea 39(4): 501-507.

27. Chung, S. H., et al. (2006). Impact of short-term exposure of commercial eyedrops preserved with benzalkonium chloride on precorneal mucin. Mol Vis 12: 415-421.

28. Cochener, B., et al. (2018). Prevalence of meibomian gland dysfunction at the time of cataract surgery. J Cataract Refract Surg 44(2): 144-148.

29. Custer, P. L. and T. L. Kent (2016). Observations on Prostaglandin Orbitopathy. Ophthalmic Plast Reconstr Surg 32(2): 102-105.

30. Darwish, T., et al. (2007). Subbasal nerve regeneration after penetrating keratoplasty. Cornea 26(8): 935-940.

31. De Paiva, C. S., et al. (2006). The incidence and risk factors for developing dry eye after myopic LASIK. Am J Ophthalmol 141(3): 438-445.

32. Dieckmann, G., et al. (2017). Neuropathic Corneal Pain: Approaches for Management. Ophthalmology 124(11S): S34-S47.

33. Dietrich-Ntoukas, T., et al. (2012). Diagnosis and treatment of ocular chronic graft-versus-host disease: report from the German-Austrian-Swiss Consensus Conference on Clinical Practice in chronic GVHD. Cornea 31(3): 299-310.

34. Ding, J., et al. (2013). The influence of 13-cis retinoic acid on human meibomian gland epithelial cells. Invest Ophthalmol Vis Sci 54(6): 4341-4350.

35. Donnenfeld, E. D., et al. (2010). Cyclosporine 0.05 % to improve visual outcomes after multifocal intraocular lens implantation. J Cataract Refract Surg 36(7): 1095-1100.

36. Downie, L. E., et al. (2018). Modulating Contact Lens Discomfort With Anti-Inflammatory Approaches: A Randomized Controlled Trial. Invest Ophthalmol Vis Sci 59(8): 3755-3766.

37. Epitropoulos, A. T., et al. (2015). Effect of tear osmolarity on repeatability of keratometry for cataract surgery planning. J Cataract Refract Surg 41(8): 1672-1677.

38. Favuzza, E., et al. (2020). Protecting the Ocular Surface in Cataract Surgery: The Efficacy of the Perioperative Use of a Hydroxypropyl Guar and Hyaluronic Acid Ophthalmic Solution. Clin Ophthalmol 14: 1769-1775.

39. Feiz, V., et al. (2001). Surface keratopathy after penetrating keratoplasty. Trans Am Ophthalmol Soc 99: 159-168; discussion 168-170.

40. Fernández-Vega González, Á., et al. (2016). Neurotrophic keratitis after transscleral diode laser cyclophotocoagulation. Arch Soc Esp Oftalmol 91(7): 320-326.

41. Fraunfelder, F., et al. (2015). Drug-Induced Ocular Side Effects. London, Elsevier Saunders.

42. Fraunfelder, F. T., et al. (2012). The role of medications in causing dry eye. J Ophthalmol 2012: 285851.

43. Garg, P., et al. (2020). Dry Eye Disease after Cataract Surgery: Study of its Determinants and Risk Factors. Turk J Ophthalmol 50(3): 133-142.

44. Gazda, M. J., et al. (1992). The relationship between apoptosis and atrophy in the irradiated lacrimal gland. Int J Radiat Oncol Biol Phys 24(4): 693-697.

45. Geerling, G., et al. (2011). The international workshop on meibomian gland dysfunction: report of the subcommittee on management and treatment of meibomian gland dysfunction. Invest Ophthalmol Vis Sci 52(4): 2050-2064.

46. Ghaffariyeh, A. and T. Chamacham (2008). Tricyclic antidepressants: potential therapeutic alternatives for treatment of dry eye symptoms after LASIK. J Refract Surg 24(8): 770-771; author reply 771-772.

47. Giannaccare, G., et al. (2019). Ocular surface system alterations in ocular graft-versus-host disease: all the pieces of the complex puzzle. Graefes Arch Clin Exp Ophthalmol 257(7): 1341-1351.

48. Giannaccare, G. and V. Scorcia (2020). False Myths versus Medical Facts: Ten Common Misconceptions Related to Dry Eye Disease. Biomedicines 8(6).

49. Gomes, J. A. P., et al. (2017). TFOS DEWS II iatrogenic report. Ocul Surf 15(3): 511-538.

50. Goto, T., et al. (2010). Cosmetic product migration onto the ocular surface: exacerbation of migration after eyedrop instillation. Cornea 29(4): 400-403.

51. Griffin, R. Y., et al. (2006). Upper lid blepharoplasty in patients with LASIK. Orbit 25(2): 103-106.

52. Han, K. E., et al. (2014). Evaluation of dry eye and meibomian gland dysfunction after cataract surgery. Am J Ophthalmol 157(6): 1144-1150.e1141.

53. Hanyuda, A., et al. (2020). Persistently Worsened Tear Break-up Time and Keratitis in Unilateral Pseudophakic Eyes after a Long Postoperative Period. Biomedicines 8(4).

54. Hardten, D. R. (2008). Dry eye disease in patients after cataract surgery. Cornea 27(7): 855.

55. Harris, D. L., et al. (2018). A Novel Murine Model of Radiation Keratopathy. Invest Ophthalmol Vis Sci 59(10): 3889-3896.

56. Heimann, H., et al. (2004). [Dry eye symptoms following retinal surgery and ocular tumour therapy]. Ophthalmologe 101(11): 1098-1104.

57. Herreras, J. M., et al. (1992). Ocular surface alteration after long-term treatment with an antiglaucomatous drug. Ophthalmology 99(7): 1082-1088.

58. Ho, R. W., et al. (2019). A Review of Periocular Botulinum Neurotoxin on the Tear Film Homeostasis and the Ocular Surface Change. Toxins (Basel) 11(2).

59. Horwath-Winter, J., et al. (2013). Influence of single-fraction Gamma-Knife radiosurgery on ocular surface and tear function in choroidal melanoma patients. Br J Ophthalmol 97(4): 466-470.

60. Huang, W. R., et al. (2012). Clinical analysis of tear film after lamellar keratoplasty. Int J Ophthalmol 5(1): 74-75.

61. Iglesias, E., et al. (2018). Epidemiology of Persistent Dry Eye-Like Symptoms After Cataract Surgery. Cornea 37(7): 893-898.

62. Inomata, T., et al. (2020). Stratification of Individual Symptoms of Contact Lens-Associated Dry Eye Using the iPhone App DryEyeRhythm: Crowdsourced Cross-Sectional Study. J Med Internet Res 22(6): e18996.

63. Ishrat, S., et al. (2019). Incidence and pattern of dry eye after cataract surgery. Saudi J Ophthalmol 33(1): 34-40.

64. Islam, P. S., et al. (2016). Medical Complications of Tattoos: A Comprehensive Review. Clin Rev Allergy Immunol 50(2): 273-286.

65. Jain, R., et al. (2016). Stevens-Johnson syndrome: The role of an ophthalmologist. Surv Ophthalmol 61(4): 369-399.

66. Jalil, A., et al. (2015). Unique case of eyeball tattooing leading to ocular penetration and intraocular tattoo pigment deposition. Clin Exp Ophthalmol 43(6): 594-596.

67. Jee, D., et al. (2015). Comparison of treatment with preservative-free versus preserved sodium hyaluronate 0.1 % and fluorometholone 0.1 % eyedrops after cataract surgery in patients with preexisting dry-eye syndrome. J Cataract Refract Surg 41(4): 756-763.

68. Jee, D., et al. (2014). Antioxidant and inflammatory cytokine in tears of patients with dry eye syndrome treated with preservative-free versus preserved eye drops. Invest Ophthalmol Vis Sci 55(8): 5081-5089.

69. Jeganathan, V. S., et al. (2011). Ocular risks from orbital and periorbital radiation therapy: a critical review. Int J Radiat Oncol Biol Phys 79(3): 650-659.

70. Ji, H., et al. (2016). Dry Eye Disease in Patients with Functioning Filtering Blebs after Trabeculectomy. PLoS One 11(3): e0152696.

71. Kam, W. R., et al. (2016). Do Cyclosporine A, an IL-1 Receptor Antagonist, Uridine Triphosphate, Rebamipide, and/or Bimatoprost Regulate Human Meibomian Gland Epithelial Cells? Invest Ophthalmol Vis Sci 57(10): 4287-4294.

72. Kam, W. R. and D. A. Sullivan (2011). Neurotransmitter influence on human meibomian gland epithelial cells. Invest Ophthalmol Vis Sci 52(12): 8543-8548.

73. Kamrava, M., et al. (2019). Ocular complications of radiotherapy. Switzerland, Springer Nature Switzerland AG.

74. Kanellopoulos, A. J. (2019). Incidence and management of symptomatic dry eye related to LASIK for myopia, with topical cyclosporine A. Clin Ophthalmol 13: 545-552.

75. Kasetsuwan, N., et al. (2013). Incidence and pattern of dry eye after cataract surgery. PLoS One 8(11): e78657.

76. Kessler, D., et al. (2002). Evaluation of tear film following Intacs for myopia. J Refract Surg 18(2): 127-129.

77. Khaireddin, R. (2013). [Contact lens associated dry eye. Current study results and practical implementation]. Ophthalmologe 110(6): 511-514.

78. Kiang, L., et al. (2014). Muscle-sparing blepharoplasty: a prospective left-right comparative study. Arch Plast Surg 41(5): 576-583.

79. Klassen, A. F., et al. (2017). FACE-Q Eye Module for Measuring Patient-Reported Outcomes Following Cosmetic Eye Treatments. JAMA Facial Plast Surg 19(1): 7-14.

80. Klein-Theyer, A., et al. (2014). Evaluation of ocular surface and tear film function following modified Hughes tarsoconjunctival flap procedure. Acta Ophthalmol 92(3): 286-290.

81. Kohli, P., et al. (2019). Changes in ocular surface status after phacoemulsification in patients with senile cataract. Int Ophthalmol 39(6): 1345-1353.

82. Kojima, T. (2018). Contact Lens-Associated Dry Eye Disease: Recent Advances Worldwide and in Japan. Invest Ophthalmol Vis Sci 59(14): Des102-des108.

83. Kolozsvári, B. L., et al. (2013). Alterations of tear mediators in patients with keratoconus after corneal crosslinking associate with corneal changes. PLoS One 8(10): e76333.

84. Konstantinidis, L., et al. (2015). Transpalpebral proton beam radiotherapy of choroidal melanoma. Br J Ophthalmol 99(2): 232-235.

85. Kontadakis, G. A., et al. (2013). Effect of corneal collagen cross-linking on corneal innervation, corneal sensitivity, and tear function of patients with keratoconus. Ophthalmology 120(5): 917-922.

86. Korn, B. S., et al. (2007). Blepharoplasty in the post-laser in situ keratomileusis patient: preoperative considerations to avoid dry eye syndrome. Plast Reconstr Surg 119(7): 2232-2239.

87. Labetoulle, M., et al. (2019). Management of dry eye disease to optimize cataract surgery outcomes: Two tables for a daily clinical practice. J Fr Ophtalmol 42(8): 907-912.

88. Lam, J., et al. (2015). Ocular surface disease in post-trabeculectomy/mitomycin C patients. Clin Ophthalmol 9: 187-191.

89. Lee, Y. B., et al. (2015). Eyelid Tattooing Induces Meibomian Gland Loss and Tear Film Instability. Cornea 34(7): 750-755.

90. Leelapatranurak, K., et al. (2013). Lacrimal ductule fistula: a new complication of cosmetic lateral canthoplasty. Aesthetic Plast Surg 37(5): 892-895.

91. Leung, T. G., et al. (2013). Necrotizing scleritis as a complication of cosmetic eye whitening procedure. J Ophthalmic Inflamm Infect 3(1): 39.

92. Li, M., et al. (2013). Confocal comparison of corneal reinnervation after small incision lenticule extraction (SMILE) and femtosecond laser in situ keratomileusis (FS-LASIK). PLoS One 8(12): e81435.

93. Li, Q., et al. (2015). Ocular surface changes after strabismus surgery with different incisions. Graefes Arch Clin Exp Ophthalmol 253(3): 431-438.

94. Li, X. M., et al. (2007). Investigation of dry eye disease and analysis of the pathogenic factors in patients after cataract surgery. Cornea 26(9 Suppl 1): S16-20.

95. Liu, Q., et al. (2020). Changes in Corneal Dendritic Cell and Sub-basal Nerve in Long-Term Contact Lens Wearers With Dry Eye. Eye Contact Lens 46(4): 238-244.

96. Mani, R., et al. (2020). Altered mucins and aquaporins indicate dry eye outcome in patients undergoing Vitreo-retinal surgery. PLoS One 15(5): e0233517.

97. Martone, G., et al. (2009). An in vivo confocal microscopy analysis of effects of topical antiglaucoma therapy with preservative on corneal innervation and morphology. Am J Ophthalmol 147(4): 725-735.e721.

98. Mastropasqua, R., et al. (2019). Structural and Molecular Tear Film Changes in Glaucoma. Curr Med Chem 26(22): 4225-4240.

99. Matossian, C. (2020). Impact of Thermal Pulsation Treatment on Astigmatism Management and Outcomes in Meibomian Gland Dysfunction Patients Undergoing Cataract Surgery. Clin Ophthalmol 14: 2283-2289.

100. McMonnies, C. W. (2007). Incomplete blinking: exposure keratopathy, lid wiper epitheliopathy, dry eye, refractive surgery, and dry contact lenses. Cont Lens Anterior Eye 30(1): 37-51.

101. Meloni, M., et al. (2010). Occludin gene expression as an early in vitro sign for mild eye irritation assessment. Toxicol In Vitro 24(1): 276-285.

102. Messmer, E. M., et al. (2018). [Lidline Tattoo Associated with Basal Cell Carcinoma of the Lid Margin - Coincidence or Association?]. Klin Monbl Augenheilkd 235(7): 785-788.

103. Miyake, K. and N. Yokoi (2017). Influence on ocular surface after cataract surgery and effect of topical diquafosol on postoperative dry eye: a multicenter prospective randomized study. Clin Ophthalmol 11: 529-540.

104. Moilanen, J. A., et al. (2008). Corneal recovery after lasik for high myopia: a 2-year prospective confocal microscopic study. Br J Ophthalmol 92(10): 1397-1402.

105. Moshirfar, M., et al. (2020). Face Mask-Associated Ocular Irritation and Dryness. Ophthalmol Ther 9(3): 397-400.

106. Muller, K., et al. (2009). Lacrimal gland radiosensitivity in uveal melanoma patients. Int J Radiat Oncol Biol Phys 74(2): 497-502.

107. Naderi, K., et al. (2020). Cataract surgery and dry eye disease: A review. Eur J Ophthalmol: 1120672120929958.

108. Nasser, L., et al. (2018). Real-life results of switching from preserved to preservative-free artificial tears containing hyaluronate in patients with dry eye disease. Clin Ophthalmol 12: 1519-1525.

109. Ng, A., et al. (2012). Eye cosmetic usage and associated ocular comfort. Ophthalmic Physiol Opt 32(6): 501-507.

110. Nichols, J. J., et al. (2013). The TFOS International Workshop on Contact Lens Discomfort: executive summary. Invest Ophthalmol Vis Sci 54(11): TFOS7-TFOS13.

111. Oh, T., et al. (2012). Changes in the tear film and ocular surface after cataract surgery. Jpn J Ophthalmol 56(2): 113-118.

112. Ohyama, K., et al. (2017). Blood Pressure Elevation Associated with Topical Prostaglandin F2a Analogs: An Analysis of the Different Spontaneous Adverse Event Report Databases. Biol Pharm Bull 40(5): 616-620.

113. O`Dell, L. E., et al. (2016). Beauty does not have to hurt. Advanced Ocular Care: 42-47.

114. Pack, L. D., et al. (2008). Microbial contamination associated with mascara use. Optometry 79(10): 587-593.

115. Prabhasawat, P., et al. (2020). Eyeliner Induces Tear Film Instability and Meibomian Gland Dysfunction. Cornea 39(4): 473-478.

116. Prischmann, J., et al. (2013). Dry eye symptoms and chemosis following blepharoplasty: a 10-year retrospective review of 892 cases in a single-surgeon series. JAMA Facial Plast Surg 15(1): 39-46.

117. Pucker, A. D., et al. (2019). Clinical factors associated with contact lens dropout. Cont Lens Anterior Eye 42(3): 318-324.

118. Pult, H. and R. Khaireddin (2013). [Practical tips and tricks in fitting soft contact lenses]. Ophthalmologe 110(6): 515-521.

119. Quivey, J. M., et al. (1993). High intensity 125-iodine (125I) plaque treatment of uveal melanoma. Int J Radiat Oncol Biol Phys 26(4): 613-618.

120. Rath, A., et al. (2019). In vitro effects of benzalkonium chloride and prostaglandins on human meibomian gland epithelial cells. Ann Anat 222: 129-138.

121. Saini, M., et al. (2017). Ocular surface evaluation in eyes with chronic glaucoma on long term topical antiglaucoma therapy. Int J Ophthalmol 10(6): 931-938.

122. Sajnani, R., et al. (2018). Epidemiology of Persistent Postsurgical Pain Manifesting as Dry Eye-Like Symptoms After Cataract Surgery. Cornea 37(12): 1535-1541.

123. Sambhi, R. S., et al. (2020). Dry eye after refractive surgery: a meta-analysis. Can J Ophthalmol 55(2): 99-106.

124. Schein, O. D., et al. (1999). Dry eye and dry mouth in the elderly: a population-based assessment. Arch Intern Med 159(12): 1359-1363.

125. Shao, D., et al. (2018). Effects of femtosecond laser-assisted cataract surgery on dry eye. Exp Ther Med 16(6): 5073-5078.

126. Shen, Z., et al. (2016). Dry Eye after Small Incision Lenticule Extraction (SMILE) versus Femtosecond Laser-Assisted in Situ Keratomileusis (FS-LASIK) for Myopia: A Meta-Analysis. PLoS One 11(12): e0168081.

127. Shiozawa, K., et al. (2003). [Correlation of the presence of meibomian gland dysfunction with the incidence of superficial punctate keratopathy after penetrating keratoplasty]. Nippon Ganka Gakkai Zasshi 107(2): 84-87.

128. Shoja, M. R. and M. R. Besharati (2007). Dry eye after LASIK for myopia: Incidence and risk factors. Eur J Ophthalmol 17(1): 1-6.

129. Shtein, R. M. (2011). Post-LASIK dry eye. Expert Rev Ophthalmol 6(5): 575-582.

130. Singh, N. P., et al. (2014). Retrograde air escape via the nasolacrimal system: a previously unrecognized complication of continuous positive airway pressure in the management of obstructive sleep apnea. Ann Otol Rhinol Laryngol 123(5): 321-324.

131. Slater, G. H., et al. (2004). Serum fat-soluble vitamin deficiency and abnormal calcium metabolism after malabsorptive bariatric surgery. J Gastrointest Surg 8(1): 48-55; discussion 54-45.

132. Song, P., et al. (2019). Preoperative Management of MGD Alleviates the Aggravation of MGD and Dry Eye Induced by Cataract Surgery: A Prospective, Randomized Clinical Trial. Biomed Res Int 2019: 2737968.

133. Sorensen, E. P. and C. Urman (2015). Cosmetic complications: rare and serious events following botulinum toxin and soft tissue filler administration. J Drugs Dermatol 14(5): 486-491.

134. Stachs, O., et al. (2010). Structural-functional correlations of corneal innervation after LASIK and penetrating keratoplasty. J Refract Surg 26(3): 159-167.

135. Stapleton, F., et al. (2017). TFOS DEWS II Epidemiology Report. Ocul Surf 15(3): 334-365.

136. Starr, C. E., et al. (2019). An algorithm for the preoperative diagnosis and treatment of ocular surface disorders. J Cataract Refract Surg 45(5): 669-684.

137. Stephens, L. C., et al. (1991). Radiation apoptosis of serous acinar cells of salivary and lacrimal glands. Cancer 67(6): 1539-1543.

138. Stodulka, P., et al. (2020). Photorefractive intrastromal crosslinking for correction of hyperopia: 12-month results. J Cataract Refract Surg 46(3): 434-440.

139. Sánchez-Sánchez, A. S., et al. (2020). Protein Diet in Bariatric Patients Could Modify Tear Film. Obes Surg 30(5): 2053-2055.

140. Taneri, S., et al. (2013). Influence of corneal crosslinking for keratoconus on several objective parameters of dry eye. J Refract Surg 29(9): 612-616.

141. Thariat, J., et al. (2017). Dry Eye Syndrome After Proton Therapy of Ocular Melanomas. Int J Radiat Oncol Biol Phys 98(1): 142-151.

142. Theophanous, C., et al. (2015). Corneal Neuralgia after LASIK. Optom Vis Sci 92(9): e233-240.

143. Thygesen, J. (2018). Glaucoma therapy: preservative-free for all? Clin Ophthalmol 12: 707-717.

144. Tiwari, S., et al. (2017). Aqueous Deficient Dry Eye Syndrome Post Orbital Radiotherapy: A 10-Year Retrospective Study. Transl Vis Sci Technol 6(3): 19.

145. Toda, I. (2008). LASIK and the ocular surface. Cornea 27 Suppl 1: S70-76.

146. Toda, I. (2018). Dry Eye After LASIK. Invest Ophthalmol Vis Sci 59(14): DES109-DES115.

147. Uchino, M. and D. A. Schaumberg (2013). Dry Eye Disease: Impact on Quality of Life and Vision. Curr Ophthalmol Rep 1(2): 51-57.

148. Van Went, C., et al. (2011). [Corneal sensitivity in patients treated medically for glaucoma or ocular hypertension]. J Fr Ophtalmol 34(10): 684-690.

149. Vehof, J., et al. (2020). Prevalence and risk factors of dry eye in 79,866 participants of the population-based Lifelines cohort study in the Netherlands. Ocul Surf.

150. Villani, E., et al. (2020). The Ocular Surface Frailty Index as a Predictor of Ocular Surface Symptom Onset after Cataract Surgery. Ophthalmology 127(7): 866-873.

151. Wang, M. T. and J. P. Craig (2018). Investigating the effect of eye cosmetics on the tear film: current insights. Clin Optom (Auckl) 10: 33-40.

152. Warner, B. M., et al. (2019). Sicca Syndrome Associated with Immune Checkpoint Inhibitor Therapy. Oncologist 24(9): 1259-1269.

153. Watanabe, A., et al. (2014). Short-term changes in tear volume after blepharoptosis repair. Cornea 33(1): 14-17.

154. Wen, Y., et al. (2020). Sodium hyaluronate in the treatment of dry eye after cataract surgery: a meta-analysis. Ann Palliat Med 9(3): 927-939.

155. Wolkow, N., et al. (2018). Mild Complications or Unusual Persistence of Porcine Collagen and Hyaluronic Acid Gel Following Periocular Filler Injections. Ophthalmic Plast Reconstr Surg 34(5): e143-e146.

156. Yan, Y., et al. (2020). Impact of Full-Incision Double-Eyelid Blepharoplasty on Tear Film Dynamics and Dry Eye Symptoms in Young Asian Females. Aesthetic Plast Surg.

157. Yu, E. Y., et al. (2000). Effect of laser in situ keratomileusis on tear stability. Ophthalmology 107(12): 2131-2135.

158. Zhang, X., et al. (2019). Ocular Surface Disease and Glaucoma Medications: A Clinical Approach. Eye Contact Lens 45(1): 11-18.

12. Symptome und Befunde des Trockenen Auges

12.1. Symptome

Patienten klagen typischerweise über **Trockenheits- und Fremdkörpergefühl, Brennen, Müdigkeit der Augen, Rötung und Druckgefühl** hinter und im Auge und vermehrte **Mukussekretion.** Die Beschwerden verschlechtern sich meist im Tagesverlauf. Außerdem werden **empfindliche Augen** bei Wind, Rauch und in Räumen mit Klimaanlage angegeben und auch **Photophobie** und **Lidödeme** können auftreten. Häufig fällt ein Trockenes Auge im Zusammenhang mit **Kontaktlinsen-Unverträglichkeit** oder Problemen am Bildschirmarbeitsplatz auf.

Paradoxerweise beschreiben Patienten mit Keratoconjunctivitis sicca oft ein **subjektiv "feuchtes Auge" oder sogar Augentränen,** da bei Stimulation der Nerven der Augenoberfläche die Tränendrüsen – sofern sie noch gut funktionieren – zur vermehrten Sekretion angeregt werden.

In ausgeprägten Fällen von Keratoconjunctivitis sicca bestehen schwerste Schmerzen mit **Blepharospasmus** und **Visusreduktion.**

Ein schwankendes Sehvermögen tritt beim Trockenen Auge durch den instabilen Tränenfilm auf, vor allem bei längeren visuellen Aufgaben, wie Lesen [3, 10, 13], Computertätigkeit (*Computer Vision Syndrome*), intensiver Nutzung von Smartphones und Tablets [2] sowie Autofahren [18].

Diese Sehunschärfe kann durch vermehrtes Blinzeln oder durch Eintropfen von Tränenersatzmitteln kurzzeitig gebessert werden.

Außerdem ist das Trockene Auge mit einer reduzierten Kontrastsensitivität [23] und mit irregulärem Astigmatismus und Aberrationen höherer Ordnung assoziiert [15].

Eine permanente Sehverschlechterung kann bei fortgeschrittenem Trockenen Auge durch eine Schädigung der Augenoberfläche mit persistierenden Epitheldefekten und Vernarbung auftreten [4].

Die vielfältigen subjektiven Beschwerden des Trockenen Auges haben eine negative Wirkung auf die Lebensqualität [12, 24] und auch die Arbeitseffizienz leidet darunter, wobei hier ein Paradigmenwechsel stattgefunden hat, bei dem die Beeinträchtigung der visuellen Funktion zunehmend in den Vordergrund rückt.

Verschiedene Fragebögen stehen zur Erhebung der subjektiven Beschwerden beim Trockenen Auge zur Verfügung (☞ Kap. 13.).

Es besteht in vielen Fällen eine Diskordanz zwischen subjektiven Beschwerden und objektiven Befunden an der Augenoberfläche [19, 25]. Als Ursache dafür wird eine Nervendysfunktion vermutet.

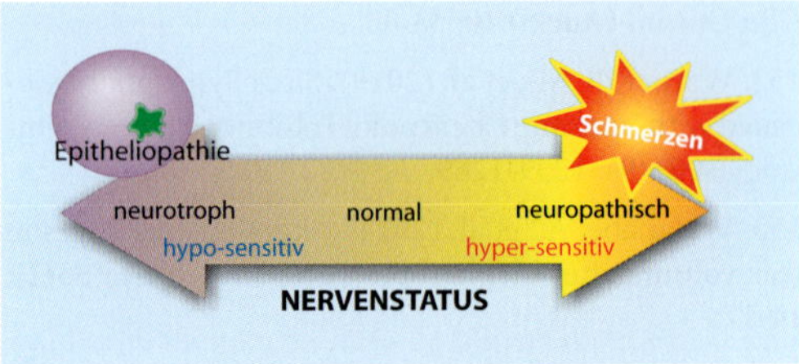

Abb. 12.1: Neurotropher und neuropathischer Phänotyp bei Hornhautnervendysfunktion [20].

Die Manifestation der **Hornhautnervendysfunktion** entspricht einem Kontinuum und reicht von Hypästhesie mit signifikanter Epitheliopathie (**neurotropher Phänotyp**) bis zur Hyperästhesie und Schmerzen, aber mit minimalen epithelialen Veränderungen (**neuropathischer Phänotyp).** Diese beiden Phänotypen können auch koexistieren [20].

Wenig subjektive Beschwerden – trotz deutlicher Hornhautstippung – sind meist durch eine reduzierte Sensibilität erklärbar, die durch eine Schädigung der sensiblen Innervation bedingt ist. Besonders bei einseitig betontem Befund muss eine **neurotrophe Keratopathie** abgeklärt werden. Dabei kommt es durch eine Schädigung der Hornhautnerven durch systemische oder okuläre Ursachen, wie z.B. nach Herpesinfektion, zu einer reduzierten Tränensekretion und gestörten Trophik bzw. Wundheilung an der Augenoberfläche. Das Stadium 1 einer neurotrophen Keratopathie ist meist durch eine zentral betonte Keratitis punctata superficialis gekennzeichnet und klinisch nicht immer eindeutig vom Trockenen Auge zu differenzieren [7].

Andererseits sind auch ausgeprägte subjektive Beschwerden ohne klinisch sichtbare Zeichen möglich. Die PatientInnen werden oft weggeschickt und ihre Beschwerden als hysterisch und eingebildet (Simulanten) bezeichnet. Hierbei kann es sich um **neuropathische Schmerzen** *(korneales Schmerzsyndrom oder korneale Neuralgie)* handeln, die durch eine Malfunktion der Schmerzsignalwege im peripheren oder zentralen Nervensystem entstehen, die für die sensible Innervation der Augenoberfläche zuständig sind.

Diverse Reize chronischer Natur, wie Hyperosmolarität in der Tränenflüssigkeit, Entzündung sowie Gewebeschädigung, gehen mit einer Freisetzung von pro-inflammatorischen Mediatoren einher, die die Schmerzschwelle der Nervenendigungen (sogenannte Nozizeptoren) herabsetzen können. Dieser Vorgang wird als ***periphere Sensibilisierung*** bezeichnet [6, 8].

Als Antwort auf die anhaltende Reizung der peripheren Nozizeptoren lassen sich entzündliche Vorgänge mit Aktivierung von Nerven und Gliazellen auch im Ganglion trigeminale und im ZNS nachweisen [11]. Diese Veränderungen können mit der Zeit zu einer fehlangepassten Neuroplastizität führen mit zentralen Neuronen, die stärker auf Reize reagieren und mit erhöhter Schmerzwahrnehmung einhergehen. Dies wird ***zentrale Sensibilisierung*** genannt. Das Kennzeichen der zentralen Sensibilisierung sind Schmerzen, die in Abwesenheit einer Augenoberflächenpathologie auftreten können. Mischformen von peripherer und zentraler Sensibilisierung sind möglich [14].

Symptome, die auf ein neuropathisches Geschehen hinweisen, sind Augenbrennen, Schwierigkeiten die Augen offen zu halten und eine erhöhte Schmerzwahrnehmung auf einen eigentlich nicht schmerzhaften Stimulus *(Allodynie)*, wie Berührung, Luftzug/Wind, Licht, Augentropfen, Kälte oder Hitze [14, 17, 22]. Die Schmerzen können auch spontan auftreten, werden intensiver verspürt und können auch länger anhalten *(Hyperalgesie)*. PatientInnen können auch einen *Blepharospasmus* entwickeln, der durch die chronische korneale Nozizeptor-Hyperaktivität entsteht [21]. Auch Beschwerden, die unproportional zu den Augenoberflächenveränderungen sind, bzw. Beschwerden trotz Behandlung sind weitere Hinweise auf eine potentielle Nervendysfunktion als Ursache der Schmerzen [20].

Risikofaktoren für das korneale Schmerzsyndrom sind immunologische Erkrankungen wie das Sjögren-Syndrom oder die Graft-versus-Host-Erkrankung, andere nicht okuläre Schmerzsyndrome wie die Migräne und Fibromyalgie, Trigeminusneuralgie, Blepharospasmus, diabetische Polyneuropathie sowie refraktive chirurgische Eingriffe, chronische Gabe von Glaukommedikation und Umwelteinflüsse (NO_2, O_3) [17].

Obwohl manchmal schwer nachvollziehbar, ist es wichtig, den Beschwerden der PatientInnen Glauben zu schenken [21]. Die Diagnose okulärer neuropathischer Schmerz wird im Ausschlussverfahren gestellt. Es gilt eine Träneninsuffizienz sowie Pathologien der Lider, des Blinkmechanismus und Bindehaut-Irregularitäten auszuschließen [8]. Diese PatientInnen werden aber oft nicht diagnostiziert, da objektive Tests meist keine pathologischen Befunde zeigen. Daher ist die Anamnese umso wichtiger.

Auch die Hornhautsensibilität muss überprüft werden, um eine neurotrophe Komponente zu erkennen [20].

Wenn keine offensichtliche Ursache für den Schmerz an der Augenoberfläche, z.B. in Form einer Gewebeschädigung, gefunden werden kann, lässt sich mit dem Proparacaine-Test feststellen, woher der Schmerz kommt. Die Intensität der okulären Schmerzen vor und nach einem Tropfen Lokalanästhetikum wird überprüft. Falls der Schmerz sich verringert oder verschwindet, handelt es sich um einen peripheren neuropathischen Schmerz, falls der Schmerz persistiert, um einen zentralen neuropathischen Schmerz [5].

Zur Diagnose einer Nervendysfunktion kann die konfokale Mikroskopie hilfreich sein. So zeigen sich beim neuropathischen Schmerzsyndrom der Hornhaut morphologische Veränderungen im subbasalen Nervenplexus mit abnormer Verzweigung und Verdickung, niedriger Dichte, Schlängelung und Auftreibung der Nervenendigungen [8, 20].

Für die Therapie der neurotrophen Keratopathie als auch für das neuropathische Schmerzsyndrom ist eine intensive Siccatherapie mit multimodalen Konzepten erforderlich [7, 8].

Anti-entzündliche Substanzen wie z.B. topisches Cyclosporin A führten zu einer Verbesserung mit Erhöhung der Anzahl und Dichte der Hornhautnerven [16].

Eine Linderung der Schmerzen sowie eine morphologische Verbesserung der Hornhautnerven traten nach der lokalen Therapie mit Serum-Augentropfen auf [1].

Wenn der Schmerz persistiert, bei zentralem neuropathischem Schmerz, sollte eine orale Schmerzmedikation sowie eine adjuvante Therapie z.B. mit Botulinumtoxin, Vitamin B, Cannabinoiden, Blaulichtfiltergläsern und Verhaltensänderungen erwogen werden [20].

12.2. Befunde

Der klinische Befund reicht von geringgradiger **Bindehautinjektion** und unspezifischer **papillärer Konjunktivitis** mit minimaler Sekretabsonderung bis hin zur deutlichen Bindehautrötung mit kornealer Beteiligung (☞ Abb. 12.2).

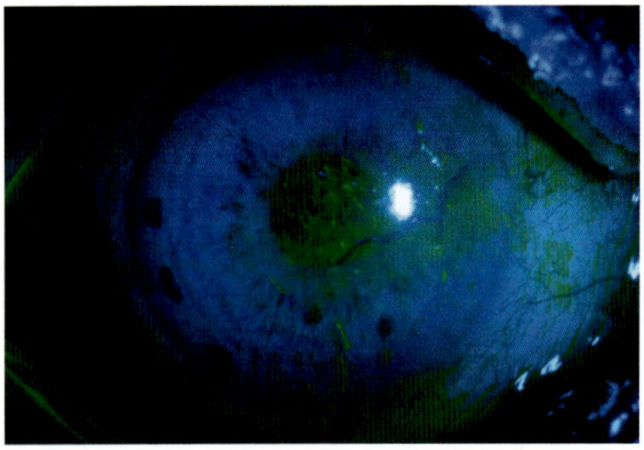

Abb. 12.2: Ausgeprägte Oberflächenstörung mir filiformer Keratopathie bei schwerem Trockenem Auge nach Knochenmarkstransplantation.

Die Lokalisation der Bindehautrötung ermöglicht Rückschlüsse auf assoziierte Erkrankungen. Eine Injektion der oberen bulbären Konjunktiva weist auf eine superiore limbale Keratokonjunktivitis hin (☞ Kap. 14.). Eine Rötung über den Augenmuskeln kann auf eine Endokrine Orbitopathie hindeuten.

Wichtige diagnostische Hinweise für ein Trockenes Auge liefern lidparallele konjunktivale Falten (**LIPCOF**), die am häufigsten temporal unten gesehen werden (vgl. Kap. 13.).

Eine chronische **vernarbende Konjunktivitis** kann erstes Zeichen eines vernarbenden Pemphigoids (☞ Abb. 12.3) sein. Sie muss durch eine Biopsie der Haut oder Schleimhaut mit entsprechender immunhistologischer Aufarbeitung weiter abgeklärt werden.

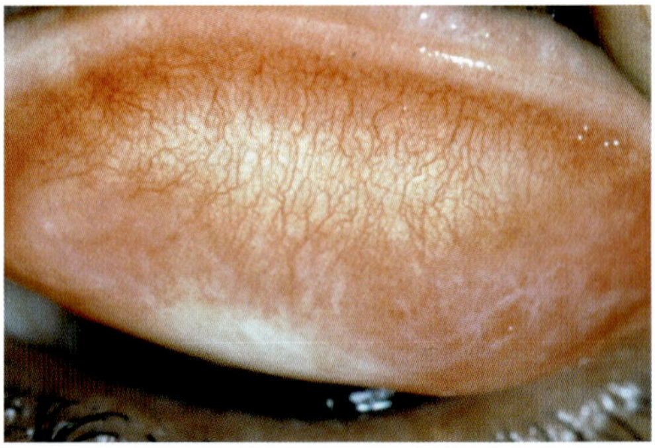

Abb. 12.3: Okuläres vernarbendes Pemphigoid, Stadium I: Subepitheliale Fibrosierung.

An der Bindehaut und Hornhaut findet sich nach Instillation von Farbstoffen eine Anfärbung von abgeschilferten, nekrotischen Epithelzellen sowie von Epitheldefekten. Die Hornhautbeteiligung reicht von einer **Keratitis punctata superficialis** bis hin zur **Keratitis filiformis** (☞ Abb. 12.2) mit feinen fädchenartigen Veränderungen der Hornhautoberfläche, quälenden Schmerzen und Visusreduktion.

Unbehandelt kann es, vor allem bei schweren Verlaufsformen, z.B. nach Knochenmarkstransplantation oder beim Sjögren-Syndrom, zur Austrocknung des Hornhautepithels mit **Keratinisierung, Infektion, persistierendem Epitheldefekt, Ulzeration** (☞ Abb. 12.4) und **Perforation** der Hornhaut kommen.

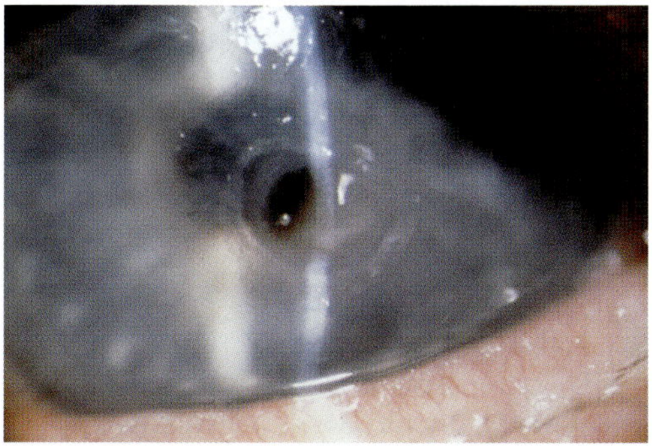

Abb. 12.4: Steriles Hornhautulkus bei schwerer Keratoconjunctivitis sicca im Rahmen eines sekundären Sjögren-Syndroms.

Bei der Befunderhebung ist besonderes Augenmerk auf die Lider und Lidkanten zu richten.

Lidfehlstellungen wie Entropium, Ektropium (☞ Abb. 12.5) oder ein Lagophthalmus können Ursache der Benetzungsstörung sein.

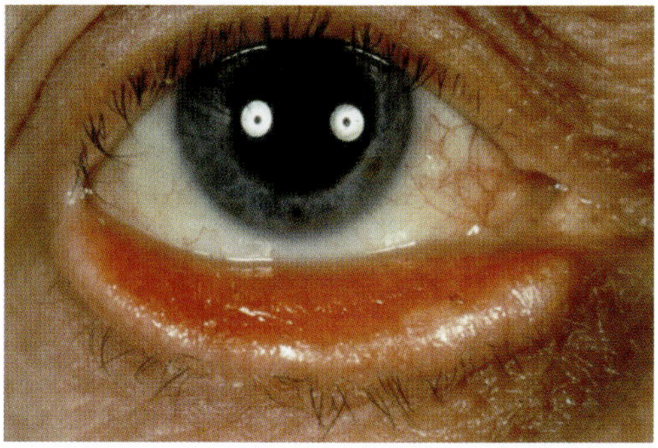

Abb. 12.5: Unterlidektropium als Ursache der Tränenfilmstörung.

Schlaffe Lider, sogenannte **Floppy eyelids** (☞ Abb. 12.6) sind häufig mit Adipositas, Hypertonie und Schlafapnoe assoziiert und gehen mit Meibomdrüsendysfunktion und papillärer Konjunktivitis einher (☞ Kap. 14.).

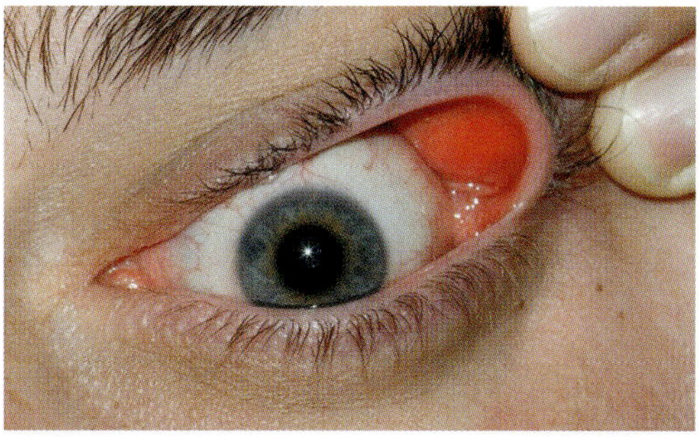

Abb. 12.6: Schlaffes Oberlid mit papillärer Konjunktivitis und assoziierter Tränenfilmstörung.

Bei gleichzeitig bestehender **Blepharitis anterior** finden sich gerötete, ödematöse, verkrustete und/oder ulzerierte Lidkanten (☞ Abb. 12.7).

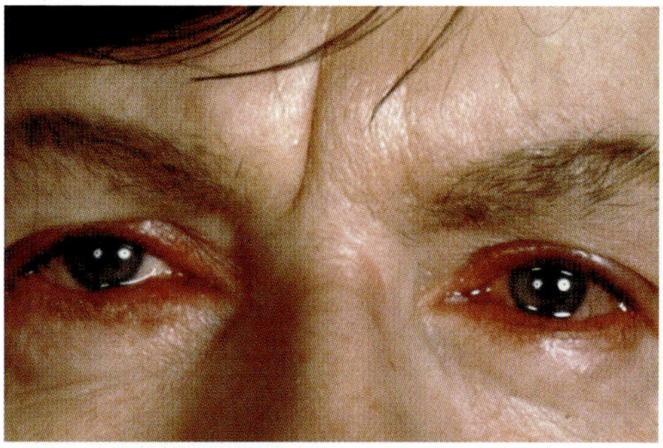

Abb. 12.7: Blepharitis mit assoziierter Tränenfilmstörung.

Die Morphologie der Krusten im Bereich der Lidkanten gibt Hinweise auf die Ätiologie. Flakes sind den Wimpern angelagerte Schuppen und weisen auf eine seborrhoische Dermatitis hin. Kollaretten, d.h. Fibrinummantelungen des Wimperngrunds, die beim Abziehen zur Blutung bzw. Ulzeration führen können, deuten auf eine Staphylokokkeninfektion hin. Manschettenartige Krusten, sogenannte Sleeves, finden sich bei einer Überbesiedelung mit Demodex der Augenlider [9] (☞ Abb. 12.8).

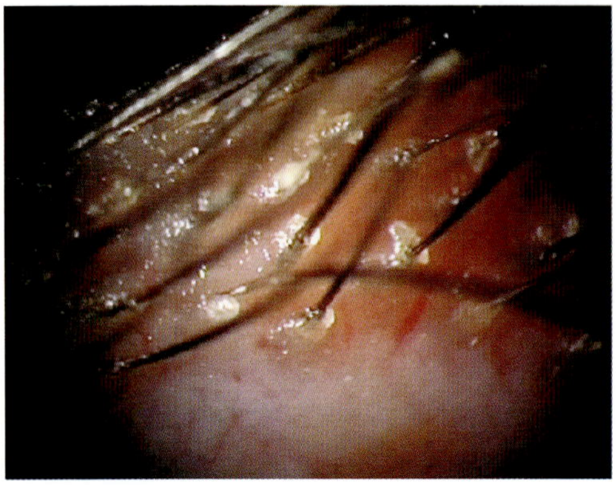

Abb. 12.8: Manschettenartige Krusten an der Wimpernbasis bei Demodexbefall.

Besonders bedeutsam ist eine **Meibomitis** mit Sekretretention der Meibomdrüsen und assoziierter Entzündung des posterioren Lidrandes (☞ Abb. 12.9). Schaumbildung kann als Zeichen einer Lipidstörung auftreten.

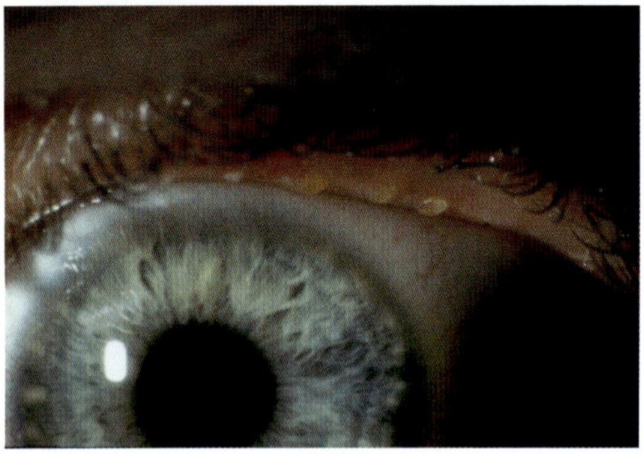

Abb. 12.9: Retiniertes Meibomdrüsensekret mit assoziierter Tränenfilmstörung.

Eine **reduzierte Lidschlagfrequenz**, z.B. bei M. Parkinson, bei endokriner Orbitopathie, oder eine **erhöhte Lidschlagfrequenz** als Kompensation eines instabilen Tränenfilms, aber auch vermehrt **inkomplette Lidschläge** bei Kontaktlinsenträgern oder nach intensiver Computertätigkeit weisen auf ein Trockenes Auge hin (☞ Kap. 13.).

Hautveränderungen an der Lidern und im Gesicht wie Rosacea, Psoriasis, seborrhoische Dermatitis, Akne oder Neurodermitis geben weitere Hinweise auf Augenoberflächenerkrankungen wie dem Trockenem Auge (☞ Kap. 14.).

Literatur

1. Aggarwal S, Colon C, Kheirkhah A et al. (2019) Efficacy of autologous serum tears for treatment of neuropathic corneal pain. Ocul Surf 17:532-539

2. Ahmed SF, Mcdermott KC, Burge WK et al. (2018) Visual function, digital behavior and the vision performance index. Clin Ophthalmol 12:2553-2561

3. Akpek EK, Karakus S, Ramulu PY et al. (2020) Sustained Gazing Causes Measurable Decline in Visual Function of Patients with Dry Eye. American journal of ophthalmology 210:107-115

4. Anonymous (2007) Management and therapy of dry eye disease: report of the Management and Therapy Subcommittee of the International Dry Eye WorkShop (2007). Ocul Surf 5:163-178

5. Crane AM, Feuer W, Felix ER et al. (2017) Evidence of central sensitisation in those with dry eye symptoms and neuropathic-like ocular pain complaints: incomplete response to topical anaesthesia and generalised heightened sensitivity to evoked pain. The British journal of ophthalmology 101:1238-1243

6. Dieckmann G, Goyal S, Hamrah P (2017) Neuropathic Corneal Pain: Approaches for Management. Ophthalmology 124:S34-S47

7. Dua HS, Said DG, Messmer EM et al. (2018) Neurotrophic keratopathy. Prog Retin Eye Res 66:107-131

8. Ebrahimiadib N, Yousefshahi F, Abdi P et al. (2020) Ocular Neuropathic Pain: An Overview Focusing on Ocular Surface Pains. Clin Ophthalmol 14:2843-2854

9. Gao YY, Di Pascuale MA, Li W et al. (2005) High prevalence of Demodex in eyelashes with cylindrical dandruff. Investigative ophthalmology & visual science 46:3089-3094

10. Goto E, Yagi Y, Matsumoto Y et al. (2002) Impaired functional visual acuity of dry eye patients. American journal of ophthalmology 133:181-186

11. Guerrero-Moreno A, Fakih D, Parsadaniantz SM et al. (2021) How does chronic dry eye shape peripheral and central nociceptive systems? Neural Regen Res 16:306-307

12. Guo LW, Akpek E (2020) The Negative Effects of Dry Eye Disease on Quality of Life and Visual Function. Turk J Med Sci

13. Karakus S, Mathews PM, Agrawal D et al. (2018) Impact of Dry Eye on Prolonged Reading. Optom Vis Sci 95:1105-1113

14. Kim J, Yoon HJ, You IC et al. (2020) Clinical characteristics of dry eye with ocular neuropathic pain features: comparison according to the types of sensitization based on the Ocular Pain Assessment Survey. BMC Ophthalmol 20:455

15. Koh S (2018) Irregular Astigmatism and Higher-Order Aberrations in Eyes With Dry Eye Disease. Investigative ophthalmology & visual science 59:DES36-DES40

16. Levy O, Labbé A, Borderie V et al. (2017) Increased corneal sub-basal nerve density in patients with Sjögren syndrome treated with topical cyclosporine A. Clin Exp Ophthalmol 45:455-463

17. Mehra D, Cohen NK, Galor A (2020) Ocular Surface Pain: A Narrative Review. Ophthalmol Ther 9:1-21

18. Negishi K, Masui S, Mimura M et al. (2016) Relationship between Functional Visual Acuity and Useful Field of View in Elderly Drivers. PLoS One 11:e0147516

19. Nichols KK, Nichols JJ, Mitchell GL (2004) The lack of association between signs and symptoms in patients with dry eye disease. Cornea 23:762-770

20. Patel S, Hwang J, Mehra D et al. (2020) Corneal Nerve Abnormalities in Ocular and Systemic Diseases. Exp Eye Res:108284

21. Rosenthal P, Baran I, Jacobs DS (2009) Corneal pain without stain: is it real? Ocul Surf 7:28-40

22. Siedlecki AN, Smith SD, Siedlecki AR et al. (2020) Ocular pain response to treatment in dry eye patients. Ocul Surf 18:305-311

23. Szczotka-Flynn LB, Maguire MG, Ying GS et al. (2019) Impact of Dry Eye on Visual Acuity and Contrast Sensitivity: Dry Eye Assessment and Management Study. Optom Vis Sci 96:387-396

24. Uchino M, Schaumberg DA (2013) Dry Eye Disease: Impact on Quality of Life and Vision. Curr Ophthalmol Rep 1:51-57

25. Whitcher JP, Gritz DC, Daniels TE (1998) The dry eye: a diagnostic dilemma. Int Ophthalmol Clin 38:23-37

13. Diagnostik des Trockenen Auges

Das komplexe Krankheitsbild des Trockenen Auges kann nicht mit einem einzelnen diagnostischen Test verifiziert werden. Die Diagnosestellung erfordert sehr viel klinische Erfahrung und das Arzt-Patienten-Verhältnis nimmt dabei eine herausragende Stellung ein. Erschwerend kommt hinzu, dass subjektive Beschwerden und objektive Befunde beim Trockenen Auge häufig nicht korrelieren. Aus diesem Grund müssen sowohl die subjektiven Parameter als auch objektive Messungen das diagnostische Bild komplettieren. In den vergangenen Jahren ist es auf Grund zunehmender pathophysiologischer Erkenntnisse zu einem Anstieg innovativer diagnostischer Verfahren gekommen. Diese ermöglichen eine genaue diagnostische Strategie, um die erhobenen Befunde der überarbeiteten Definition des Trockenen Auges nach dem DEWS II Report 2017 entsprechend einzuordnen, differenzialdiagnostisch abzugrenzen und einer gezielten Therapie zuzuführen [1]. Diagnostische Leitlinien (DEWS I und II) empfehlen nach wie vor eine Differenzierung der Patienten in die beiden therapierelevanten Haupt-Subtypen Hyposekretion und Hyperevaporation [1].

13.1. Anamnese

Da das Trockene Auge häufig durch ein sehr vielseitiges Beschwerdebild charakterisiert ist, das typische Symptom jedoch fehlt, kann eine gute und umfassende Anamnese bereits erste Hinweise auf die richtige Diagnose geben. Eine Risikofaktorenanalyse ist für eine adäquate Diagnosefindung ebenfalls unabdingbar (Risikofaktoren ☞ Kap. 1.) [1]. Mit Hilfe von speziellen **Anamnesebögen**, wie beispielsweise dem vom Ressort "Trockenes Auge" im Berufsverband erarbeiteten Anamnesebogen, können die wichtigsten Fragen an den Patienten gestellt werden (☞ Abb. 13.1) [2]. Auch kombinierte Erhebungsbögen zu Anamnese, Diagnostik und Therapie sind hilfreich, um die Beschwerden des jeweiligen Patienten, die erhobenen Befunde und therapeutischen Maßnahmen im intraindividuellen Verlauf dokumentieren und auswerten zu können [3].

13.2. Subjektive Symptomfragebögen

Speziell entwickelte Fragebögen zur standardisierten Einordnung subjektiver Beschwerden im Verlauf stehen am Beginn jeder Untersuchung. Sie er-

Fragebogen	Beschreibung	Kategorie	Anzahl der Fragen	Einsatzgebiet
McMonnies	Schlüsselfragen zum Trockenen Auge	Symptome und Risikofaktoren	15	Klinische Studien
OSDI	*Ocular Surface Disease Index*	Symptome und Lebensqualität	12	Klinische Studien
IDEEL	*Impact of Dry Eye on Everyday Life*	Symptome und Lebensqualität	57	Epidemiologische und klinische Studien
DEQ	*Dry Eye Questionnaire*	Symptome	21	Epidemiologische und klinische Studien
DEQS	*Dry Eye-Related Quality-of-Life Score*	Symptome und Lebensqualität	15	Klinische Praxis
SPEED	*Standard Patient Evaluation of Eye Dryness*	Symptome	4	Epidemiologische Studien, klinische Praxis
SANDE	*Symptom Assessment in Dry Eye*	Symptome	2 (visuelle Analogskala)	Klinische Praxis
NEI-VFQ	*National Eye Institute Visual Function Questionnaire*	Sehfunktion, Lebensqualität	25	Klinische Forschung

Tab. 13.1: Auswahl verfügbarer Symptom-Fragebögen nach DEWS II 2017 (4).

Anamnesebogen "Trockenes Auge"

Arbeitsgruppe "Trockenes Auge"

Zutreffendes bitte ankreuzen

Name des Patienten

Praxis

Geschlecht

- ☐ männlich
- ☐ weiblich

Alter

- ☐ unter 25 Jahre
- ☐ 25 bis 45 Jahre
- ☐ über 45 Jahre

Symptome (Beschwerden)

- ☐ Trockenheit
- ☐ Fremdkörpergefühl
- ☐ Brennen
- ☐ Bindehautstörung
- ☐ Schmerzen
- ☐ Druckgefühl
- ☐ "Empfindliche Augen"
- ☐ Tränenfluß bei Wind oder Lichtwechsel
- ☐ Schnelle Ermüdbarkeit
- ☐ Lid-/Lidrandrötung
- ☐ Lidschwellung
- ☐ Jucken der Lidränder

Häufigkeit der Symptome

morgens

- ☐ nie
- ☐ manchmal
- ☐ oft
- ☐ ständig

am Arbeitsplatz

- ☐ nie
- ☐ manchmal
- ☐ oft
- ☐ ständig

abends

- ☐ nie
- ☐ manchmal
- ☐ oft
- ☐ ständig

Kontaktlinsen

- ☐ keine
- ☐ formstabile (harte) Linsen
- ☐ flexible (weiche) Linsen
- ☐ Eintages-/Austauschlinsen

Verträglichkeit

- ☐ gut
- ☐ mittel
- ☐ schlecht

Tragezeit

- ☐ < 8 h
- ☐ 8 - 12 h
- ☐ > 12 h

Kontaktlinsenpflegemittel

- ☐ Nachbenetzung der Kontaktlinsen

welche?

Benutzung von Kosmetika

- ☐ ja
- ☐ nein

welche?

Besondere Empfindlichkeit gegenüber

- ☐ Rauch
- ☐ Klimaanlage, trockene Luft, Luftzug
- ☐ Umwelteinflüssen (Sonne, Wind)
- ☐ Kosmetika

sonstige

Arbeitsplatzbelastung

- ☐ Klimaanlage
- ☐ Bildschirmarbeit
- ☐ Staub/Gase/Lösungs-mitteldämpfe/Luftzug
- ☐ Beschwerden nur am Arbeitsplatz
- ☐ Beschwerden nur zu Hause

sonstige

Medikamentöse Vorbehandlung des Auges

- ☐ nein
- ☐ ja
- ☐ unklar

welche?

Allgemeinerkrankungen

- ☐ Rheumatoide Arthritis
- ☐ Schilddrüsenfunktionsstörung
- ☐ Trockenheit von Mund Nase, Haut
- ☐ Hauterkrankungen
- ☐ Tumorerkrankungen
- ☐ Zuckerkrankheit
- ☐ "Allergie"
- ☐ Depressive Verstimmung

sonstige

Allergien

- ☐ Pollenallergie
- ☐ Hausstaub
- ☐ Medikamente
- ☐ Lebensmittel
- ☐ Kosmetikprodukte

sonstige

Allgemeinmedikation

- ☐ Antihistaminika (Allergiebehandlung)
- ☐ Diuretika (Wassertabletten)
- ☐ Psychopharmaka (z.B. Schlaftabletten)
- ☐ orale Kontrazeptiva (Pille)
- ☐ Betablocker (Bluthochdruck)
- ☐ Analgetika (Schmerztabletten)
- ☐ Anticholinergika (gegen Magengeschwüre oder -krämpfe)

welche?

Abb. 13.1: Anamnesebogen "Trockenes Auge" des Ressorts "Trockenes Auge" im BVA.

leichtern die Einordnung der Schwere und Art der Symptome. Etablierte Symptomfragebögen, wie der "*Ocular Surface Disease Index* (OSDI)" und der "*National Eye Institute Vision Functioning Questionnaire* (NEI-VFQ)" erheben nicht nur spezifische Symptome des Trockenen Auges, sondern bewerten auch den Einfluss der Erkrankung auf Sehfunktionen, Arbeitsleben und Freizeitverhalten. Eine Übersicht über die derzeit wichtigsten verfügbaren Fragebögen ist in Tab. 13.1 dargestellt.

13.3. Inspektion und Spaltlampenuntersuchung

Durch die Inspektion - möglichst bei Tageslicht - und die Spaltlampenuntersuchung des vorderen Augenabschnittes lassen sich der anamnestische Verdacht auf das Vorliegen eines Trockenen Auges erhärten und Differenzialdiagnosen ausschließen.

Bei der **Inspektion** ist auf folgende Strukturen zu achten:

Gesichts-/ Lidhaut	• Zeichen einer dermatologischen Grunderkrankung (Rosazea, Psoriasis vulgaris, seborrhoische Dermatitis, z.B. Dennie-Morgan-Falte und Herthoge-Zeichen bei atopischer Dermatitis)
Tränendrüse	• Schwellung/Druckdolenz im lateralen Oberlidbereich
Augenlid	• Lidstellung (Ektropium, Entropium, Eversio puncti lacrimalis) • Liddefekt, Lidnarben • Blepharitis anterior/posterior
Lidschluss	• intakt? Lagophthalmus bei Fazialisparese? • bei Trockenem Auge häufig inkompletter Lidschluss (verhindert gleichmäßige Expression der Meibomdrüsen) bei deutlich erhöhter Lidschlagfrequenz; bei der PC-Arbeit oder beim Lesen Lidschlagfrequenz jedoch stark reduziert auf 2-9 Lidschläge pro Minute • Bell'sches Phänomen positiv? • Lidschlagfrequenz normal? (ca. 12-20 Lidschläge/Minute)

Die **Spaltlampenuntersuchung** muss folgende, zur Diagnose des Trockenen Auges wichtige Strukturen einbeziehen:

Lidkante	• intakt? • Stellungsanomalie? • Verdickung/Ödem, Rötung, Hyperämie, Teleangiektasien, Ulzerationen, Krusten, Kollaretten (Fibrinummantelung der Zilien), Madarosis, Trichiasis, Distichiasis, Entzündungen der Haarfollikel, Vernarbungen • Demodex folliculorum? Zylindrische Schuppen?
Meibomdrüsen	• Ausreichende Anzahl, Sekretretention? Plugging (Obstruktion der Öffnung der Meibomdrüsen)? Pouting (feiner membranartiger Verschluss der Meibomdrüsenöffnungen)? • Meibumbeurteilung nach diagnostischer Expression der Meibomdrüsen (transparent/trüb/ölig/zähflüssig/Zahnpasta-artig)?
Tränenmeniskus	• normal (> 0,3 mm)
Tränenfilm	• Zelldetritus? Schleimfäden? • Schaumbildung (entsteht durch Mizellenbildung der Lipide)?
Lipidfilm	• Beurteilung im Spiegelbezirk
Bindehaut	• Vermehrte Gefäßinjektion? • LIPCOF (s.u.) • Narben, Symblephara, Zysten, Konkremente

Hornhaut	• Oberflächenreflex klar und spiegelnd? • Transparenz? Narben? • Vaskularisation? • Hornhautsensibilität intakt (Testung immer im Seitenvergleich in allen 4 Quadranten mit dem Wattetupfer oder speziellem Ästhesiometer, z.B. nach Luneau, Ausschluss neurotrophe Keratopathie, Keratitis herpetica, Keratitis neuroparalytica mit reduziertem Lidschlag)?

Lidkantenparallele konjunktivale Falten (LIPCOF) sind in der Regel in allen vier Quadranten parallel zu den hinteren Lidkanten nachweisbar, am häufigsten temporal unten (☞ Abb. 13.2). Sie sind Folge erhöhter Reibungskräfte zwischen den Augenlidern und der Bindehaut. LIPCOF sind besonders charakteristisch, pathognomonisch für das Vorliegen eines Trockenen Auges und ermöglichen die Blickdiagnose an der Spaltlampe. Der positive Vorhersagewert liegt sehr hoch bei 93 %, Sensitivität und Spezifität ergeben ebenso Werte zwischen 85-90 % [5]. Die nachfolgende Klassifikation von Höh et al. bezieht sich auf den Ausprägungsgrad der LIPCOF an der temporal unteren Lidkante in Primärposition des Bulbus bei hoher Vergrößerung und schmalem Spalt [5].

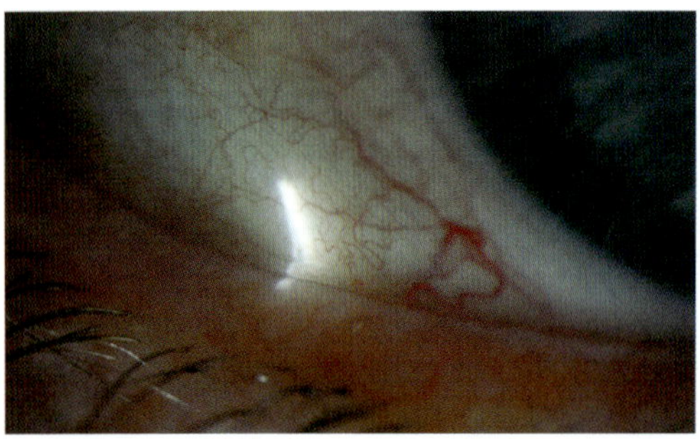

Abb. 13.2: Lidkantenparallele konjunktivale Falten (LIPCOF), Grad 3: große, mehrfaltige lidkantenparallele Bindehautfalte, die die Höhe des normalen Tränenmeniskus übersteigt.

Ausprägungsgrad	Spaltlampenbefund in Primärposition	Beurteilung (am temporalen Unterlid)
LIPCOF Grad 0	keine permanent vorhandene lidkantenparallele Bindehautfalte	Normal
LIPCOF Grad 1	kleine, einfaltige lidkantenparallele Bindehautfalte, die wesentlich niedriger ist als der normale Tränenmeniskus	Mildes Trockenes Auge
LIPCOF Grad 2	deutliche lidkantenparallele Bindehautfalte bis zur Höhe des normalen Tränenmeniskus, eventuell mehrfaltig	mittelschweres Trockenes Auge
LIPCOF Grad 3	große lidkantenparallele Bindehautfalte, die die Höhe eines normalen Tränenmeniskus weit übersteigt, in der Regel mehrfaltig	Schweres Trockenes Auge
LIPCOF Grad 4	große lidkantenparallele Bindehautfalte, die die Höhe eines normalen Tränenmeniskus weit übersteigt und sich über die innere Lidkante hinweg bis zur äußeren Lidkante vorwölbt	Schweres Trockenes Auge

13.4. Zusatzuntersuchungen

13.4.1. Beurteilung der Meibomdrüsen und der Tränenfilmstabilität

13.4.1.1. Tränenfilmaufreißzeit

(Break up time, BUT; tear film break up time, TBUT)

Die Tränenfilmaufreißzeit ist ein klassischer Parameter für die Analyse der Stabilität des Tränenfilms. Sie ist verkürzt bei **Störungen der Lipidpha-**

se und/oder der Muzinschicht des Tränenfilms. Alleinige Verminderungen der wässrigen Tränenphase beeinflussen die BUT wenig. Die Tränenfilmaufreißzeit **schwankt inter- und intraindividuell** erheblich, so dass "Normalwerte" nur als Orientierungsgrößen dienen sollten.

Die Tränenfilmaufreißzeit wird nach Applikation von einem Tropfen unkonserviertem Fluoreszein ermittelt. Nachdem der Patient aufgefordert wurde, die Lider zu schließen, wieder zu öffnen und aktiv den Lidschlag zu unterdrücken, wird die spontane Aufreißzeit des Fluoreszeinfilms mit dem Kobaltblaufilter der Spaltlampe (16-fache Vergrößerung, Spaltbreite 2 mm) gemessen (☞ Abb. 13.3). Normwerte liegen zwischen 10 und 20 s. Die Messung sollte dreimal wiederholt und ein Mittelwert errechnet werden. Wichtig ist weiterhin, auf standardisierte Testdurchführungen, insbesondere standardisierte Mengen an Fluoreszein sowie ein vorsichtiges Einträufeln in den Konjunktivalsack zu achten, um eine statistisch verwertbare Aussagekraft zu erhalten.

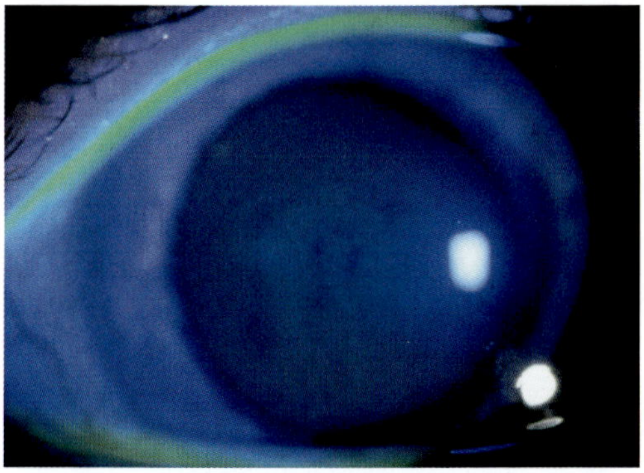

Abb. 13.3: Tränenfilmaufreißzeit. Aufreißen des Tränenfilms nach Instillation von Fluoreszein-Augentropfen ohne Anästhesie.

Beurteilung:	Tränenfilmaufreißzeit	Bewertung
	> 10 Sekunden	normal
	5-10 Sekunden	herabgesetzt
	< 5 Sekunden	stark herabgesetzt

Häufige Fehler der Messung mit Fluoreszein:

- Verfälschter Messwert durch eine zu große Menge an Fluoreszein
- Reißt der Tränenfilm aufgrund einer Epitheliopathie immer wieder an der gleichen Stelle auf, sollte dieser Wert zur Beurteilung der BUT nicht verwendet werden

Nichtinvasiv, ohne Verwendung von Fluoreszein, kann die Tränenfilmaufreißzeit mittels spezieller Interferometer oder mithilfe der Videokeratographie gemessen werden (NIBUT, Nicht Invasive Break Up Time). Damit können die präzise Aufreißzeit und der Aufreißort des Tränenfilms topographisch genau und objektiv ermittelt werden. Die Interferometer erlauben zusätzlich eine Darstellung der unterschiedlichen Interferenzmuster der Lipidschicht, die sich jeweils nach Dicke der Lipidschicht verändern. Somit kann die Lipidschichtdicke bestimmt werden.

Die nichtinvasive Tränenfilmaufreißzeit wird nach aktuellem DEWS II Report bevorzugt empfohlen, bei fehlendem technischen Equipment die standardisierte, Fluoreszein-assoziierte, invasive Messung [1, 4].

13.4.1.2. Diagnostische Expression der Meibomdrüsen

Durch eine gleichmäßige Druckapplikation auf die Lidkante kann eine quantitative und qualitative Beurteilung des Sekretes der Meibomdrüsen ermöglicht werden. Auch ein Instrument zur standardisierten Druckapplikation (MGE, *Meibomian Gland Evaluator*) ist hierfür im Einsatz. Dadurch wird der Druck auf die Meibomdrüsen simuliert, welcher auch bei einem kompletten Lidschluss physiologisch aufgebracht werden muss. Es werden jeweils 5 Drüsen temporal, zentral und nasal untersucht und der Anteil der exprimierbaren Drüsen festgestellt. Somit können wichtige Erkenntnisse über Art, Konsistenz und Viskosität des Meibum gewonnen werden, die indirekt eine Beurteilung der Tränenfilmstabilität erlauben.

13.4.1.3. Meibographie

Zur präzisen anatomischen Beurteilung der Meibomdrüsen ist die Meibographie unabdingbar. Sie kann einfach an der Spaltlampe am evertierten Lid mittels Transillumination durch ein Visitenlämpchen durchgeführt werden oder mit in den letzten Jahren entwickelten Instrumenten zur Visualisierung der Meibomdrüsen. Bei diesen Meibographie-Untersuchungsmethoden kommen Infrarot- und Transilluminationsverfahren zur Anwendung. Ausschließlich mittels Meibographie können Informationen über **Länge** der Meibomdrüsen, **Dilatation** ihrer Azini und das Ausmaß der **Meibomdrüsenatrophie** (“*gland-drop-out*”) gewonnen werden [6].

13.4.2. Vitalfarbstoffe zur Beurteilung der Augenoberfläche

Nur wenige der in der Literatur aufgeführten Vitalfärbungen haben sich in der klinischen Routine durchsetzen können. Dies sind zum einen die Fluoreszeinfärbung und zum anderen die Lissamingrünfärbung, welche die Bengalrosafärbung inzwischen weitestgehend ersetzt hat. Lissamingrün und Bengalrosa färben vergleichbare Augenoberflächenstrukturen an und sind deshalb in ihrer Aussagekraft sehr ähnlich.

Für die Auswertung der Vitalfärbungen stehen mehrere Schemata und Graduierungen zur Verfügung. Etabliert haben sich insbesondere die **Oxford Grading Scale** sowie der **van-Bijsterveld-Index** (☞ Abb.13.4) [4, 6]. Generell werden mit den Vitalfärbungen an der Spaltlampe jeweils das Verteilungsmuster und die Intensität der Anfärbung quantifiziert. Diffuse Verteilungsmuster im Lidspaltenbereich sprechen am ehesten für ein hyposekretorisches Trockenes Auge, Anfärbungen im Limbusbereich, an den Lidkanten sowie an der tarsalen Bindehaut deuten auf ein hyperevaporatives Trockenes Auge hin.

13.4.2.1. Fluoreszein

Fluoreszein visualisiert den präkornealen Tränenfilm und färbt typischerweise **Defekte des Oberflächenepithels**, insbesondere der Kornea und Konjunktiva, an. Beim Trockenen Auge tritt die Anfärbung mit Fluoreszein häufig im unteren Hornhautdrittel oder im Lidspaltenbereich auf. Für Studien hat sich die Quantifizierung der Fluoreszein-Färbung mittels Graduierungsschemata bewährt. Als Basis für die Ordination bestimmter topischer Medikamente, die für die Therapie des schweren Trockenen Auges zugelassen sind, ist die Fluoreszein-Färbung von essenzieller Bedeutung.

13.4.2.2. Bengalrosa und Lissamingrün

Bengalrosa 1 % ist ein Vitalfarbstoff, der Bindehaut- und Hornhautzellen mit einer alterierten Muzin-Glycocalyx anfärbt. Patienten sollten darauf hingewiesen werden, dass der Farbstoff beim Eintropfen etwas brennen kann.

Bei Patienten mit Trockenem Auge ist die Bengalrosa-Färbung oft am deutlichsten in der unteren Hälfte der Hornhaut und der Bindehaut ausgeprägt. Mukuspartikel und Schleimfäden färben sich ebenfalls mit Bengalrosa an. Die Intensität der Anfärbung wird nach van Bijsterveld an der Bindehaut nasal und temporal sowie auf der Hornhaut bewertet (☞ Abb. 13.4). Die Maximalwertung dieser drei Sektoren beträgt jeweils 3 Punkte, so dass eine Gesamtpunktzahl von neun Punkten für jedes Auge möglich ist. Eine Anfärbbarkeit > 3,5 Punkte wird als pathologisch gewertet. Die Punktebewertung unterliegt jedoch großem subjektivem Einfluss.

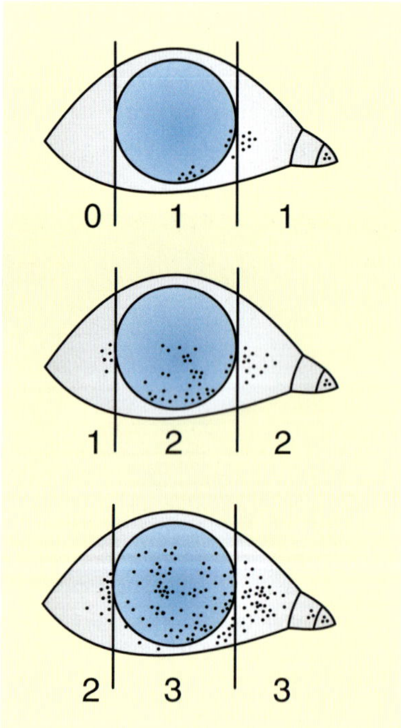

Abb. 13.4: Van Bijsterveld-Index: Bewertet wird die Intensität der Anfärbung auf der bulbären Konjunktiva nasal und temporal sowie auf der Kornea. Die Maximalwertung dieser 3 Sektoren beträgt jeweils 3 Punkte, so dass sich eine maximale Gesamtpunktzahl von 9 Punkten ergibt.

Durch Bengalrosa wird nicht spezifisch ein durch Austrocknung bedingter epithelialer Schaden erfasst. Daher kann die Bengalrosa-Anfärbung auch bei anderen Krankheitsbildern, die mit Veränderungen der Augenoberfläche einhergehen (z.B. infektiöse oder allergische Konjunktivitis), positiv sein.

Lissamingrün ist ein synthetischer organischer Farbstoff und visualisiert oberflächlich geschädigte Zellen mit defekter Muzinschicht [4]. Es färbt devitalisierte und keratinisierte Zellen an. Vorteile gegenüber Bengalrosa bestehen in einem besseren Kontrast des grünen Farbstoffes auf der Bindehaut sowie einer besseren Verträglichkeit für den Patienten beim Eintropfen.

13.4.3. Beurteilung des Tränenvolumens

13.4.3.1. Tränenfilmmeniskus

Die Bestimmung des Tränenfilmmeniskus ist eine semiquantitative Untersuchung und kann Hinweise auf ein hyposekretorisches Trockenes Auge geben. Es wird die Höhe des Tränenmeniskus bei der Spaltlampenuntersuchung an der Unterlidkante gemessen. Eine Höhe unter 0,2 mm sowie Unregelmäßigkeiten gelten als pathologisch. In einer Untersuchung mittels optischer Kohärenztomographie zeigte die Höhe des Tränenfilmmeniskus bei Patienten mit Trockenem Auge Werte von 0,2 ± 0,09 mm im Vergleich zu den gesunden Normalprobanden mit Werten von 0,5 ± 0,02 mm [7]. Als nicht-invasives, wenig zeitintensives Verfahren ist es in der klinischen Routinediagnostik gut geeignet.

13.4.3.2. Schirmer-Test

Der Schirmer-Test wurde 1903 von Schirmer in die Diagnostik des Trockenen Auges eingeführt und 1966 wissenschaftlich durch Jones aufgearbeitet. Der **Schirmer-Test ohne Anästhesie** (oftmals im Klinik-Sprachgebrauch als Schirmer-I-Test bezeichnet) erfasst sowohl die basale als auch die reflektorische Sekretion wässriger Tränen. Am nicht anästhesierten Auge werden definierte Teststreifen (5x35 mm, Papierqualität Whatmann Nr. 41) im äußeren Drittel des Unterlides eingesetzt (☞ Abb. 13.5). Vor Einsetzen der Messstreifen wird der im unteren Fornix stehende Tränensee mit einem Tupfer abgesaugt. Nach 5 Minuten wird der Filterpapierstreifen entnommen und die befeuchtete Filterpapierstrecke ab der Knickstelle in Millimetern abgelesen. Ist der Filterpapierstreifen vor Ablauf der 5 Minuten völlig durchnässt, so wird die dafür benötigte Zeit gemessen und notiert.

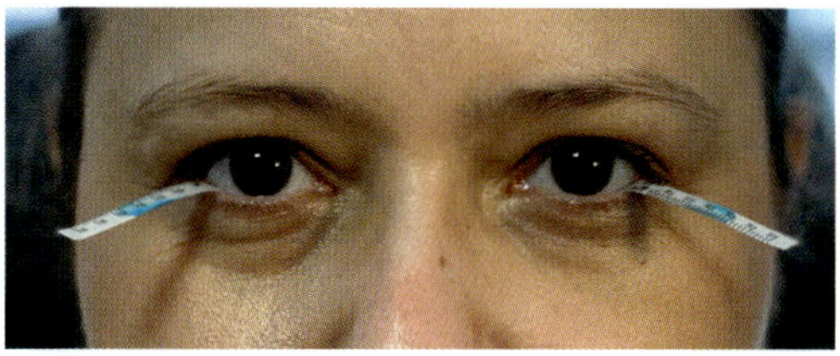

Abb. 13.5: Schirmer-Test.

Beurteilung	Befeuchtungsstrecke	Beurteilung
	> 15 mm	Normalbefund
	> 10 bis 15 mm	beginnender Tränenmangel
	> 5 bis 10 mm	fortgeschrittener Tränenmangel
	≤ 5 mm	schwerer Tränenmangel

Selbst bei größter Sorgfalt der Durchführung ist eine enorme inter- und intraindividuelle Variationsbreite der Ergebnisse zu finden. Eine Benetzung des Filterpapiers kleiner 5,5 mm in 5 Minuten gilt als sicher pathologisch mit einer Rate falsch positiver bzw. falsch negativer Befunde von 16 %. Der Schirmer-Test ohne Anästhesie stellt nach wie vor einen Grundpfeiler in der Diagnostik des Trockenen Auges dar, insbesondere zum Ausschluss einer ausgeprägten Hyposekretion.

Der **Schirmer-Test mit Anästhesie** (Basalsekretions-Test nach Jones, oft im Klinik-Sprachgebrauch als Schirmer-II-Test bezeichnet) misst die wässrige Tränenphase nach Oberflächenanästhesie und somit hauptsächlich die basale, physiologische Tränensekretion. Mit diesem Test kann eine paradoxe Epiphora weitestgehend ausgeschlossen werden.

Der **Schirmer-II-Test** wird zur Bestimmung der Reflexsekretion genutzt. Sobald die Schirmer-Streifen eingelegt sind, wird die Nasenschleimhaut mit einem trockenen Baumwolltupfer gereizt. Ein Mangel an Reflexsekretion besteht wahrscheinlich, wenn nach 2 Minuten weniger als 10 mm des Streifens befeuchtet sind. Der Schirmer-II-Test findet sehr selten Anwendung, da er sehr unangenehm für den Patienten ist und die Aussagekraft kontrovers diskutiert wird.

Test	Interpretation	Besonderheiten	Sprachgebrauch
Schirmer I	Globaltest, Tränenreflex	ohne Anästhesie	Schirmer I
Schirmer II	Afferenz Tränenreflex	Lokalanästhesie, Nasenreizung	—
Jones	Ruhe-/ Basissekretion	Lokalanästhesie	"Schirmer II"

13.4.4. Beurteilung der Entzündung der Augenoberfläche und des präkornealen Tränenfilmes

13.4.4.1. Tränenfilmosmolarität

Die Tränenfilmosmolarität ist ein indirekter Parameter zur Beurteilung der **Entzündung** auf der Augenoberfläche. Die Osmolarität ist ein zentraler Bestandteil in der Pathogenese und Definition des Trockenen Auges und als objektives diagnostisches Testverfahren zur Beurteilung des therapeutischen Erfolges gut geeignet. Durch die Verfügbarkeit eines Instrumentes mit **"lab-on-chip"-Konzept**, welches mittels einer Nanoliter-Tränenprobe (ca. 50 nl) eine quantitative Anzeige des Ergebnisses nach wenigen Sekunden erlaubt, ist die Bestimmung der Osmolarität des Tränenfilms wesentlich einfacher geworden. Die Osmolarität des Tränenfilmes spielt bei allen Subtypen des Trockenen Auges eine wesentliche Rolle. Die Messungen müssen unter standardisierten Bedingungen durchgeführt werden, da sie durch Tageszeit, Temperatur, Luftfeuchtigkeit und Helligkeit beeinflussbar sind. Als Referenzwert werden **308 mOsmol/l** angegeben [4, 8]. Des Weiteren gilt ein interokularer Unterschied von > **8 mOsmol/l** als pathologisch.

13.4.4.2. Messung der Matrix-Metalloproteinase-9 (MMP-9) im Tränenfilm

Die Matrix-Metalloproteinase-9 (MMP-9) im Tränenfilm ist ein wichtiger Entzündungsmarker in der Pathophysiologie des Trockenen Auges. Seit 2013 steht ein sensitiver Bedside-Test zur Identifizierung von MMP-9 im Tränenfilm zur Verfügung. MMP-9 korreliert mit klinischen Parametern beim Trockenen Auge und kann als Biomarker für Diagnose, Klassifizierung und Therapieverlauf dienen [9]. Klinische Untersuchungen von 2016 haben ergeben, dass der MMP-9-Test ein sicheres diagnostisches Instrument zur Diagnose und Objektivierung der Entzündung bei Patienten mit Trockenem Auge darstellt [10]. Daher kann der Test als wichtige Entscheidungshilfe zum Monitoring einer antiinflammatorischen Therapie dienen.

13.4.4.3. In-vivo-konfokale Mikroskopie

Zur Objektivierung der Entzündungsaktivität und des Therapieerfolges im Verlauf kann in einigen Fällen die In-vivo-konfokale Mikroskopie zur Darstellung von Entzündungszellen der Augenoberfläche (Langerhans-Zellen, dendritische Zellen), des subbasalen und subepithelialen Nervenplexus oder der Meibomdrüsen wichtig sein [11, 12].

13.4.4.4. Analyse des Zytokinprofils im Tränenfilm

Die Analyse des gesamten, komplexen Zytokinprofils im Tränenfilm zur Evaluierung der Entzündung auf der Augenoberfläche wird seit einigen Jahren immer wieder mit verschiedenen Methoden sowohl zur Tränenentnahme als auch zur Bestimmung der einzelnen Zytokine in den Tränen untersucht. Zahlreiche entzündliche Marker im Tränenfilm beim Trockenen Auge wie HLA-DR, ein Rezeptor des Humanen Leukozytenantigensystems, oder Interleukin-1 (IL-1) werden diskutiert und sind aktuell noch in der Entwicklung. In der klinischen Praxis hat sich dabei jedoch außer der Bestimmung des einzelnen Parameters MMP-9 im Tränenfilm mittels Bedside-Test noch kein Routineverfahren durchgesetzt [4].

13.4.5. Bindehautimpressionszytologie

Die Untersuchung der Konjunktivazellen mit Hilfe der Impressionszytologie hat einen wichtigen diagnostischen Wert bei der Identifikation eines Trockenen Auges. Mit diesem Testverfahren können einfach und minimalinvasiv Epithelien der okulären Oberfläche gewonnen und untersucht werden. Mit einem **Nitrozellulosefilter**, der gegen die bulbäre Bindehaut gedrückt wird, kann ein

"**Abklatschpräparat**" der oberflächlichen Epithellage gewonnen werden. Nach **PAS-Färbung** der Präparate erfolgt eine zytologische Beurteilung, die sich an den Kriterien: (1) **squamöse Metaplasie**, (2) **Becherzellverlust** und (3) Ansammlung von **Entzündungszellen** orientiert. Die **Kern-Zytoplasma-Relation** in normalen Konjunktivazellen beträgt 1:1 (☞ Abb. 13.6). Bei Patienten mit Trockenem Auge ändert sich das Verhältnis auf 1:5 oder mehr (☞ Abb. 13.7). Veränderungen des Zellkerns mit sogenanntem "**snakelike chromatin (snakes)**" werden häufig in Bindehautimpressionszytologien von Patienten mit Trockenem Auge beobachtet (☞ Abb. 13.8).

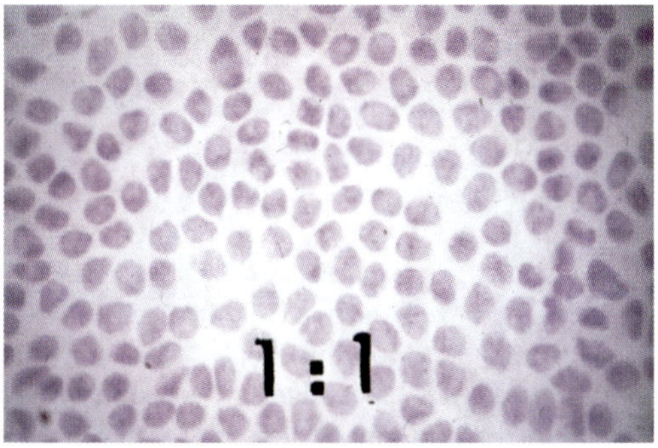

Abb. 13.6: Bindehautimpressionszytologie: Normalbefund 1:1 (Abbildung mit freundlicher Genehmigung von H. Brewitt, Hannover).

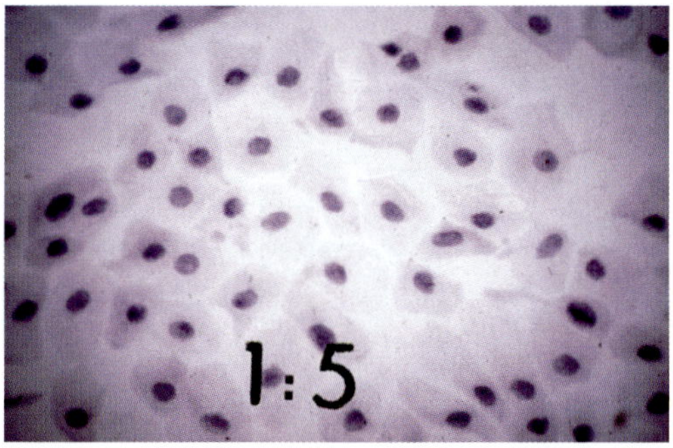

Abb. 13.7: Bindehautimpressionszytologie: Hyposekretorisches Trockenes Auge 1:5 (Abbildung mit freundlicher Genehmigung von H. Brewitt, Hannover).

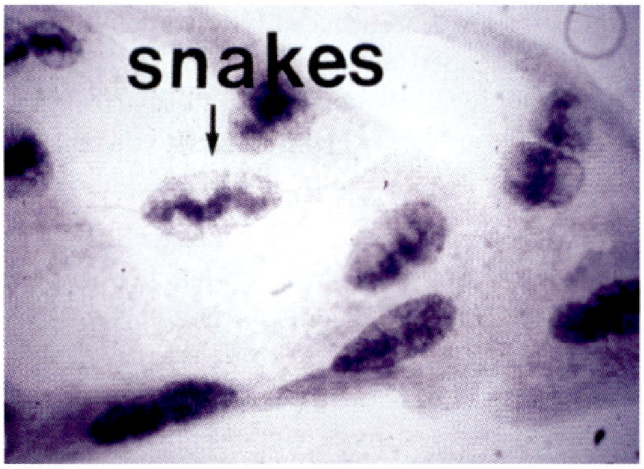

Abb. 13.8: Bindehautimpressionszytologie: Veränderungen im Zellkern bei Trockenem Auge: "snakelike chromatin (snakes)" (Abbildung mit freundlicher Genehmigung von H. Brewitt, Hannover).

Bei Patienten mit Sjögren-Syndrom wurden schwere metaplastische Veränderungen des Bindehautepithels bei über 90 % der Patienten gesehen. Zusätzlich konnten in einer weiteren Untersuchung im Zytoplasma von Bindehautepithelzellen bei Sjögren-Patienten La/SS-B-Antigene nachgewiesen werden, die sich bei Normalpersonen nicht fanden.

13.4.6. Farnkrauttest

Dieser Test findet in der klinischen und wissenschaftlichen Routine sowie in der aktuellen internationalen Literatur nur noch selten Anwendung. Analog der farnartigen Auskristallisation von Vaginalsekret kristallisieren Tränen, wenn man sie auf einer Glasplatte eintrocknen lässt. Dieser Vorgang wird als **muzinbedingtes Farnkraut-Phänomen** beschrieben. Die Klassifikation [1-4] erfolgt nach Rolando in der von Rieger angegebenen Modifikation (zusätzlich Grad 5) [13, 14].

13.4.7. Lactoferrin- und Lysozymkonzentration im Tränenfilm

Lactoferrin und Lysozym sind **bakteriostatisch** wirksame Enzyme, die von der Tränendrüse sezerniert werden. Ihre Bestimmung in der Diagnose des Trockenen Auges ist ein ergänzendes Testverfahren, das zumeist spezialisierten Zentren vorbehalten ist.

Die **Lysozymkonzentration** in der Tränenflüssigkeit kann mit der **Agardiffusionstechnik** bestimmt werden. Eine Tränenprobe wird mit Hilfe eines Filterpapierblättchens aus dem unteren Bindehautsack entnommen. Das Blättchen wird auf eine

Agarplatte mit Micrococcus lysodeikticus gelegt. Der entstehende Hemmhof wird als Maß für die Lysozymaktivität vermessen. Bei normalen Lysozymspiegeln in der Tränenflüssigkeit entsteht ein Hemmhof von > 21,5 mm.

Für den **Lactoferrin-Test** wird Tränenflüssigkeit ebenfalls mit einem Filterpapierblättchen gewonnen und auf ein Gel mit entsprechenden **Antikörpern** aufgebracht. Nach 72 Stunden wird der **Präzipitationsring** abgelesen, der die Menge des vorhandenen Lactoferrins anzeigt. Bei normalem Lactoferrin-Spiegel in der Tränenflüssigkeit beträgt der Durchmesser > 9,5 mm [15].

13.5. Praktische Hinweise zur zeitlichen Abfolge der Diagnostik beim Trockenen Auge

Die Abfolge der diagnostischen Untersuchungen sollte gut überlegt sein, um valide Ergebnisse zu erhalten. Es ist wünschenswert, hierbei nach einem einheitlichen, standardisierten Schema vorzugehen (☞ Abb. 13.9). Dabei ist insbesondere wichtig, die Entzündungsdiagnostik (Osmolarität, MMP-9) an den Anfang zu stellen, um sensitive und spezifische Ergebnisse zu erhalten, die Tränenfilmaufreißzeit vor der diagnostischen Meibomdrüsenexpression durchzuführen und den Schirmer-Test erst am Ende der Untersuchungsabfolge zu messen [1-3, 6].

13.6. Interdisziplinäre Zusammenarbeit

Aufgrund der multifaktoriellen Genese und der zahlreichen Risikofaktoren des Trockenen Auges ist eine interdisziplinäre Zusammenarbeit, insbesondere mit Kollegen der Fachdisziplinen Innere Medizin, Rheumatologie, Dermatologie, Gynäkologie, Neurologie und Psychosomatik für eine erfolgreiche, evidenzbasierte Diagnostik und Therapie unerlässlich. Nur so kann eine Rehabilitation dieser schwer betroffenen Patienten gelingen.

13.7. Vom DEWS (*Dry Eye Workshop) II empfohlener Diagnostikalgorithmus*

Für das leitliniengerechte diagnostische Vorgehen wird laut DEWS II von 2017 empfohlen, sowohl eine ausführliche Anamnese mit Abklärung bestimmter Triage-Fragen, Risikofaktorenanalyse, subjektivem Symptomfragebogen und Bestimmung mindestens eines sogenannten Homöostasemarkers durchzuführen, um den speziellen therapierelevanten Subtyp des Trockenen Auges klassifizieren zu können (Hyposekretion/Hypereva-

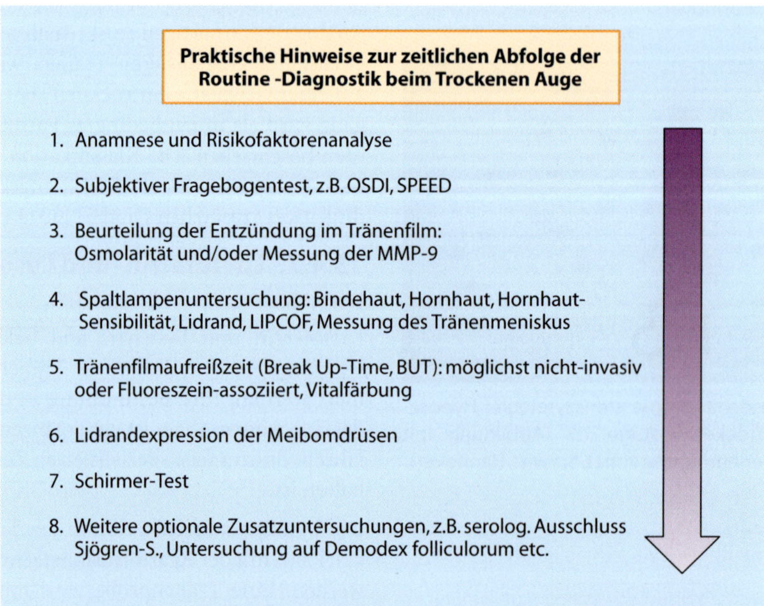

Abb. 13.9: Praktische Hinweise zur zeitlichen Abfolge der Routine-Diagnostik beim Trockenen Auge.

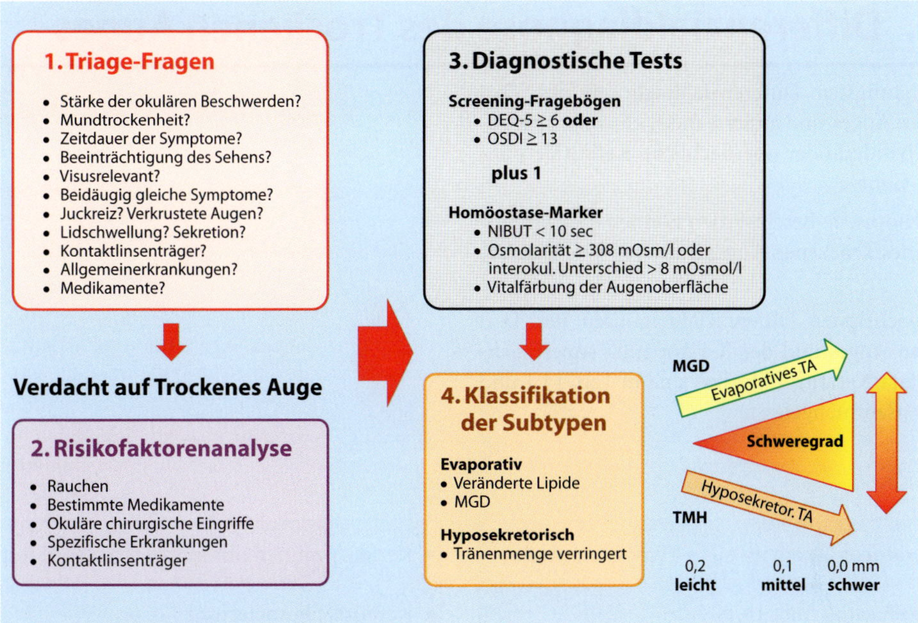

Abb. 13.10: Diagnostikalgorithmus Trockenes Auge [1, 6].

poration). Erst dadurch kann eine effektive, Subtyp- und Stadien-gerechte Therapie gewährleistet werden (☞ Abb. 13.10).

Literatur

1. Craig JP, Nichols KK, Akpek E et al (2017) TFOS DEWS II Definition and Classification Report. Ocul Surf 15:276-283.

2. Leitlinie Nr.11 „Trockenes Auge“ (Sicca-Syndrom) und Blepharitis © BVA und DOG (11/2015)

3. Jacobi C, Bellios N, Jacobi A et al (2011) Erhebungsbogen zur Anamnese und Diagnostik des trockenen Auges. Klein Monatsbl Augenheilkd 228:226-233

4. Wolffsohn JS, Arita Reiko, Chalmers R et al (2017) TFOS DEWS II Diagnostic Methodology Report. Ocul Surf 15:544-579

5. Höh H. Lidkantenparallele konjunktivale Falten (2001) In: Brewitt H, Zierhut M (Hrsg) Trockenes Auge. Dr. Reinhard Kaden, Heidelberg.

6. Jacobi C, Messmer EM (2018) Diagnostik des trockenen Auges. Ophthalmologe 115(5):433-450

7. Mainstone JC, Bruce AS, Golding TR (1996) Tear meniscus measurement in the diagnosis of dry eye. Curr Eye Res. 15:653-661

8. Jacobi C, Jacobi A, Kruse FE et al (2011) Tear film osmolarity measurements in dry eye disease using electrical impedance technology. Cornea. 30:1289-1292

9. Sambursky R (2016) Presence or absence of ocular surface inflammation directs clinical and therapeutic management of dry eye. Clin Ophthalmol 10:2337-2343

10. Messmer EM, von Lindenfels V, Garbe A et al (2016) Matrixmetalloproteinase 9 testing in dry eye disease using a commercially available point-of-care Immunoassay. Ophthalmology 123 (11):2300-2308

11. Cursiefen C, Jacobi C, Dietrich T et al (2006) Aktuelle Therapie des trockenen Auges. Ophthalmologe 103:18-24

12. Schneider E, Paulsen F, Jacobi C (2020) [Assessment of Langerhans Cells in the Central Cornea as Tool for Monitoring Inflammatory Changes in Patients with Keratoconjunctivitis sicca under Topical Therapy with Cyclosporine A 0.05 % Eye Drops] Klein Monbl Augenheilkd;237(5):669-674

13. Rieger G, Buchberger W (1994) Zur Korrelation zwischen dem Muzingehalt der Tränenflüssigkeit und dem Farnbildungstest. Spektrum Augenheild; 8: 29-33

14. Rolando M (1984) Tear mucus ferning test in normal and keratoconjunctivitis sicca eyes. Chibret Int Ophthalmol; 2: 32-41

15. Janssen PT, Bijsterveld OP van (1983) A simple test for lacrimal gland function: a tear lactoferrin assay by radial immunodiffusion. Graefes Arch Clin Exp Ophthalmol; 220: 171-174

14. Differenzialdiagnose des Trockenen Auges

Die häufigsten Differenzialdiagnosen des Trockenen Auges sind andere, meist chronische Konjunktivitiden oder oberflächliche Keratitiden anderer Genese.

Asthenopische Beschwerden können die Symptome eines Trockenen Auges imitieren bzw. verstärken.

Die wichtigsten Differenzialdiagnosen des Trockenen Auges und der Keratopathia superficialis punctata/Keratitis filiformis sind in Tab. 14.1 und 14.2 zusammengefasst.

- Keratoconjunctivitis sicca (Trockenes Auge)
- Blepharitis (Abb. 14.1)
- Allergische Konjunktivitis (Abb. 14.2)
- Toxische/chemische Konjunktivitis
- Bakterielle Konjunktivitis
- Virale Konjunktivitis
- Chlamydien-Konjunktivitis (Abb. 14.3)
- Superiore limbale Keratokonjunktivitis (Abb. 14.4)
- Kontaktlinsen-assoziierte Konjunktivitis
- Konjunktivale Injektion bei
  - Episkleritis/Skleritis (Abb. 14.5)
  - Iridocyclitis
  - Glaukomanfall
  - Verletzung/Verätzung

Tab. 14.1: Differenzialdiagnose der (chronischen) Konjunktivitis.

- Keratoconjunctivitis sicca (Trockenes Auge)
- Keratitis photoelectrica
- Herpes simplex Keratitis
- Staphylokokken-assoziierte Blepharitis
- Thygeson Keratitis (Abb. 14.6)
- Neurotrophische Keratopathie
- Subtarsaler Fremdkörper
- Superiore limbale Keratokonjunktivitis
- Systemerkrankungen mit assoziierter oberflächlicher punktförmiger Keratopathie/Keratitis filiformis, z.B.
  - Diabetes mellitus
  - Seborrhoische Dermatitis
  - Atopische Dermatitis
  - Psoriasis, Rosazea
  - Ichthyosis
  - Erkrankungen aus dem rheumatischen Formenkreis, z.B. Sjögren-Syndrom, rheumatoide Arthritis

Tab. 14.2: Differenzialdiagnose der Keratopathia superficialis punctata/Keratitis filiformis.

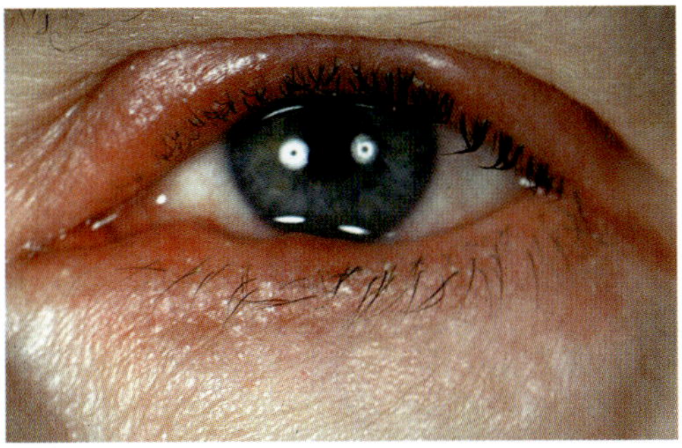

Abb. 14.1: Blepharitis anterior.

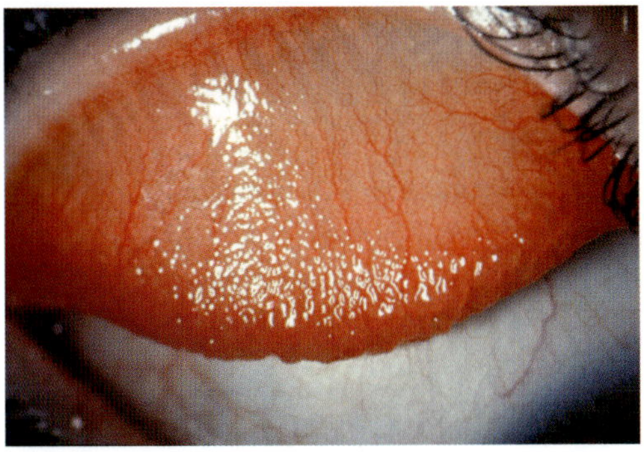

Abb. 14.2: Allergische Konjunktivitis mit subtarsalen Papillen.

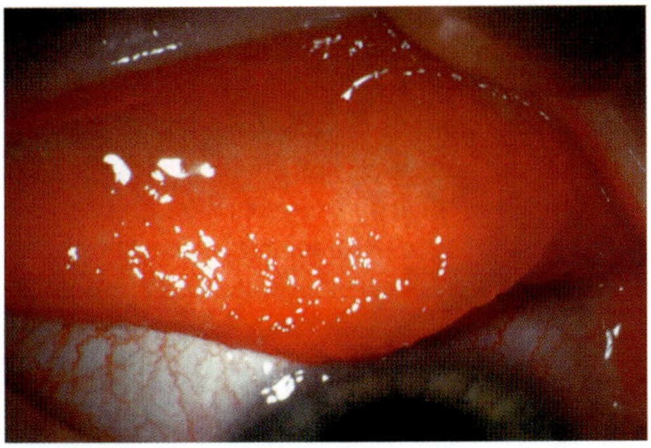

Abb. 14.3: Chlamydienkonjunktivitis mit follikulärer Reaktion.

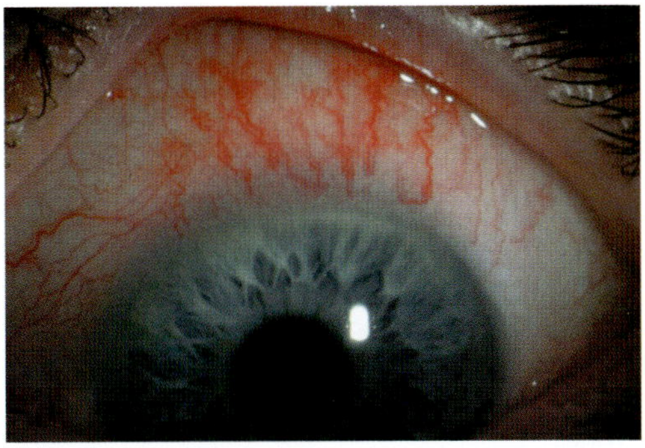

Abb. 14.4: Superiore limbale Keratokonjunktivitis.

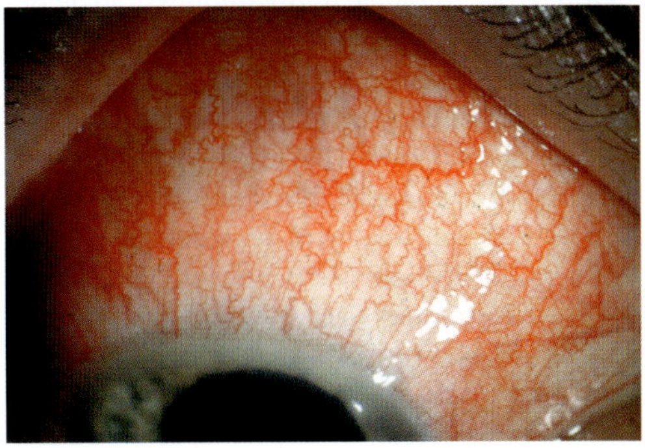

Abb. 14.5: Skleritis bei rezidivierender Polychondritis.

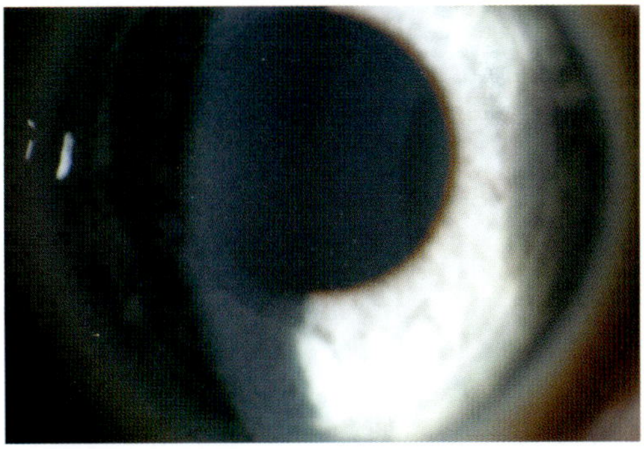

Abb. 14.6: Thygeson-Keratitis mit sternförmigen epithelialen Hornhautläsionen.

15. Therapie des Trockenen Auges

Die Therapie des Trockenen Auges – der Tränenfilmdysfunktion – gehört sicher zu den schwierigsten Aufgaben des Augenarztes, weil nicht auf den ersten Blick eine optimale Behandlungsstrategie zur Verfügung steht. Die oftmals hohe Erwartungshaltung der Patienten, die Beschwerden mit "einem einzigen Idealtropfen" zu beseitigen, stellen die Arzt-Patienten-Beziehung schnell auf die Probe.

Fortschritte in unserem Verständnis der Risikofaktoren, der Ätiologie und Pathophysiologie des Trockenen Auges haben zu einer Weiterentwicklung der Behandlungsstrategien geführt. In den letzten Jahren erlangte insbesondere die Meibomdrüsendysfunktion (MDD) mehr Bedeutung für die Einordnung von Symptomen und als diagnostisches Kriterium. Es wird allgemein angenommen, dass die meisten Menschen mit Symptomen des Trockenen Auges an einer variablen Kombination der wässrig-muzinösen Tränenfilmdysfunktion (Mindersekretion) oder der lipidbedingten Tränenfilmdysfunktion (hyperevaporative Form durch eine abnorme Meibomdrüsenphysiologie) leiden. Die ist daher auch therapeutisch zu berücksichtigen.

Neben der korrekten Diagnostik ist aber auch das ärztliche Gespräch über die Natur der Erkrankung und notwendige oder mögliche Therapieschritte ein wichtiger Teil der Entwicklung eines Behandlungskonzeptes. Patienten benötigen Geduld, Augenärzte die Fähigkeit der Zuwendung. Es muss vor Beginn der Therapie klar sein, dass eine Behandlung z.B. schrittweise entwickelt wird, deren Wirksamkeit manchmal erst nach Wochen oder Monaten eintritt und entsprechend Kontrollen erforderlich sind. Lokale, ursächlich wirkende Medikamente stehen mittlerweile zur Verfügung oder sind in der klinischen Erprobung und ergänzen zunehmend die symptomatische Therapie der Tränenfilmdysfunktion.

In einem Konsensusprozess der *Tear Film and Ocular Surface Society* (TFOS), dem *Dry Eye Workshop*-2-Report, wurde auch ein Therapieschema entwickelt, das im Wesentlichen Grundlage der folgenden Empfehlungen ist [13].

15.1. Beseitigung von Grundleiden

Eine Kausaltherapie steht zwar heute für einige Benetzungsstörungen der Augenoberfläche zur Verfügung, dies gilt aber vorrangig für Patienten mit klinischer bzw. subklinischer Entzündung. Sind Grundleiden allerdings offensichtlich, so müssen diese behandelt werden.

Lidfehlstellungen

Bei Lidschlussinsuffizienz, Stellungsanomalien (z.B. mit Trichiasis), Kolobomen, Exophthalmus oder Tumoren ist primär an eine operative Therapie zu denken.

Beseitigung von Störfaktoren

Externe Störfaktoren, wie z.B. Umweltverschmutzung, Rauchen, exzessive Bildschirmnutzung (inkl. Mobiltelefon), trockene Luft in überheizten oder klimatisierten Räumen oder eine ungenügend korrigierte Refraktionsanomalie, können ein Trockenes Auge vortäuschen bzw. verschlechtern und sollten – soweit möglich – beseitigt werden.

Kosmetika

Alle Stoffe, seien es Salben oder Kosmetika, die im Lid oder Lidkantenbereich appliziert werden, können über die Lidkante in den Tränenfilm und so auf die Augenoberfläche gelangen und Symptome der Irritation auslösen. Bei Trockenem Auge oder chronischer Blepharitis sollten in der Lid- und Lidkantenregion keine Öle oder gar Duftstoffe enthaltende Produkte angewendet werden. Wimperntusche und Umweltschmutz sollten möglichst morgens und abends mit fettfreien, wasserlöslichen und hypoallergenen Spezialreinigern entfernt werden. Insbesondere Kontaktlinsenträgerinnen, die über einen reduzierten Tragekomfort klagen, sollten dies beachten. Eine qualitativ und quantitativ abgestimmte Auswahl lidrandnaher Kosmetik ist deshalb beim Trockenen Auge eine hilfreiche Ergänzung zur Basistherapie. Beratung auch auf diesem Sektor unterstreicht die Kompetenz des behandelnden Augenarztes.

15.2. Patientenanleitung

Die Information und Anleitung des Patienten im Umgang mit der Krankheit ist vielleicht der wesentlichste Aspekt bei der Behandlung des Trockenen Auges. Die Patienten benötigen Unterstützung und Ermutigung. Sie sollten angehalten werden, ihren Augenarzt bei neuen Symptomen wie z.B. Bindehauthyperämie, vermehrter Sekretbildung oder Schmerzen aufzusuchen, weil sie **anfälliger für Infektionen der Augenoberfläche** sind. Zusätzliche, schriftliche Informationen (Patientenbroschüren) können hier nützlich sein.

Den Patienten sollte erläutert werden, dass ihre Erkrankung zwar **chronisch** und eine langfristige Behandlung, im Allgemeinen mit Augentropfen, erforderlich ist, dass es aber auch ein großes Spektrum an Behandlungsoptionen gibt. Das komplexe Krankheitsbild sollte nicht bagatellisiert werden, denn dadurch fühlen sich Patienten nicht ernst genommen. Der Augenarzt sollte auf die Notwendigkeit der **regelmäßigen Behandlung** und Befundkontrolle hinweisen. Konkrete Hinweise und die exakte Festlegung der Tropffrequenz erscheinen ebenfalls geboten.

15.3. Medikamentöse Therapie

Beim Trockenen Auge handelt es sich um ein ätiologisch und pathogenetisch sehr komplexes Krankheitsbild. Schon bei der Diagnostik gibt es kein einfaches und sicheres Testverfahren, sie erfordert Können und große klinische Erfahrung. Demgemäß schwierig gestaltet sich die Therapie des Trockenen Auges.

Heute steht eine große Zahl von Substitutionspräparaten zur Verfügung, die im Wesentlichen eine qualitativ und quantitativ nicht ausreichende Tränenproduktion ausgleichen sollen. Erste kausal wirkende Mittel sind seit geraumer Zeit auf dem Markt oder befinden sich in klinischer Erprobung. Der symptomatische Einsatz von Substitutionspräparaten ist aber nach wie vor einer der häufigsten primären Therapieschritte. Die Behandlung sollte immer schrittweise und nach Schweregrad erfolgen. Eine exakte Diagnostik und Zuordnung in "Mindersekretion", "Hyperevaporation" (vgl. Kap. 7.) oder in eine kombinierte Störung vorab ist wichtig, um neben der Substitution gezielte Ergänzungsbehandlungen zu verordnen.

15.3.1. Tränensubstitutionsmittel

Der Begriff "Künstliche Tränen" ist in den meisten Fällen eine unzutreffende Bezeichnung, da die Zusammensetzung und Schichtung des Tränenfilms durch Tränensubstitutionsmittel nicht imitiert werden kann. Die meisten Präparate wirken als Benetzungsmittel. Nur wenige sind an die Elektrolytzusammensetzung des Tränenfilms angepasst und enthalten z.B. Kalium und Bicarbonat in ausreichender Dosierung. Zusätzliche Wirkmechanismen von Tränenersatzmitteln könnten die Reduktion der Tränenfilmosmolarität, die Entfernung entzündlicher Faktoren von der Augenoberfläche, die Hydratation von Muzin oder auch die Osmoprotektion der Epithelzellen sein. Historisch wurden zum Ausgleich der mangelhaften Tränenproduktion isotone, kochsalzhaltige Lösungen verwendet. Sie waren wegen ihrer kurzen Verweildauer und unausgewogenen Zusammensetzung nur von begrenztem Wert.

Wesentlich günstiger sind Präparate mit verlängerter Verweildauer auf der Augenoberfläche wie z.B. Carbomer (Polyacrylsäure), Carboxymethylcellulose (CMC), Dextran, Hyaluronsäure (HA), Hydroxypropylguar (HP Guar), Hydroxypropylmethylcellulose (HPMC), Polyvinylalkohol (PVA), Povidon (Polyvinylpyrrolidon, PVP) und Polyethylenglycol (PEG).Durch eine Erhöhung der Tränenfilmdicke und längere Retentionsrate schützen sie das Auge besser vor Austrocknung und reduzieren Symptome. Augentropfen mit hoher Viskosität und daraus resultierender hoher Retentionszeit auf der Augenoberfläche können aber auch zu transienten Sehstörungen und unerwünschten Ablagerungen auf den Augenlidern und Wimpern führen. Dies kann möglicheiweise ein Grund für eine verminderte Toleranz und Compliance sein. Deswegen werden sehr hochvisköse Augentropfen normalerweise für die Nacht und Tropfen mit niedrigerer Viskosität für den Tag empfohlen.

Carboxymethylcellulose (CMC) ist ein Zellulosederivat und wird in Zellwänden von Pflanzen ausgebildet. Es ist ein sehr häufig verwendetes viskositätserhöhendes Mittel in künstlichen Tränen sowie in Pharmazeutika, Lebensmitteln und Kosmetika. Die CMC kann an Hornhautepithelzellen binden und zur epithelialen Zellheilung beitragen. CMC-basierte Produkte haben sich als erfolgreich bei der Behandlung des milden bis mittelschweren trockenen Auges in einer Anzahl der Studien erwiesen [3, 17].

Hydroxypropylmethylcellulose (Hypromellose, HPMC) ist ein viskoelastisches Polysaccharid und Zellulosederivat. HPMC ist seit vielen Jahren ein häufiger Bestandteil von Tränenersatzmittel. Es ist in einer Vielzahl von Konzentrationen erhältlich (von 0,2 bis 0,8 %) und wird häufig in Kombination mit anderen Komponenten angeboten. Aufgrund der breiten Verfügbarkeit und langjährigen Nutzung haben mehrere Studien die Wirksamkeit in der Behandlung untersucht und HPMC als ein sicheres und wirksames Mittel für die Therapie des geringen bis mäßigen Trockenen Auges etabliert.

Hyaluronsäure (HA) kommt physiologisch im Körper in der extrazellulären Matrix des weichen Bindegewebes, im Knorpel, in der Synovialflüssigkeit der Gelenke, in den Herzklappen, in der Haut und am Auge in Glaskörper und Kammerwasser vor. Hyaluronsäure bindet Wasser, wirkt antioxidativ und reduziert die toxischen Effekte von Konservierungsstoffen. Es hat mucoadhäsive Eigenschaften und zeigt deshalb eine hohe Verweildauer auf der Augenoberfläche. Die Wirksamkeit von Na-Hyaluronat-Lösungen bei der Behandlung des Trockenen Auges wurde in mehreren klinischen Studien belegt. Hamano und Mitarbeiter haben gezeigt, dass eine mindestens 0,1 %ige Lösung erforderlich ist, um den Tränenfilm zu stabilisieren. Na-Hyaluronat wird in unterschiedlichen Konzentrationen und Viskositäten auf dem Markt angeboten. Es verbessert die subjektiven Beschwerden beim Trockenen Auge, erhöht die Tränenfilmaufreißzeit und hat einen protektiven Effekt auf das Oberflächenepithel. Eine signifikante Verbesserung der Barrierefunktion der Hornhaut wurde durch photometrische Analysen nachgewiesen.

Eine Kombination von CMC und HA konnte im Mausmodell eine signifikant geringere Hornhaut-Fluoreszein-Färbung und höhere Becherzelldichte im Vergleich zur CMC- oder HA-Monotherapie erzielen. In einer multizentrischen Studie mit 305 Probandenmit trockenem Auge konnte eine kommerziell erhältliche Kombination von CMC + HA die Symptome und Anzeichen des Trockenen Auges besser reduzieren als eine kommerziell verfügbare topische Alternativformulierung auf der Grundlage von CMC allein [22].

Polyvinylalkohol (PVA) ist ein Polymer, das die Oberflächenspannung erniedrigt. PVA-Lösungen haben eine geringere Viskosität als Zellulosederivate in vergleichbaren Konzentrationen. Die Lösungen sind klar und am Auge nicht irritierend.

Povidon (Polyvinylpyrrolidon, PVP) erhöht die Viskosität geringfügig, besitzt oberflächenaktive Eigenschaften und wird in künstlichen Tränen häufig verwendet. Seine Lösungen zeigen gute protektive Wirkung beim Trockenen Auge.

Hydroxypropylguar (HP Guar, HPG) stellt ein chemisch modifiziertes Naturprodukt dar. Es ist in Lösung flüssig und bildet bei Kontakt mit der Augenoberfläche ein Gel. HP Guar bindet wahrscheinlich überwiegend an hydrophobe, ausgetrocknete und/oder geschädigte Epithelzellareale. Es ähnelt in seiner Molekularstruktur dem Muzin der Augenoberfläche und kann deshalb gut am Hornhautepithel verankert werden. Produkte auf HP-Guar-Basis führen nachweislich zu einer Symptomreduktion, erhöhen die Schleimschichtdicke und schützen die Augenoberfläche.

Hydroxypropylcellulose (HPC) ist ein Sammelbegriff für Celluloseether, bei denen ein Teil der Hydroxygruppen als Ether mit Hydroxypropyl-Gruppen verknüpft sind. Therapiekonzepte mit löslichen HPC-Inlays wurden erstmals von der *Food and Drug Administration* (FDA) vor über 30 Jahren zugelassen. Der methodische Behandlungsansatz geriet aufgrund von schlechter Wirksamkeit und geringem Tragekomfort in Vergessenheit. Eine neuere, stäbchenförmige Variante wird in den unteren Sulcus eingebracht. Es ist konservierungsmittelfrei und löst sich nach dem Einbringen in den Bindehautsack langsam (in 12 Stunden) auf und erhöht die Viskosität des Tränenfilms. Eine Multizenterstudie zeigte eine signifikante Symptomreduktion, geringere Hornhaut-Fluoreszein- und Bindehautfärbung [20]. Als unerwünschte Effekte kommt es zu vorübergehenden Visusschwankungen, Irritation, Verklumpung und Verklebung der Wimpern. Der Fornix muss ausreichend tief sein, um das Präparat sicher einsetzten zu können.

Tamarindensamenpolysaccharid (TSP) ist in seiner chemischen Struktur dem transmembranösen Oberflächenmuzin (MUC-1) ähnlich und hat eine hohe Viskosität. Rolando und Mitarbeiter konnten die positive Wirkung einer 0,5 %igen und 1 %igen TSP-Präparation auf subjektive Symptome und Tränenfilmaufreißzeit bei der Behandlung des Trockenen Auges nachweisen.

Polyacrylsäure (Carbomer)-Hydrogele erweitern die Therapiemöglichkeiten wesentlich. Ihre Eigenschaften nähern sich dem konjunktivalen Muzin an. Die Viskosität ist gut einstellbar, so dass tropfbare Gele mit verlängerter Kontaktzeit auf der Augenoberfläche und Depotwirkung verfügbar sind. Es entsteht ein Gleit- und Schutzfilm, der trotz erhöhter Viskosität keine oder nur geringe Sehstörungen hervorruft. Sowohl Hyaluronsäure, HP Guar, TSP als auch Carbomere sind als **Muzinersatz** einsetzbar.

15.3.1.1. Osmoprotektion

Als Schutz vor den Folgen erhöhter Osmolarität im Tränenfilm (**Osmoprotektion**) wurden Tränenersatzmittel mit sogenannten "kompatiblen Soluten" wie Betaine, Glycerin, Erythritol und Levocarnitin (L-Carnitin) entwickelt, die gegen eine potentielle Schädigung der Zellen durch hyperosmolare Tränen schützen sollen. Als **kompatible Solute** werden Substanzen bezeichnet, deren Akkumulation bei Wassermangel den Zellstoffwechsel nicht stört, sondern die Zelle sogar vor Schaden bewahrt. Es gibt eine Reihe von Studien, die einen positiven Effekt der kompatiblen Solute vermuten lässt. Eine In-vitro-Studie zeigte, dass L-Carnitin und Erythritol kultivierte humane Hornhautepithelzellen durch Aktivitätsreduktion der mitogenaktivierten Proteinkinasen diese vor hyperosmolaren Bedingungen schützt [6]. Eine Studie an Mäusen mit trockenem Auge legt nahe, dass Osmoprotektiva die Hornhautstippung reduzieren, die Anzahl an Zellapoptosen und Zytokinen reduzieren sowie die Anzahl an Becherzellen erhöhen können [4].

Wenige Studien haben bisher die Auswirkungen von hypo- oder hyperosmolaren Tropfen auf die Tränenosmolarität untersucht. Gilbard und Kollegen führten eine Reihe von Experimenten am Kaninchenmodell durch, um zu zeigen, dass die Verwendung eines hypoosmolaren okularen Gleitmittels verschiedene Veränderungen der Augenoberfläche rückgängig machen kann. Zwei neuere Studien mit hypotonem, auf Hyaluronsäure basierendem Tränenersatzmittel zeigte eine Verbesserung sowohl der Symptome als auch der verschiedenen Befunde des trockenen Auges [2, 24].

Trehalose ist ein Disaccharid und kommt natürlicherweise in verschiedenen Pflanzen, Pilzen und zahlreichen Nicht-Säugetierarten vor. Es ist an der Anhydrobiose beteiligt, welches die Fähigkeit von Pflanzen und Tieren beschreibt, Phasen nahezu vollständiger Austrocknung zu überdauern und nach Wiederzufuhr von Wasser die ursprünglichen Lebensfunktionen wiederaufzunehmen.

In-vitro- und In-vivo-Studien haben gezeigt, dass Trehalose Hornhautzellen vor dem Austrocknen schützt sowie Hornhaut- und Bindehautzellen vor Apoptose schützen kann [5, 21]. Es gibt Hinweise, dass Trehalose die UV-induzierte oxidative Schädigung durch Beschleunigung der Hornhautepithelregeneration reduziert, zur Wiederherstellung des osmotischen Gleichgewichts auf der Augenoberfläche beiträgt und vor Denaturierung von Zellmembranbestandteilen und damit die Homöostase der Hornhautzellen schützt. Augentropfenformulierungen, die sowohl HA als auch Trehalose enthalten, kombinieren die Schmiermitteleigenschaften von HA und zytoprotektiven Eigenschaften der Trehalose.

15.3.1.2. Lipidsubstitution

Lipidhaltige Tränenersatzmittel sind Emulsionen, in denen nicht lösliche Bestandteile in einer anderen Flüssigkeit fein dispergiert werden (Öl in Wasser). Emulsionen lassen sich durch die Tröpfchengröße grob in drei Kategorien gliedern: Makroemulsionen enthalten Tröpfchen, die größer sind als 100 nm, Nanoemulsionen mit Tröpfchen zwischen 10 und 100 nm und Mikroemulsionen mit Tröpfchen < 10 nm. Makroemulsionen sind trübe, weil die großen Tröpfchen Licht streuen. Sie können bei topischer Anwendung eine passagere Visusunschärfe verursachen. Eine kleinere Tröpfchengröße führt zu einer geringeren Lichtstreuung und minimiert die Unschärfe nach Installation. Verwendet werden Phospholipide, gesättigte und ungesättigte Fettsäuren und Triglyzeride. Auch der Einsatz von Mineralöl, Rizinusöl, Olivenöl, Glycerin-Carbomeren, Kokosnussöl, Sojabohnenöl, Lecithin, in Kombination mit verschiedenen emulgierenden Wirkstoffe und Tensiden, wurde beschrieben.

Präparate mit **Triglyzeriden** unterstützen die äußere, unpolare Schicht des Tränenfilms und tragen somit theoretisch zum Verdunstungsschutz bei. Polare Lipide wie **Phospholipide** hingegen führen zu einer Stabilisierung des Tränenfilms. Durch ihren hydrophilen und hydrophoben Anteil haben Phospholipide Grenzflächeneigenschaften und ermöglichen die Spreitung der Neutralöle auf der wässrigen Schicht des Tränenfilms. Phospholipide aus hochgereinigtem Sojalecithin stehen in Form eines Liposomensprays zur Therapie des Trockenen Auges zur Verfügung. Mehrere Studien haben gezeigt, dass lipidbasierte Tropfen und liposomale Sprays – auch nach Applikation auf die geschlossenen Augenlider, von wo sie durch die Lidmotilität in den Tränenfilm migrieren – die Befunde und Symptome des trockenen Auges verbessern. Lipidhaltige Tränenersatzmittel bieten wahrscheinlich einen Vorteil bei evaporativen Störungen wie der MDD.

Kürzlich wurden neuartige Augentropfen aus **Perfluorhexyloctan (F6H8)** eingeführt. Aufgrund seiner geringen Oberflächenspannung verteilt sich das Perfluorhexyloctan schnell auf der Augenoberfläche und bildet eine lang anhaltende Schutzschicht, die die Verdunstung der wässrigen Phase des Tränenfilms verhindert und die Scherkräfte des Augenlids beim Blinzeln reduziert. Da es sich bei Perfluorhexyloctan-Augentropfen um eine 1-Komponenten-Flüssigkeit handelt, die nicht wässrig ist, ist in der Formulierung kein Bakterienwachstum möglich und sie enthält daher auch keine Konservierungsmittel. In einer rezenten Studie von Habbe et al. führte die Behandlung mit Perfluorhexyloctan zu einer signifikanten Verbesserung der Lipidschichtdicke nach 12-wöchiger regelmäßiger Anwendung [12]. Es wird postuliert, dass F6H8 Lipide lösen kann und bei regelmäßiger Applikation pathologisch obstruierte Meibomdrüsen wieder eröffnen kann [23].

15.3.1.3. Elektrolyte

Der präkorneale Tränenfilm ist reich an **Elektrolyten**, einschließlich Natrium, Kalium, Chlor, Magnesium und Kalzium. Bei der Sekretion sind Tränen isoton, obwohl die Zusammensetzung im Vergleich zum Serum höhere Kaliumkonzentrationen aufweist. Die Konzentration von Elektrolyten im Tränenfilm nimmt typischerweise durch Verdunstung und/oder reduzierter wässriger Produktion zu. Bisherige Studien legen nahe, dass bestimmte Elektrolytzusammensetzungen im Tränenersatzmittel einen positiven Effekt haben. Nur wenige am Markt befindliche Präparate versuchen die Elektrolytzusammensetzung des Tränenfilms zu imitieren. Die Verwendung von hypotonem Tränenersatzmittel, um durch die Anwendung wieder Isotonie zu erreichen, konnte sich bisher im klinischen Alltag nicht bestätigen.

15.3.1.4. Therapeutischer Einsatz von Tränenersatzmittel

Im Handel werden ausreichend Varianten von Tränenersatzmitteln angeboten, so dass für jeden Patienten ein geeignetes Präparat gefunden werden kann. Tabelle 15.1 fasst schematisch die von der Arbeitsgruppe "Trockenes Auge" der BVA gegebenen Empfehlungen für die topische medikamentöse Therapie zusammen. Tränenersatzmittel wird ab der ersten Stufe empfohlen und kann je nach Schweregrad mit anderen Therapieformen kombiniert werden. Im Einzelfall benötigt jeder Patient eine individuelle Therapieanweisung, -kontrolle und -führung. Eine Kombination verschieden visköser Tränenersatzmittel ist möglich und oftmals sinnvoll. Salben stören am Tage den Fettanteil des Tränenfilms und bilden eine Sauerstoffbarriere. Zur Nacht können sie gegebenenfalls verwendet werden.

Die Frage konserviert oder unkonserviert ist abhängig von Befund und Tropffrequenz. Eine **unkonservierte Therapie ist bei längerer und häufigerer Anwendung (z.B. 4x täglich für mehr als 2 Wochen) zu bevorzugen! Muss auf konservierte Tränenersatzmittel zurückgegriffen werden, sind Konservierungsmittel mit reduzierter Epitheltoxizität, wie Polyquad, sinnvoll.**

Medikamentöse Therapie (ggf. kombiniert)
I. Tränenersatzstoffe sind Mittel der ersten Wahl
• Oberflächenaktive Stoffe (z.B. Polyvinylalkohol, Polyvinylpyrrolidon, Zellulosederivate, Hyaluronsäuren, Carbomere) • Muzinanaloga, Osmoprotektiva, Elektrolyt-Substitution • Lipidhaltige Tränenersatzstoffe • Semifluorierte Alkane • Zubereitung als Tropfen, Gele oder Salben • Bei häufiger und langfristiger Applikationsnotwendigkeit und Allergie bevorzugt Konservierungsstoff-frei
II. Immunmodulation lokal
• Steroide • Ciclosporin A • Lifitegrast • Omega-3-Fettsäuren
III. Serum-Augentropfen
• Wirken als Tränenersatz und anti-inflammatorisch
IV. Tränenstimulation
• Lokal (z.B. Ciclosporin) • Systemisch (z.B. Pilocarpin-Analoga)
V. Mukolytika
• z.B. Acetylcystein 5-10 % bei filiformer Keratopathie
VI. Vitamin-A-Säure
• Vitamin-A-Säure 0,01 %, Tropfen (Tretinoin – Herstellung über Apotheke) bei Keratinisierung von Augenoberflächenepithel

Tab. 15.1: Trockenes Auge. Medikamentöse (topische) Therapieempfehlung (modifiziert nach der Leitlinie Trockenes Auge BVA und DOG 2019).

15.3.2. Behandlung der Meibomdrüsendysfunktion

Das evaporative trockene Auge ist häufig, wobei meist eine Dysfunktion der Meibomdrüsen mit reduzierter Tränenfilmstabilität ursächlich ist. Die Dysfunktion äußert sich durch eingedicktes Sekret (Meibum), überschießender Verhornung der Drüsenausführungsgänge und der sichtbaren Drüsenöffnungen auf der Lidkante. Störungen der Lipidphase spielen bei über 70 % der Sicca-Patienten eine Rolle. Mittlerweile sind mehrere Tränenersatzmittel auf dem Markt, die Lipide enthalten und somit die Lipidphase des Tränenfilms unterstützen. Präparate enthalten z.B. Triglyceride oder Phospholipide (Vgl. Kap. 15.3.1.2.). Patienten und Ärzte sind aber – neben der Substitutionstherapie – darauf angewiesen, die Talgproduktion der erkrankten Meibomdrüsen zu fördern und den Lipidfilm zur Ausbreitung an der Tränenoberfläche zu bringen. Das Sekret der Hauttalgdrüsen soll jedoch nicht in den Tränenfilm gelangen. Deshalb ist oftmals eine sog. **Lidrandhygiene** (Säuberung der Lidkante, Entfernung von verschupptem Hautmaterial, Entfernung von verkrusteten Sekret), Applikation von Wärme z.B. in Form von Kompressen und Lidrandmassage zur Lidkante hin notwendig. Die Wärmeanwendung sollte dabei 42° für 4 Minuten betragen um das Meibum zu verflüssigen, aus den Meibomdrüsen in die Tränen zu mobilisieren und zu Spreiten. Zur Lidkantenpflege sind speziell entwickelte Lösungen, Lidreinigungspads oder feuchte Wattestäbchen hilfreich.

Trotz der nachgewiesenen Wirksamkeit von heißen Kompressen ist die Compliance aufgrund des Zeitbedarfs und des täglichen Aufwandes reduziert. Alternativ stehen Wärmebrillen mit unterschiedlichen aktiven und passiven Wärmequellen u.a. technische Hilfsmittel zur Verfügung. Das **LipiFlow**®-System dient zur Erwärmung und Massage der Lider in einer 12-minütigen Behandlung. Unkontrollierte und kontrollierte Studien legen eine Wirksamkeit und Sicherheit des Geräts mit Verbesserung von okulären Symptomen, Meibomdrüsenfunktion und Tränenfilmaufreißzeit nahe [8, 9].

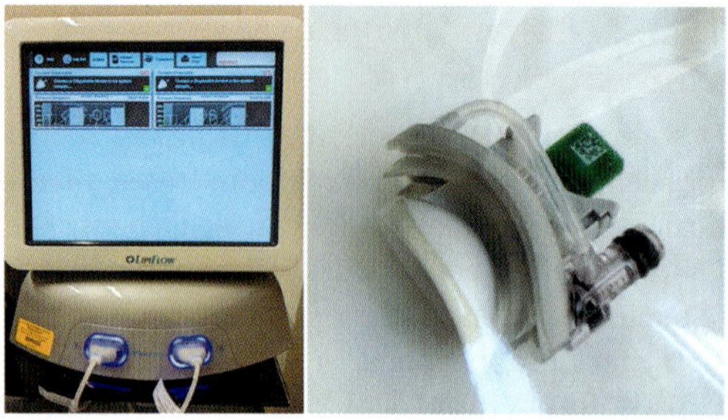

Abb. 15.1: LipiFlow®-System zur Erwärmung und Massage der Lider in einer 12-minütigen Behandlung. Bildschirminterface und steril verpackter Einmalapplikator. Eine technisch assistierte Lidkantenmassage (Druck und Wärme) bei Meibomdrüsendysfunktion.

Das "***Intense pulsed light***" (IPL)-Verfahren, das Licht von 500-1200 nm Wellenlänge abgibt, ist weit verbreitet in der Dermatologie und Kosmetikindustrie und wird zur Behandlung von Teleangiektasien, Reduktion von Hämangiomen oder venösen Malformationen und pigmentierten Hautläsionen eingesetzt. Eine Verbesserung der Meibomdrüsenfunktion, der Tränenfilmqualität sowie der okulären Symptome nach IPL-Behandlung an der periokulären Region wird beschrieben [25].

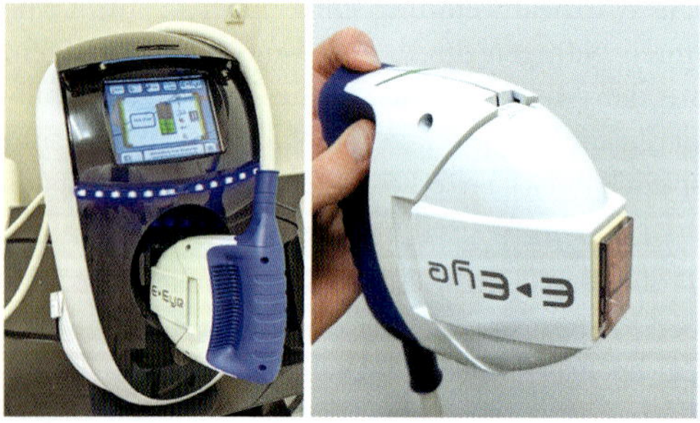

Abb. 15.2: E-Eye *"Intense pulsed light"* IPL-Gerät mit Handapplikator. Xenon Blitzlicht emittiert Licht im Wellenlängenbereich 500 bis 1200 nm. Periokuläre Anwendung zur Stimulation bei Meibomdrüsendysfunktion.

Die intraduktale **Meibomdrüsensondierung** wurde erstmals 2010 beschrieben [19]. Neben der Erstbeschreibung konnte in einer darauffolgenden Studie im Vergleich zum unbehandelten Partnerauge die Tränenfilmaufrisszeit, Visus, Schmerz und Photophobie verbessert werden [7]. Im Hinblick auf die Invasivität des Verfahrens und die Möglichkeit der Schädigung des komplexen Duktalsystems sind weitere gut angelegte Studien notwendig. Standardisierte Sonden sind jedoch mittlerweile nicht mehr erhältlich.

Einer der primären Mechanismen der Obstruktion der Meibomdrüsen ist die Hyperkeratinisierung des Lidrandes und der Drüsenöffnungen. Keratinisiertes Material kann sich innerhalb der Drüsenausführungsgänge sammeln und diese obstruieren, so dass das Meibum dann nicht mehr in den Tränenfilm gelangen kann. Vom sogenannten **Debridement und Scaling** der Lidkanten mittels Hockeymesser wurde erstmals 2013 berichtet [15]. Von der Industrie werden hierfür Systeme mit rotierenden Bürstenköpfen und Reinigungsschäumen vermarktet. Es wird angenommen, dass diese Technik durch die mechanische Entfernung von Ablagerungen und Keratinisierung einen erhöhten Fluss von Meibum in den Tränenfilm ermöglicht. Größere kontrollierte Studien sind notwendig, um die bisher positiven Berichte zu bestätigen.

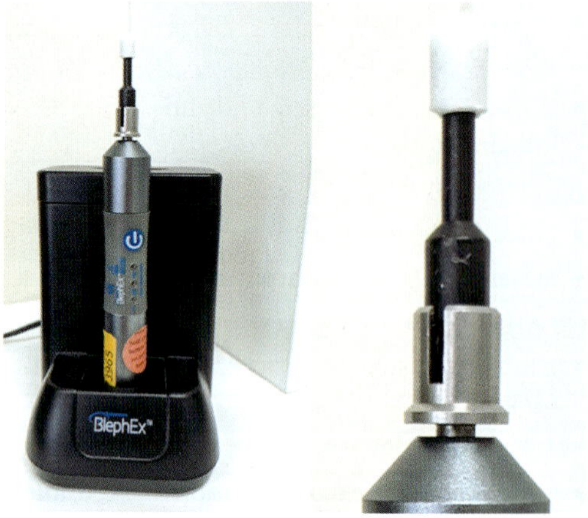

Abb. 15.3: Blephex™ - zur Entfernung von keratinisiertem Material. Eine mechanische Reinigung der Lidkanten mit rotierendem Bürstenkopf und Reinigungsschaum bei Meibomdrüsenobstruktion.

Bei eindeutig bakterieller Blepharitis sind **lokale Antibiotika** (z.B. Erythromycin, Gentamycin, Ofloxacin), bevorzugt als Salbentherapie, angezeigt. Bei ausgeprägter Entzündungsaktivität ist die kurzzeitige Anwendung steroidhaltiger Augensalben auf den Lidrand sinnvoll.

Die Wirksamkeit von **topischem Azithromycin** bei der Behandlung der Meibomdrüsendysfunktion wird auf seine entzündungshemmenden und antibakteriellen Eigenschaften zurückgeführt. Darüber hinaus deuten neuere Erkenntnisse darauf hin, dass Azithromycin die zelluläre Akkumulation von Cholesterin, Cholesterinestern, Phospholipiden und Lysosomen erhöht. Dieser Lipid-stimulierende Effekt von Azithromycin auf das Meibomdrüsenepithel scheint es bei anderen antibiotischen Präparaten nicht zu geben [18]. Wir empfehlen als Therapieschema zunächst 2x tgl. für 3 Tage, danach für 4 Wochen 1x tgl. als Tropfapplikation mit oder ohne Massage der Lidkanten. Die systemische Antibiotikatherapie bei durch Blepharitis hervorgerufener Benetzungsstörung dient in erster Linie der Modulation des Meibums. Tetrazykline verringern die Aktivität der Kollagenase, Phospholipase A2 und verschiedener Matrixmetalloproteinasen. Darüber hinaus reduzieren sie die Produktion von IL-1 und TNFα. In hohen Konzentrationen unterdrücken sie die durch Staphylokokkenexotoxin induzierten Zytokine und Chemokine und verbessern die Fließfähigkeit des Meibums. Eine antiangiogene Wirkung ist bei der Behandlung der Acne rosacea zusätzlich von Vorteil. Bei Langzeitanwendung von Doxycyclin ist neben der Photosensitivität außerdem eine Hepatotoxizität möglich, sodass hier regelmäßige Kontrollen der Leberfunktion angezeigt sind. Bisher wurden keine randomisiert, kontrollierten Studien publiziert, die eine höhere Effektivität von Antibiotika im Vergleich zur Lidrandhygiene oder anderen Therapien nachweisen konnte. Die optimale Dosierung von Tetrazyklinen für die Behandlung des trockenen Auges ist bisher nicht etabliert und es existiert eine Vielzahl von Dosierungsschemata. Um Risiken und Nebenwirkungen zu minimieren, hat sich eine dreimonatige Gabe von maximal 100 mg Doxycyclin als ausreichend erwiesen, um eine signifikante Meibomitis zu behandeln. Doxycyclin zur Behandlung der Rosazea wurde in Form von Hartkapseln mit veränderter Wirkstofffreisetzung (slow release) in den USA 2006 und in Deutschland 2009 zugelassen (Oraycea®, in einigen Ländern auch Oracea®). Eine langfristige Doxycyclin-Behandlung in dieser Dosierung (40 mg) übt wahrscheinlich keinen antibiotischen Selektionsdruck aus, führt nicht zur Entwicklung von Antibiotikaresistenzen und stellt damit eine wirksame und sichere Therapie der okulären Rosazea dar. Die Therapie mit oralem Doxycyclin muss über Wochen bis Monate fortgesetzt werden.

15.3.3. Behandlung von Störungen der wässrig-muzinösen Phase des Tränenfilms

Bei der klassischen Keratoconjunctivitis sicca werden **Tränensubstitutionspräparate** der verschiedensten Art sehr effektiv eingesetzt. Präparate wie Carbomere, Hyaluronsäure, HP Guar und Tamarindensamenextrakt bewähren sich bei zunehmender Epithelschädigung, da die Benetzung trotz gestörter apikaler Membranen mit fehlenden Muzinrezeptoren (Glykokalyx) gewährleistet bleibt (Vgl. Kap. 15.3.1.). Sie ähneln in ihrer Struktur zum Teil dem Muzin der Augenoberfläche und können deshalb in Wechselwirkung mit dem Oberflächenepithel treten. Vom Patienten wird der schmerzlindernde Effekt als angenehm wahrgenommen.

Rebamipide-Augentropfen gehören in die Gruppe der Muzinsekretagoga und sind derzeit in Japan zugelassen. Es stimuliert die Produktion Muzin-ähnlicher Glykoproteine in humanen Hornhautepithelzellen und erhöht dadurch die Spiegel von MUC1, MUC4 und MUC16. In offenen Multicenterstudien konnte Rebamipide 2 % die subjektiven Symptome und objektiven Zeichen des trockenen Auges verbessern [14].

Der Wunsch nach **Stimulation der Tränensekretion** bei einer reduzierten Tränenproduktion (im Schirmertest oder der Tränenfilmmeniskometrie) liegt nahe. Dieser Ansatz kann auf verschiedene Weise verfolgt werden. **Eledoisin** (Eloisin®, Fa. Alcon-Cusi, Barcelona, Spanien), ursprünglich ein Polypeptid aus Speicheldrüsen mediterraner Tintenfische, wurde in Augentropfenform appliziert, wenn alle anderen Therapiemöglichkeiten ausgeschöpft waren. Das Präparat ist jedoch mittlerweile auch über die internationale Apotheke nicht mehr verfügbar. Neue Wirkstoffe wie **Lacritin**, ein Glykoprotein mit prosekretorischer Aktivität in der Tränendrüse und mitogener Wirkung im Hornhautepithel, befinden sich in klinischen Studien. Auch unter kurzfristiger antientzündlicher Therapie (vgl. Kap. 15.3.6.) kann ein Anstieg der Tränenproduktion im Schirmertest beobachtet werden.

Eine Sekretionssteigerung der Tränendrüse ist auch durch orale Gabe cholinerger Substanzen wie Pilocarpin (Salagen®) und Cevimeline (USA) möglich. Beide Präparate sind kommerziell verfügbar für die Behandlung des Sjögren-Syndroms.

Die Therapie sollte mit geringer Dosis (Salagen® 5 mg Filmtabletten pro Tag) begonnen werden. In Abhängigkeit von der Arzneimittelwirksamkeit und verträglichkeit kann die Dosis dann schrittweise auf die Tagesdosis von dreimal 5 mg pro Tag gesteigert werden. Zu den häufig berichteten unerwünschten Nebenwirkung gehörten Kopfschmerzen, vermehrtes Schwitzen, Bauchschmerzen und Übelkeit. Die Wirksamkeit von oralen Sekretagogen scheint bei der Behandlung von Mundtrockenheit wirksamer als bei Augentrockenheit [1].

Diquafosol-Tetranatrium 3 % (Diquas®; Santen, Osaka, Japan) ein purinerger P2Y2-Rezeptor-Agonist, ist in Japan und Südkorea zugelassen. Es erhöht die Wasser- und Muzin-Sekretion aus konjunktivalen Epithelzellen und Becherzellen, was zu einer verbesserten Stabilität des Tränenfilms führt. Randomisiert kontrollierte Studien konnten nach Anwendung von topischem Diquafosol eine Besserung der okulären Symptome und Besserung der Oberflächenbefunde nachweisen [16]. In den USA konnte Diquafosol-Tetranatrium keine FDA-Zulassung erreichen.

15.3.4. Konservierungsmittel in Augentropfen

Augentropfen sind nach dem deutschen Arzneibuch sterile, wässrige oder ölige Lösungen oder Suspensionen eines oder mehrerer Wirkstoffe zur tropfenweisen Anwendung am Auge. Wässrige Zubereitungen in Mehrdosisbehältnissen müssen ein Konservierungsmittel in angemessener Konzentration enthalten, falls das Präparat nicht selbst schon entsprechende antimikrobielle Eigenschaften hat. Bei industriell hergestellten Augentropfen gibt es heute durch die Produktions- und Kontrollmaßnahmen eine hohe Sicherheit, damit die Tropfen das Werk steril verlassen und auch steril in die Hand des Patienten kommen.

Sinn und Anforderungen an Konservierungsmittel

Konservierung wird zum **Schutz** von Augentropfen **vor Kontamination während der Gebrauchsdauer** vorgeschrieben. Früher war es für Apotheker äußerst aufwendig, Augentropfen steril herzustellen, abzufüllen und ordnungsgemäß zu stabilisieren. In einem Gutachten von 1964 über unkonservierte Augentropfen, die mehrere Wochen lang von Patienten benutzt worden waren, heißt es zu dieser Problematik wörtlich, “dass sie von Spülwasser nicht mehr zu unterscheiden waren und eine pharmakologische Wirkung nicht mehr nachweisbar war.” Schwere bakterielle Keratitiden bis hin zum Augenverlust durch infizierte Augentropfen sind beschrieben worden. Demgemäß wurde es als Fortschritt angesehen, dass der Gesetzgeber im DAB 1978 eine angemessene Konservierung von Augentropfen in Mehrdosisbehältnissen vorschrieb.

Konservierungsmittel sollen u.a. folgende Forderungen erfüllen:

- Kompatibilität mit allen übrigen Bestandteilen der Lösung und des Behältnisses
- Langdauernde Wirksamkeit
- Breites antimikrobielles Spektrum
- Keine Toxizität oder Irritation der Augenoberfläche

Für jede Formulierung muss individuell das bestgeeignete Konservierungsmittel gesucht werden. Die Verträglichkeit von Konservierungsmitteln am Auge schränkt die Auswahl unter den bekannten Konservierungsmitteln auf quarternäre Ammoniumsalze, wie z.B. Benzalkoniumchlorid, Cetrimid, Cetalkoniumchlorid und Polyquad, Alkohole wie Chlorobutanol oder Phenylethanol sowie Quecksilberverbindungen, z.B. Thiomersal, und Parabene ein. Im Vergleich zu Benzalkoniumchlorid zeigen Polyquad, Natrium-Chlorite und Natrium-Perborate eine verringerte Toxizität.

Unerwünschte Wirkungen von Konservierungsmitteln

Toxische Reaktionen auf Konservierungsmittel mit Ausbildung einer follikulären Konjunktivitis sind häufig und dosisabhängig. Circa 10 % der okulären Reaktionen auf Konservierungsstoffe sind allergischer Natur. Hypersensitivitäten auf Thiomersal und Benzalkoniumchlorid treten bei 5-10 % der Bevölkerung auf. Okuläre Kontaktallergien sind gehäuft bei individueller Empfindlichkeit, langdauernder Medikamenteneinnahme und vorbestehender Liddermatitis.

Alkohole wie Chlorobutanol stören wegen ihrer Lipidlöslichkeit die Zellmembranlipide. Auch Phenole binden an die Zellmembran und erhöhen die Permeabilität. Kationische Substanzen wie Benzalkoniumchlorid oder Cetrimid stören die Barrierefunktion der Zellwand. Sie können im Gewebe gespeichert werden. Quecksilberorganische Verbindungen, wie Thiomersal, binden SH-Gruppen von Enzymen und stören so den intrazellulären Metabolismus. Man kann aus diesen Angriffspunkten ersehen, dass nur eine relative Selektivität möglich ist und die gewählte Konzentration einen Kompromiss darstellt.

Dosisabhängige zytotoxische Hornhaut- und Bindehautepithelveränderungen wurden elektronen- und fluoreszenzmikroskopisch bereits unterhalb der in Augentropfen üblichen Konzentration nachgewiesen [10]. Benzalkoniumchlorid alteriert jedoch auch direkt den Tränenfilm und fördert Entzündungsvorgänge an der Augenoberfläche [11]. Nach Daueranwendung von konservierten Medikamenten findet sich z.B. oft eine Keratitis punctata superficialis oder eine Verkürzung der Tränenfilmaufreißzeit. Bei allen längerfristig angewendeten Ophthalmika, also nicht nur Tränensubstitutionspräparaten, sondern z.B. auch Antiglaukomatosa, ist dies zu beachten. Das Pseudopemphigoid bei chronischer Glaukomtherapie ist ein gutes Beispiel für die Gefahr der Induktion eines irreversiblen Augenoberflächenschadens, bis hin zur vernarbenden Konjunktivitis, durch Augentropfen.

Konservierungsmittelfreie Präparate sollten nicht primär ausschließlich, sondern bei Patienten mit nachgewiesener **Allergie auf Konservierungsmittel**, manifesten **Störungen des Tränenfilms** oder **Erkrankungen des Hornhaut- und Bindehautepithels** oder häufiger, **langfristiger Applikation** von Augentropfen (mehr als 4x tgl.) gewählt werden. Sie sind weiterhin sinnvoll bei sonstigen allergischen Erkrankungen der Augenoberfläche oder **chronisch-entzündlichen Grunderkrankungen** wie z.B. dem vernarbenden Pemphigoid sowie während des **Kontaktlinsentragens.**

Bei einer Tropffrequenz von mehr als 4x tgl. wird die epithelschädigende Wirkung des Konservierungsmittels durch den Wirkstoff (Polymer) nicht mehr kompensiert. Prinzipiell gilt: Je schwerer das trockene Auge und je länger und häufiger eine Tropfenapplikation erforderlich ist, desto eher sind konservierungsmittelfreie Präparate zu wählen.

Literatur

1. Akpek EK, Lindsley KB, Adyanthaya RS et al. (2011) Treatment of Sjogren's syndrome-associated dry eye an evidence-based review. Ophthalmology 118:1242-1252

2. Baeyens V, Bron A, Baudouin C et al. (2012) Efficacy of 0.18 % hypotonic sodium hyaluronate ophthalmic solution in the treatment of signs and symptoms of dry eye disease. Journal francais d'ophtalmologie 35:412-419

3. Bruix A, Adan A, Casaroli-Marano RP (2006) [Efficacy of sodium carboxymethylcellulose in the treatment of dry eye syndrome]. Archivos de la Sociedad Espanola de Oftalmologia 81:85-92

4. Chen W, Zhang X, Li J et al. (2013) Efficacy of osmoprotectants on prevention and treatment of murine dry eye. Investigative ophthalmology & visual science 54: 6287-6297

5. Chen W, Zhang X, Liu M et al. (2009) Trehalose protects against ocular surface disorders in experimental murine dry eye through suppression of apoptosis. Experimental eye research 89:311-318

6. Corrales RM, Luo L, Chang EY et al. (2008) Effects of osmoprotectants on hyperosmolar stress in cultured human corneal epithelial cells. Cornea 27:574-579

7. Fermon S, Zaga IH, Alvarez Melloni D (2015) [Intraductal meibomian gland probing for the treatment of blepharitis]. Archivos de la Sociedad Espanola de Oftalmologia 90:76-80

8. Finis D, Hayajneh J, Konig C et al. (2014) Evaluation of an automated thermodynamic treatment (LipiFlow(R)) system for meibomian gland dysfunction: a prospective, randomized, observer-masked trial. Ocul Surf 12:146-154

9. Finis D, Konig C, Hayajneh J et al. (2014) Six-month effects of a thermodynamic treatment for MGD and implications of meibomian gland atrophy. Cornea 33:1265-1270

10. Geerling G, Daniels JT, Dart JK et al. (2001) Toxicity of natural tear substitutes in a fully defined culture model of human corneal epithelial cells. Investigative ophthalmology & visual science 42:948-956

11. Geerling G, Roth M (2019) [Pseudopemphigoid Induced by Topical Glaucoma Medications]. Klin Monbl Augenheilkd 236:762-766

12. Habbe K FA, Geerling G (2021) The influence of a cationic nanoemuls or perfluorohexloctane on the lipid layer of the precorneal tear film and higher order aberrations. submitted

13. Jones L, Downie LE, Korb D et al. (2017) TFOS DEWS II Management and Therapy Report. Ocul Surf 15:575-628

14. Kinoshita S, Awamura S, Nakamichi N et al. (2014) A multicenter, open-label, 52-week study of 2 % rebamipide (OPC-12759) ophthalmic suspension in patients with dry eye. Am J Ophthalmol 157:576-583 e571

15. Korb DR, Blackie CA (2013) Debridement-scaling: a new procedure that increases Meibomian gland function and reduces dry eye symptoms. Cornea 32:1554-1557

16. Lau OC, Samarawickrama C, Skalicky SE (2014) P2Y2 receptor agonists for the treatment of dry eye disease: a review. Clinical ophthalmology 8:327-334

17. Lee JH, Ahn HS, Kim EK et al. (2011) Efficacy of sodium hyaluronate and carboxymethylcellulose in treating mild to moderate dry eye disease. Cornea 30:175-179

18. Liu Y, Kam WR, Ding J et al. (2015) Can tetracycline antibiotics duplicate the ability of azithromycin to stimulate human meibomian gland epithelial cell differentiation? Cornea 34:342-346

19. Maskin SL (2010) Intraductal meibomian gland probing relieves symptoms of obstructive meibomian gland dysfunction. Cornea 29:1145-1152

20. Mcdonald M, D'aversa G, Perry HD et al. (2009) Hydroxypropyl cellulose ophthalmic inserts (lacrisert) reduce the signs and symptoms of dry eye syndrome and improve patient quality of life. Transactions of the American Ophthalmological Society 107:214-221

21. Sarkar S, Davies JE, Huang Z et al. (2007) Trehalose, a novel mTOR-independent autophagy enhancer, accelerates the clearance of mutant huntingtin and alpha-synuclein. The Journal of biological chemistry 282:5641-5652

22. Simmons PA, Liu H, Carlisle-Wilcox C et al. (2015) Efficacy and safety of two new formulations of artificial tears in subjects with dry eye disease: a 3-month, multicenter, active-controlled, randomized trial. Clinical ophthalmology 9:665-675

23. Steven P, Augustin AJ, Geerling G et al. (2017) Semifluorinated Alkane Eye Drops for Treatment of Dry Eye Disease Due to Meibomian Gland Disease. Journal of ocular pharmacology and therapeutics : the official journal of the Association for Ocular Pharmacology and Therapeutics 33:678-685

24. Troiano P, Monaco G (2008) Effect of hypotonic 0.4 % hyaluronic acid drops in dry eye patients: a cross-over study. Cornea 27:1126-1130

25. Vegunta S, Patel D, Shen JF (2016) Combination Therapy of Intense Pulsed Light Therapy and Meibomian Gland Expression (IPL/MGX) Can Improve Dry Eye Symptoms and Meibomian Gland Function in Patients With Refractory Dry Eye: A Retrospective Analysis. Cornea 35:318-322

15.3.5. Serum-Augentropfen

Neben dem reinen Wasseranteil fehlen bei einem Mangel der wässrigen Tränenfilmphase bestimmte Tränenproteine wie Laktoferrin, Lysozym, Laktoperoxidase, Transferrin, Lipocalin und Phospholipase A, epidermaler Wachstumsfaktor, Endothelin-1, *Basic fibroblastic growth factor* (bFGF), *Transforming growth factor* β (TGF-β), *Hepatocyte growth factor* (HGF), Schilddrüsenhormone, Retinol u.a..

Autologes Serum, das eine Vielzahl der genannten Faktoren enthält, wird erfolgreich z.B. bei Graft-versus-Host-Disease, Stevens-Johnson-Syndrom u.a. Formen der schweren Keratoconjunctivitis sicca angewendet [5]. Es verbessert subjektive Symptome und objektive Zeichen des Trockenen Auges und führt in vitro zur Hochregulierung von MUC-1 aus konjunktivalen Epithelzellen. Autologes Serum wird patientenindividuell hergestellt, ist bis zu 6 Monate bei -20° stabil zu lagern und wird in Konzentrationen von 20-100 % verabreicht [4].

Zellkulturergebnisse deuten darauf hin, dass die Proliferation von Epithelzellen durch geringer konzentriertes Serum (20 %), während die Epithelmigration durch höhere Serumkonzentration (50-100 %) begünstigt werden [6, 17]. Zur Abheilung von Epitheldefekten sollte daher bevorzugt hochkonzentriertes Serum verwendet werden [1]. Um eine gute Therapieadhärenz zu sichern, sind möglichst nutzerfreundliche Applikationsgefäße sinnvoll [14].

Allogenes Serum kann eine Alternative für bestimmte Patientengruppen (aktive systemische Entzündung, Säuglinge, multimorbide Ältere, Menschen mit chronischer Anämie oder effektiver Antikoagulation) darstellen. Hierbei bestehen weiterhin Bedenken hinsichtlich des theoretischen Risikos einer Immunantwort auf fremde Antigene und aufgrund des Infektionsrisikos.

Medicolegale Aspekte und hohe Therapiekosten erschweren weiterhin die breitflächige Anwendung von Serum-Augentropfen in der Therapie der Keratoconjunctivitis sicca.

15.3.6. Antientzündliche Therapie

15.3.6.1. Kortikosteroide

Marsh und Mitarbeiter berichteten 1999 über die Anwendung unkonservierter Kortikosteroid-

Augentropfen in der Therapie der Keratoconjunctivitis sicca bei Sjögren-Syndrom [7]. Sie behandelten 21 Patienten mit Methylprednisolon 1 % 3-4x/d für zwei Wochen und konnten eine über den Therapiezeitraum hinausgehende, anhaltende subjektive Besserung der Symptome sowie eine Reduktion der Hornhautstippung und filiformen Keratopathie beobachten.

Gerade bei Sicca-Patienten mit entzündlich veränderter Augenoberfläche, bei Autoimmunerkrankungen oder im Rahmen einer Graft-versus-Host-Reaktion nach Knochenmarkstransplantation ist der Einsatz einer kurzzeitigen lokalen "Steroidkur" über zwei bis vier Wochen angezeigt. Da das trockene Auge definiert ist als eine Erkrankung, bei der Entzündung eine wesentliche pathogenetische Rolle spielt, sind Kortikosteroide nicht nur für das schwere trockene Auge im Rahmen von Autoimmunerkrankungen und GvHD sinnvoll, sondern werden bereits in Stufe 2 des DEWS-Schemas empfohlen, also auch ohne Autoimmunerkrankung. Da sich aufgrund der möglichen Nebenwirkungen eine lokale Steroid-Langzeittherapie verbietet, ist bei einem guten Ansprechen die Fortsetzung der antientzündlichen Therapie mit Ciclosporin-A-Augentropfen zu erwägen.

15.3.6.2. Nicht-steroidale-Immunmodulatoren

Mit Ausnahme von Ciclosporin wurden vergleichsweise wenige klinische Studien mit immunmodulierenden Medikamenten bei Personen mit trockenem Auge durchgeführt. Der Wirksamkeitsnachweis innerhalb dieser therapeutischen Gruppe bietet potenziell wichtige Hinweise auf die Pathogenese und könnte zu neuen Entwicklungen mit nachweislichem Nutzen für die Patienten führen.

Ciclosporin A (CsA)

▶ Wirkstoff und Wirkmechanismus

Ciclosporin A (CsA) ist ein **immunmodulierendes Medikament**, das zunächst hauptsächlich in der Transplantationsmedizin, seit Längerem aber in der Ophthalmologie, aber auch bei chronischen Autoimmunerkrankungen eingesetzt wird. Es wurde 1970 aus einem Pilz (*Tolypocladium inflatum* Gams) als Antimykotikum isoliert und stellt ein zyklisches Undekapeptid mit einem Molekulargewicht von 1203 D dar.

CsA wirkt **selektiv immunsuppressiv**, indem es die Reaktion zytotoxischer T-Zellen auf ein Antigen bereits in der Frühphase blockiert. Dabei wirkt es durch

- die Blockade der Interleukin-2 (IL-2)-Produktion und anderer Zytokine, z.B. Interferon γ
- die Blockade der Proliferation und der klonalen Expansion von T-Lymphozyten
- die Blockade der Aktivierung zytotoxischer T-Lymphozyten
- die Blockade der Funktion von Monozyten und Makrophagen durch inhibierte Antigenpräsentation
- die Blockade von T-Zellabhängiger B-Zell-Immunität.

Ein weiterer Wirkmechanismus von CsA im Tierversuch besteht in der **Ausschüttung sensorischer Neurotransmitter** (z.B. Substance P) und der **Stimulierung von parasympathischen Muskarinrezeptoren** verbunden mit einem erhöhten Tränenfluss nach 3 Tagen [11, 18].

Um die **Nebenwirkungen** der oralen CsA-Therapie wie Nephrotoxizität, arterielle Hypertonie, Hepatotoxizität, Gingivahyperplasie und Hypertrichose **zu umgehen**, wurden Formen der **lokalen CsA-Anwendung am Auge** entwickelt. Typische Vehikel für das lipophile CsA waren in Apothekenzubereitungen von Augentropfen zunächst vor allem Pflanzenöle (Olivenöl, Maisöl, Rizinusöl). Aufgrund seiner Lipophilie ist die intraokulare Penetration von CsA bei intakem Epithel schlecht. Es akkumuliert hauptsächlich in der Hornhaut und Konjunktiva.

Seit 2015 ist eine unkonservierte kationische Emulsion mit einer CsA-Konzentration von 0,1 %, die einmal täglich appliziert werden soll, in Europa zugelassen und für Erwachsene mit schwerer Keratitis auf GKV-Kosten verordnungsfähig. Zwei randomisierte, doppelmaskierte, kontrollierte klinische Studien (SANSIKA, SICCANOVE) belegten die Wirksamkeit und Sicherheit bei Keratoconjunctivitis sicca. Auch hier waren Schmerzen nach der Instillation die am häufigsten berichtete Nebenwirkung. In der Regel wird eine mindestens 6-monatige Therapie empfohlen. In Studien betrug die mediane Therapiedauer fast 2 Jahre (7 bis 51 Monate). Danach benötigten allerdings nur noch sehr wenige Patienten (6,5 %) zu einem späteren

Zeitpunkt (Median = 40 Monate) erneut eine CsA-Therapie [12, 15].

▶ Kortikosteroide und CsA-Therapie

In einer prospektiven, doppelmaskierten, multizentrischen klinischen Studie beschleunigte und verstärkte eine zweiwöchige, topische Therapie mit 0,5 % Loteprednol vor Beginn der CsA-Langzeittherapie (0,05 %) die Symptomlinderung, die Verbesserung des Schirmer-Tests sowie der Hornhaut-Fluoreszein-Färbung gegenüber einer alleinigen topischen CsA- oder Benetzungstherapie [13]. Zusätzlich konnte die Loteprednol-Induktionstherapie die Häufigkeit von Brennen und Stechen bei der Anwendung von CsA reduzieren. Ähnlich verhält es sich bei der Behandlung mit höher dosiertem 1 %igem CsA. Somit ist eine initiale über 3 bis 4 Wochen verordnete Kombinationstherapie aus topischer Steroid- und CsA-Therapie eine sinnvolle Strategie.

Andere nicht-steroidale-Immunmodulatoren

Der **LFA-1** (“*lymphocyte function associated antigen-1*”)**-Antagonist** wurde 2016 in den USA zugelassen. Es ist ein kompetitiver, niedermolekularer Integrin-Antagonist und blockiert die Bindung von LFA-1 an das intrazelluläre Adhäsionsmolekül ICAM-1, welches auf Endothelzellen, Epithelzellen und antigenpräsentierenden Zellen exprimiert wird. Dies führt zu einer Hemmung der T-Zell-Migration in das Zielgewebe, reduziert weitere Zytokinfreisetzung und T-Zell-Rekrutierung [10, 16, 19]. Mehrere randomisiert kontrollierte Studien mit Li?tegrast (5 %) zeigten eine Linderung der subjektiven Symptome sowie der Ober?ächenanfärbung bei Patienten mit trockenem Auge [2]. Auf Grund des anderen Wirkmechanismus ist eine Kombination mit anderen antiinflammatorischen Substanzen, z.B. CsA, denkbar und evtl. wirkungsverstärkend. Vorteilhaft ist, dass seine Wirkung zeitnäher, nämlich bereits nach 2 Wochen, einsetzt. Bei seiner Anwendung wurden Geschmacksstörungen berichtet.

Tacrolimus, ein Makrolid, das von Streptomyces tsukubaensis produziert wird, wurde 1984 in Japan bei der Suche nach einem neuen Immunsuppressivum entdeckt. Wie CsA blockiert es die Aktivität von T-Lymphozyten. Das immunsuppressive Potential ist jedoch höher ist als das von CsA. In einer prospektiven, doppelmaskierten klinischen Studie verbesserte die topische Applikation von 0,03 % Tacrolimus zweimal täglich bei Patienten mit Sjögren-Syndrom den Oberflächenbefund. Tacrolimus könnte in Zukunft eine Alternative für Patienten mit Unverträglichkeit oder geringem Ansprechen auf topisches Ciclosporin sein [9].

15.3.6.3. Omega-3- und -6-Fettsäuren

In der modernen Ernährung hat sich die Aufnahme und damit das Gleichgewicht zwischen den essentiellen Omega-3- und Omega-6-Fettsäuren verschoben. In der westlichen Ernährung beträgt das Aufnahmeverhältnis typischerweise 15:1 (Omega-6 zu Omega-3), während ein 4:1-Verhältnis im Allgemeinen als ideal betrachtet wird. Omega-3- und -6-Fettsäuren sind essentielle Fettsäuren, die vor allem in fetten Kaltwasserfischen (Omega-3) und Pflanzensamen (Omega-6) vorkommen. Sie stehen als orale Nahrungsergänzungsmittel zur Verfügung.

Die *Women's Health Study*, an der über 32.000 Frauen teilnahmen, beschrieb einen Zusammenhang zwischen einer niedrigen ernährungsbedingten Aufnahme von Omega-3 und trockenem Auge. Ein höheres Omega-6 zu Omega-3-Verhältnis war assoziiert mit einem höherem Risiko für ein trockenes Auge (15:1 gegenüber <4:1, Odds Ratio: 2,51; 95 % CI: 1,13-5,58; P. ¼ 0,01). Die Studie berichtete über eine 30 %ige Risikoreduzierung mit jedem zusätzlichen Gramm an Omega-3 pro Tag. Es wurde außerdem eine höhere Omega-6 zu Omega-3-Ratio im Tränenfilm bei Patienten mit trockenem Auge nachgewiesen [8].

Typischerweise werden Eicosapentaensäure (EPA) und Docosahexaensäure (DHA) in Dosen zwischen 1 und 2 g, abhängig vom Alter, der körperlichen Kondition und Aktivität empfohlen. Nach Empfehlungen des *Dry Eye Workshops II* von 2017 sollte die Nahrungsergänzung mit oralen Omega-3-Fettsäuren bereits in der ersten Behandlungsstufe erfolgen. Diese Empfehlung muss aufgrund der randomisiert kontrollierten DREAM-Studie an 535 Patienten, bei der kein Effekt dieser Therapie nachgewiesen werden konnte, relativiert werden [3].

15.3.6.4. Biologika

Biologika sind bio- oder gentechnologisch hergestellte Arzneistoffe und stellen einen rasch wachsenden Bereich der pharmazeutischen Industrie dar. In der Therapie von Augenoberflächenerkrankungen gibt es verschiedene innovative Ansätze.

Lubricin (Proteoglykan-4) ist ein schmierendes, muzinähnliches Glykoprotein, das erstmals in der Synovialflüssigkeit identifiziert wurde. In jüngerer Zeit wurde Lubricin auf der Augenoberfläche und in den Meibomdrüsen entdeckt. Es ist ein hochwirksames reibungsminderndes Schmiermittel, funktioniert synergistisch mit HA und besitzt entzündungshemmende Eigenschaften. Derzeit sind keine Präparate auf Lubricin-Basis im Handel. Eine kürzlich veröffentlichte Studie verglich Augentropfen mit rekombinantem humanem Lubricin mit 0,18 %igen HA-Augentropfen und zeigte für Lubricin signifikante Besserung der okulären Befunde.

Rekombinanter menschlicher **neurotropher Wachstumsfaktor** (NGF) ist an der Regulation von Wachstum und Proliferation von Neuronen und Epithelzellen beteiligt und kommt natürlicherweise in den Tränen vor. Die Anwendung von NGF könnte durch Verbesserung der Hornhautsensitivität die Produktion des Tränenfilms anregen. Seit 2017 ist ein rekombinanter NGF (Cenergemin) als rezeptierbare, sehr kostenaufwändige Therapie der neurotrophen Keratopathie in Europa zugelassen.

Biologika bieten eine vielversprechende Zukunft in der Behandlung des trockenen Auges. Weitere gut konzipierte Studien sind erforderlich, um ihre therapeutische Relevanz zu beurteilen.

Literatur

1. Akyol-Salman I (2006) Effects of autologous serum eye drops on corneal wound healing after superficial keratectomy in rabbits. Cornea 25:1178-1181

2. Donnenfeld ED, Karpecki PM, Majmudar PA et al. (2016) Safety of Lifitegrast Ophthalmic Solution 5.0 % in Patients With Dry Eye Disease: A 1-Year, Multicenter, Randomized, Placebo-Controlled Study. Cornea 35: 741-748

3. Dry Eye A, Management Study Research G, Asbell PA et al. (2018) n-3 Fatty Acid Supplementation for the Treatment of Dry Eye Disease. The New England journal of medicine 378:1681-1690

4. Fischer KR, Opitz A, Boeck M et al. (2012) Stability of serum eye drops after storage of 6 months. Cornea 31: 1313-1318

5. Geerling G, Hartwig D (2002) Autologe Serum-Augentropfen zur Therapie der Augenoberfläche. Der Ophthalmologe 99:949-959

6. Harloff S, Hartwig D, Kasper K et al. (2008) [Epitheliotrophic capacity of serum eye drops from healthy donors versus serum from immunosuppressed patients with rheumatoid arthritis]. Klin Monbl Augenheilkd 225: 200-206

7. Marsh P (1999) Topical nonpreserved methylprednisolone therapy for keratoconjunctivitis sicca in Sjögren syndrome. Ophthalmology 106:811-816

8. Miljanovic B, Trivedi KA, Dana MR et al. (2005) Relation between dietary n-3 and n-6 fatty acids and clinically diagnosed dry eye syndrome in women. The American journal of clinical nutrition 82:887-893

9. Moscovici BK, Holzchuh R, Sakassegawa-Naves FE et al. (2015) Treatment of Sjogren's syndrome dry eye using 0.03 % tacrolimus eye drop: Prospective double-blind randomized study. Contact lens & anterior eye : the journal of the British Contact Lens Association 38:373-378

10. Perez VL, Pflugfelder SC, Zhang S et al. (2016) Lifitegrast, a Novel Integrin Antagonist for Treatment of Dry Eye Disease. Ocul Surf 14:207-215

11. Periman LM, Mah FS, Karpecki PM (2020) A Review of the Mechanism of Action of Cyclosporine A: The Role of Cyclosporine A in Dry Eye Disease and Recent Formulation Developments. Clinical ophthalmology 14:4187-4200

12. Pleyer U, Geerling G, Schrader S et al. (2020) [If Artificial Tears Aren't Enough. The Importance of Inflammatory Processes in Dry Eye Disease. Practical Aspects of an Anti-Inflammatory Therapy of Dry Eye Disease]. Klin Monbl Augenheilkd 237:655-668

13. Sheppard JD, Scoper SV, Samudre S (2011) Topical loteprednol pretreatment reduces cyclosporine stinging in chronic dry eye disease. Journal of ocular pharmacology and therapeutics : the official journal of the Association for Ocular Pharmacology and Therapeutics 27:23-27

14. Spaniol K, Koerschgen L, Sander O et al. (2014) Comparison of application systems for autologous serum eye drops. Current eye research 39:571-579

15. Straub M, Bron AM, Muselier-Mathieu A et al. (2016) Long-term outcome after topical ciclosporin in severe dry eye disease with a 10-year follow-up. Br J Ophthalmol 100:1547-1550

16. Sun Y, Zhang R, Gadek TR et al. (2013) Corneal inflammation is inhibited by the LFA-1 antagonist, lifitegrast (SAR 1118). Journal of ocular pharmacology and therapeutics : the official journal of the Association for Ocular Pharmacology and Therapeutics 29:395-402

17. Watson SL, Secker GA, Daniels JT (2008) The effect of therapeutic human serum drops on corneal stromal wound-healing activity. Current eye research 33:641-652

18. Yoshida A, Fujihara T, Nakata K (1999) Cyclosporin A increases tear fluid secretion via release of sensory neurotransmitters and muscarinic pathway in mice. Experimental eye research 68:541-546

19. Zhong M, Gadek TR, Bui M et al. (2012) Discovery and Development of Potent LFA-1/ICAM-1 Antagonist SAR 1118 as an Ophthalmic Solution for Treating Dry Eye. ACS medicinal chemistry letters 3:203-206

15.3.7. Hormontherapie

Zahlreiche Studien haben versucht, die Wirksamkeit von Sexualhormonen bei der Behandlung des des Trockenen Auges nachzuweisen. Aufgrund sehr unterschiedlicher Ergebnisse verschiedener randomisierter kontrollierter Studien wird die Wirksamkeit einer solchen Therapie wissenschaftlich kontrovers diskutiert.

Gegenwärtig wird eine Hormonersatztherapie häufig bei postmenopausalen Frauen eingesetzt, um die mit dem Sexualhormonmangel verbundenen Symptome zu lindern. Golebiowski berichtet jedoch, dass eine topische Östrogentherapie die okulären Symptome bei postmenopausalen Frauen mit trockenem Auge verschlimmern kann und eine topische Testosterontherapie keinen erkennbaren Einfluss auf die Symptome erkennen ließ [2]. Andere randomisiert kontrollierte Studien konnten eine Besserung der Symptome und Anzeichen des Trockenen Auges unter einer Phytoöstrogen-Supplementierung bei postmenopausalen Frauen nachweisen [3]. Somit sind die Rolle und die Vorteile einer Sexualhormontherapie bei der Behandlung des Trockenen Auges nach wie vor unklar und Gegenstand von Diskussionen.

Androgene

Androgene regulieren die Funktion der Tränen- und Meibomdrüsen und ein Androgenmangel ist hauptverantwortlich für viele Prozesse, die zur Entwicklung einer Keratoconjunctivitis sicca führen. Die Testosterongabe an weibliche Mäuse in einem Sjögren-Tiermodell führte zu einer dramatischen Suppression der Entzündung in der Tränendrüse und zu einem signifikanten Anstieg der Tränendrüsenfunktion [4]. Die lokale Applikation von 19-Nortestosteron bei Hunden mit Keratoconjunctivitis sicca bewirkte eine komplette Abheilung der entzündlich veränderten Tränendrüsen [1].

In einer kürzlich publizierten Metanalayse zeigten sechs Studien, dass Androgene, die über Salben oder Augentropfen verabreicht wurden, effektiv die Symptome des Trockenen Auges linderten und die Tränenstabilität über einen Zeitraum von 2 bis 4 Wochen erhöhten. Peri-menopausale Frauen und ältere (andropausale) Männer mit Androgenmangel sprachen am besten auf die Androgentherapie an [5].

Literatur

1. Gao J, Gelber-Schwalb TA, Addeo JV et al. (1998) Apoptosis in the lacrimal gland and conjunctiva of dry eye dogs. Advances in experimental medicine and biology 438:453-460

2. Golebiowski B, Badarudin N, Eden J et al. (2017) The effects of transdermal testosterone and oestrogen therapy on dry eye in postmenopausal women: a randomised, placebo-controlled, pilot study. Br J Ophthalmol 101: 926-932

3. Scuderi G, Contestabile MT, Gagliano C et al. (2012) Effects of phytoestrogen supplementation in postmenopausal women with dry eye syndrome: a randomized clinical trial. Canadian journal of ophthalmology. Journal canadien d'ophtalmologie 47:489-492

4. Sullivan DA, Edwards JA (1997) Androgen stimulation of lacrimal gland function in mouse models of Sjogren's syndrome. The Journal of steroid biochemistry and molecular biology 60:237-245

5. Wang L, Deng Y (2020) The applications of androgen in the treatment of dry eye disease: a systematic review of clinical studies. Endocrine journal 67:893-902

15.4. Chirurgische Therapie

15.4.1. Verschluss der ableitenden Tränenwege

Der Verschluss der Tränenpünktchen kann probeweise für 48-72 Stunden mit **Okklusiven aus Kollagen,** für eine **längerfristige Wirkung** aus **Silikon** oder permanent mit dem **Kauter oder Laser** erfolgen. Durch den verminderten Tränenabfluss verbleiben sowohl natürliche Tränen als auch Tränenersatzmittel länger auf der Augenoberfläche. Besonders geeignet sind Patienten mit niedrigen Schirmertest-Werten (0-5 mm ohne Anästhesie), die mit der häufigen Applikation von künstlichen Tränen nicht zurechtkommen und eine Sicca-bedingte oder neurotrophe Keratopathie aufweisen. Auch die Symptomatik von Patienten mit okulärem vernarbendem Pemphigoid kann – neben der obligaten systemischen Therapie – durch die Implantation von Silikonstöpseln in die Tränenpünktchen erheblich verbessert werden. Allerdings sind gerade bei diesen Patienten die Tränenpünktchen häufig durch die Grunderkrankung bereits vernarbt. Zunächst wird in der Regel das untere Tränenpünktchen verschlossen. Bei Persistenz der Beschwerden kann zusätzlich das obere Tränenpünktchen okkludiert werden. Der Einsatz von Okklusiven bei Vorliegen einer Entzündung der Augenoberfläche ist umstritten, da theoretisch die Reduktion des Tränenabflusses die Verweildauer von pro-inflammatorischen Zytokinen auf der Augenoberfläche verlängert. Daher wird vielfach eine gleichzeitige antiinflammatorische Behandlung empfohlen. Allerdings hat eine rezente Studie zeigen können, dass eine 3-wöchige Punctum-Okklusion die Befunde eines moderat trockenen Auges verbesserte und dabei Entzündungsmarker im Tränenfilm nicht erhöhte [4].

Neben Okklusiven für das Punctum lacrimale stehen auch intrakanalikuläre Plugs aus Silikon, thermodynamischem Acrylpolymer oder Hydrogelzur Verfügung. Allerdings kann der Sitz wie auch die Entfernung eines solchen intrakanalikulären Okklusivs nicht kontrolliert werden.

Die häufigste "Komplikation" ist der **Verlust** des Okklusivs. Selten kommt es zur **Migration in den Tränennasengang** mit Canaliculitis oder Entwicklung eines **pyogenen Granuloms**. In diesen Fällen sind die Entfernung des Fremdmaterials sowie eine antibiotische bzw. antientzündliche Therapie erforderlich. Nach Migration intrakanalikulärer Plugs wurde auch die Entwicklung einer akuten Dakryozystitis beschrieben.

Patienten mit Kollagenosen und assoziierter Keratoconjunctivitis sicca benötigen manchmal einen permanenten Verschluss der Tränenpünktchen. Die Indikation für diesen irreversiblen Eingriff muss allerdings sehr streng gestellt werden, um eine vom Patienten als sehr störend empfundene **Epiphora** zu vermeiden. Es empfiehlt sich daher, die Tränenwege zunächst immer mit reversiblen Techniken zu verschließen.

15.4.2. Speicheldrüsen als Tränendrüsenersatz bei schwerster Keratoconjunctivitis sicca

Bei absolutem Tränenmangel können die konservative Tränensubstitution oder chirurgische Verfahren (Verschluss der ableitenden Tränenwege, Tarsorrhaphie) unzureichend sein, um die Beschwerden des Patienten oder eine Progression der siccabedingten Epitheliopathie der Augenoberfläche zu kontrollieren. Als Folge des Trockenen Auges können rezidivierende, mikrobielle oder sterile Keratitiden in Kombination mit Wundheilungsstörungen zu Substanzverlust, Neovaskularisation und Eintrübung der Hornhaut bis zur Erblindung führen. Der Versuch einer funktionellen Rehabilitation mittels Keratoplastik ist meist frustran, da

	Parotisgang-Verlagerung	Gl. submandibularis-Transposition	Transplantation von Mundschleimhaut mit kleinen Speicheldrüsen
Vaskularisation	Natürlich	Anastomosiert	Keine
Innervation	Natürlich	Denerviert	Denerviert
Globaler Sekrettyp	Serös	Seromuzinös	Muzinös
Spezifische Sekretqualität	Natürlicher Parotisspeichel	Speichelartig, aber mit Veränderungen in Richtung der natürlichen Träne	Unbekannt
Stimulation	Nahrungsaufnahme (reflektorisch)	Körperliche Aktivität, lokale Hyperthermie	Unbekannt
Benetzungsmenge	Dauerhafte Epiphora (nicht kontrollierbar)	In ca. einem Drittel: störende Epiphora (durch Teilresektion oder Botulinumtoxin-Injektion kontrollierbar)	Fraglich ausreichende Basalsekretion

Tab. 15.2: Vergleich der verschiedenen Verfahren der Benetzungssubstitution durch Speicheldrüsen.

die Transplantatoberfläche aufgrund des Tränenmangels in kurzer Zeit die gleichen Probleme entwickelt. In diesen verzweifelten Fällen können körpereigene Speicheldrüsen zur Benetzung der okulären Oberfläche genutzt werden. Die drei zur Verfügung stehenden Optionen (☞ Tab. 15.2) sind

- Transposition des Ausführungsganges der Ohrspeicheldrüse (Gl. parotis)
- Mikrovaskuläre Transplantation der Unterkieferspeicheldrüse (Gl. submandibularis)
- Freie Transplantation von Mundschleimhaut mit kleinen Speicheldrüsen

Die freie Transplantation der Unterzungendrüse (Gl. sublingualis) oder einer Tränendrüse selber konnte bislang nicht erfolgreich durchgeführt werden.

15.4.3. Transposition des Parotisausführungsganges (Sialodochokonjunktivale Anastomose)

Filatov berichtete 1951 erstmalig über die Verlagerung des Stensonschen Ausführungsganges der Glandula parotis in den unteren Konjunktivalfornix. Andere Autoren bestätigten die Effektivität dieses Verfahrens. Da die Ohrspeicheldrüse bei diesem Verfahren innerviert bleibt und operativ nicht denerviert werden kann, ohne den Nervus facialis zu schädigen, kommt es ausnahmslos – besonders bei Nahrungsaufnahme – zu einer starken, **reflektorischen Epiphora**. Ein weiterer prinzipieller Nachteil dieses Verfahrens ist, dass das **Sekret** dieser Speicheldrüse **rein serös** ist und damit die funktionell wesentliche Muzinkomponente des vielschichtigen Tränenfilms fehlt. Das Verfahren hat sich klinisch nicht durchgesetzt.

15.4.4. Freie Transposition der Glandula submandibularis mit mikrochirurgischer Revaskularisierung

Murube-del-Castillo berichtete 1986 erstmalig über die freie Transplantation der autologen Gl. submandibularis in die Temporalregion zur Therapie des Trockenen Auges. Die Vitalität des Transplantates wird durch **mikrovaskuläre Anastomosierung an die Arteria und Vena temporalis** gesichert, das Sekret der Drüse durch den in den temporal oberen Fornix implantierten Drüsenausführungsgang zur Bindehaut geleitet. Präoperativ muss die Funktion der Drüse durch eine Technetium-Szintigraphie **gesichert werden**. Vorteilhaft bei diesem Verfahren sind die **seromuzinöse Mischsekretion** und die **chirurgische Denervierung der Drüse**, die eine gustatorische Epiphora verhindert. Nachteilig ist die relativ aufwendige chirurgische Technik, die in 80 % ein vitales Transplantat und hiervon wiederum in ca. 90 % eine **ausreichende bis überschießende Benetzung** (5 mm oder mehr im Schirmertest) erzielen kann. Die Sekretion kann durch körperliche Aktivität und lokale Wärme über dem Transplantat stimuliert und durch lokale Injektion von Botulinumtoxin oder Teilresektion der Drüse kontrolliert werden. Die verbesserte Benetzung führt zu einer **signifikanten Symptomreduktion** und zum Rückgang der Epithelstippung [1, 3].

Die Zusammensetzung des natürlichen Submandibularis-Speichels unterscheidet sich jedoch deutlich von der natürlichen Träne. Vermutlich vorteilhaft sind sein Gehalt an **Wachstumsfaktoren** (z.B. EGF) und **Abwehrstoffen** (z.B. Lysozym, Immunglobulin A). Eine Toxizitätsstudie zeigte, dass der hohe **Amylase-Gehalt** des Speichels harmlos, seine **Hypoosmolarität** jedoch **nachteilig** ist. Letztere ist vermutlich für die in Einzelfällen klinisch besonders bei dauerhafter Epiphora beobachtete Ausbildung eines diffusen Epithelödems verantwortlich. Auch die siccabedingte, typische squamöse Metaplasie des Bindehautepithels bildet sich trotz verbesserter Benetzung nicht zurück. Der relative operative Aufwand und die nicht tränengleiche Benetzungsqualität bedingen, dass dieses Verfahren verzweifelten Fällen absoluten Tränenmangels vorbehalten bleibt. Für diese Patienten bietet es jedoch die Möglichkeit zur deutlichen Symptomlinderung.

15.4.5. Transplantation von Mundschleimhaut mit kleinen Speicheldrüsen

Dieses Verfahren wurde ebenfalls von Murube-del-Castillo erstbeschrieben. Im Rahmen einer modifizierten Mundschleimhauttransplantation auf die bevorzugt tarsale Seite des oberen und/oder unteren Fornix wird gleichzeitig eine möglichst große Anzahl kleiner Speicheldrüsen mit übertragen. In einigen kleineren klinischen Kohorten wurde beobachtet, dass es zu einer Verbesserung des Schirmer-Testes, der Bindehaut- und Hornhautepitheliopathie und damit verbunden auch des Visus kommt. Schwere Komplikationen wurden nicht berichtet. Es können jedoch Lidfehlstellungen, insbesondere ein Ektropium induziert werden. In aller Regel ist jedoch die resultierende Sekretionsmenge relativ gering und die Qualität des Sekretes sehr muzinös. Dieses Verfahren kann von einem okuloplastisch versierten Chirurgen in schwersten Fällen eines quantitativen Tränenmangels durchgeführt werden. In aktuelleren retrospektiven Fallserien konnte eine langfristige Verbesserung des bestkorrigierten Visus und eine Reduktion der Anzeichen des trockenen Auges [5] sowie eine 90 %ige Überlebensrate des Speicheldrüsentransplantates mit intakter Basalsekretion nachgewiesen werden [2].

Literatur

1. Borrelli M, Schroder C, Dart JK et al. (2010) Long-term follow-up after submandibular gland transplantation in severe dry eyes secondary to cicatrizing conjunctivitis. Am J Ophthalmol 150:894-904

2. Geerling G, Raus P, Murube J (2008) Minor salivary gland transplantation. Dev Ophthalmol 41:243-254

3. Geerling G, Sieg P, Bastian GO et al. (1998) Transplantation of the autologous submandibular gland for most severe cases of keratoconjunctivitis sicca. Ophthalmology 105:327-335

4. Tong L, Beuerman R, Simonyi S et al. (2016) Effects of Punctal Occlusion on Clinical Signs and Symptoms and on Tear Cytokine Levels in Patients with Dry Eye. Ocul Surf 14:233-241

5. Vazirani J, Bhalekar S, Amescua G et al. (2020) Minor salivary gland transplantation for severe dry eye disease due to cicatrising conjunctivitis: multicentre long-term outcomes of a modified technique. Br J Ophthalmol

15.5. Künstliche Tränenersatzmittelreservoire

Wenn weniger invasiven Maßnahmen nicht ausreichen und als Alternative zu Speicheldrüsen kann bei absolutem Tränenmangel die Implantation eines künstlichen Flüssigkeitsreservoirs zur Aufnahme von Tränenersatzmitteln durchgeführt werden. Ähnlich einer Mikroinfusionspumpe bei der Insulinbehandlung von Diabetikern, sorgt ein kontinuierlicher Fluss aus dem Reservoir über einen Katheter für eine Oberflächenbenetzung. In einer prospektiven, nicht-randomisierten Studie mit 21 Probanden mit einer Schirmer-Wert von 1 mm wurde ein 60 ml-Reservoir subkutan in die vordere Bauchdecke implantiert und ein Silikonkatheter subkutan über Brust, Hals und Schläfe bis zum oberen Bindehautfornix geführt und sorgte durch eine kontinuierliche Oberflächenbenetzung zu einer massiven Symptomlinderung. Eine Infektion des Reservoirs oder des Katheters ist denkbar und erfordert möglicherweise die Explantation [1, 2].

Literatur

1. J. Murube GG (2008) Mechanical pump dacryoreservoirs. Dev Ophthalmol 41:269-282

2. Murube J, Murube E, Chenzhuo L et al. (2003) Subcutaneous abdominal artificial tears pump-reservoir for severe dry eye. Orbit 22:29-40

15.6. Weitere therapeutische Möglichkeiten

Nasale Neurostimulation

Es wurde ein intranasaler Neurostimulator entwickelt, welcher durch elektrische Stimulation der Nasenschleimhaut und Auslösen des nasolakrimalen Reflexes zu einer gesteigerten Tränenproduktion führen soll. Seit 2017 ist ein Handgerät in den USA zugelassen (Truetear™), welches die Selbstverabreichung von winzigen elektrischen Strömen erlaubt. Durch Stimulation des Nervus ethmoidalis anterior konnte eine sofortige Anregung der Tränenproduktion gezeigt werden. Durch die nasale Stimulation konnte die Tränenfilmosmolarität gesenkt, die Ausschüttung von Tränenprotein erhöht und sowohl die Lipid- als auch die Muzinsekretion gesteigert werden [1, 2].

Schleimlösung

Acetylcystein vermindert die Viskosität von Schleim. 5 %ige Acetylcystein-Augentropfen können für eine kurze Zeit, z.B. bei Patienten mit Keratopathia filiformis, zur Beseitigung der Schleim-Epithelfäden nützlich und oberflächenglättend wirken. Sie müssen für den Patienten spezifisch hergestellt oder über die internationale Apotheke bestellt werden. Die Tränensubstitution bleibt unberührt.

Schutzbrillen

Schutzbrillen mit anatomisch angepasstem, am Kopf dicht ansitzendem **Seitenschutz** sind bei vielen Patienten hilfreich, um die normale Verdunstung der Tränen zu vermindern. Manchmal wird die Innenseite der Brille zur Verbesserung des Milieus befeuchtet. Wegen des kosmetischen Effektes werden solche Systeme leider von den Patienten oftmals abgelehnt. Es muss jedoch betont werden, dass ein entsprechender Seitenschutz auch an modische Brillen angebracht werden kann.

Sklerallinsen

Moderne Sklerallinsen haben in den letzten Jahren wieder steigendende Beliebtheit als medizinisches Hilfsmittel erfahren. Dies stellt ein Wiederaufleben des Sklerallinsenkonzepts nach der Erstbeschreibung in den 1990er Jahren dar und ist auf die Verfügbarkeit neuer Linsenmaterialien, verbesserte Topographiemessung und individuelle Linsenfertigung zurückzuführen. Mehrere Studien, in denen Sklerallinsen verwendet wurden, haben bei Patienten mit schwer trockenem Auge einen verbesserten Komfort, geringere Symptome und eine verbesserte Sehschärfe mit einem guten Sicherheitsprofil gezeigt. Trotz ihrer Wirksamkeit ist die Verwendung von Sklerallinsen nach wie vor Einzelfällen vorbehalten, was zum Teil auf die Verfügbarkeit, die Kosten und auf die Patientenakzeptanz zurückzuführen ist. Die Anwendung von Sklerallinsen erfordert eine genaue Patientenschulung, damit ein angemessener Umgang gewährleistet wird [3, 7].

Nicht klassische Therapiemöglichkeiten des Trockenen Auges

Es ist bekannt, dass Patienten mit Trockenem Auge nicht selten unter psychischer Fehlverarbeitung leiden. Die Erkrankung des Trockenen Auges ist häufig mit psychologischen Faktoren wie Depression und Stress verbunden. Die Prävalenz von Schlaf-und Gemütsstörungen und bestimmte Charaktereigenschaften sind signifikant häufiger. Die Resilienz ist oft reduziert. Aus diesem Grunde sollte der Augenarzt bei Therapieversagern auch eine **psychosomatische Begleittherapie** in Erwägung ziehen [5].

Auch die **Balneotherapie** (Augenkurbehandlung) und die **Akupunktur** sollen für Betroffene positive Effekte erbringen können. Sowohl durch Laser- als durch Nadel-Akupunktur konnten in einer placebo-kontrollierten Studie bei 114 Patienten mit mäßiger bis schwerer Keratoconjunctivitis sicca subjektive Symptome, objektive Befunde und die Tropfhäufigkeit mit Tränenersatzmitteln signifikant reduziert werden [6].

Seit Jahrhunderten haben einige Kulturen Honig in der Therapie verschiedener Erkrankungen verwendet. Manukahonig, ein traditionelles Neuseeländisches Naturheilmittel, zeigt in vitro antibakterielle Eigenschaften. Eine Augencreme auf Basis des antibakteriellen Wirkstoffes des Manukahonigs konnte die antimikrobielle Aktivität in präklinischen Tests bestätigen [5]. Weitere klinische Studien sind erforderlich, um die therapeutische Bedeutung dieser und anderer pflanzlicher oder natürlicher Formulierung zu untersuchen.

15.7. Behandlungsalgorithmus

Behandlungsalgorithmen werden oft so konstruiert, dass sie einen Stufenbehandlungsplan nach Schweregrad angeben. Dies ist beim Trockenen Auge nur bedingt möglich, da es sich um ein komplexes und multifaktorielles Krankheitsbild handelt, welches nicht einem starren und evidenzbasierten Algorithmus folgt. Mit der Absicht Augenärzte zu unterstützen, wurde dennoch der Versuch unternommen einen Behandlungsalgorithmus zu entwickeln (vgl. Tab. 15.3 modifiziert nach DEWS II und Leitlinie BVA und DOG).

Im Allgemeinen wird mit konventionellen, risikoarmen und allgemein verfügbaren Therapien begonnen. Nachdem eine Therapiestrategie eingeleitet wurde, ist eine sorgfältige Nachsorge erforderlich. Der übliche Zeitrahmen, über den eine Therapieevaluation stattfinden sollte, hängt sowohl vom individuellen Ansprechen als auch von der gewählten Therapieoption ab. Ein Literaturüberblick legt nahe, dass der Therapieerfolg einer Behandlung nach 1 bis 3 Monaten zu bewerten ist. Dies erscheint ein realistisches Zeitfenster und sollte dem Patienten auch so vermittelt werden. Für topisches Ciclosporin, aber auch systemische Tetrazyklinderivate sollte die therapeutische Wirksamkeit erst nach mehreren Monaten bewertet werden.

Literatur

1. Brinton M, Kossler AL, Patel ZM et al. (2017) Enhanced Tearing by Electrical Stimulation of the Anterior Ethmoid Nerve. Investigative ophthalmology & visual science 58:2341-2348

2. Gumus K, Schuetzle KL, Pflugfelder SC (2017) Randomized Controlled Crossover Trial Comparing the Impact of Sham or Intranasal Tear Neurostimulation on Conjunctival Goblet Cell Degranulation. Am J Ophthalmol 177:159-168

3. Hanisch KT, Neppert B, Geerling G (2005) [Gas permeable scleral lenses as a conservative treatment option

Behandlungsalgorithmus
Schritt I
• Erläuterung von Ursachen, Umweltfaktoren, Verlauf und Therapie der Erkrankung • Korrektur von Lidfehlstellungen • Aufklärung über mögliche Ernährungsänderungen (einschließlich Supplementierung) • Identifizierung und ggf. Anpassung/Absetzen von systemischen und topischen Medikamenten mit bekannten Nebenwirkungen des trockenen Auges • Verschiedene Arten von Tränenersatzmitteln (vgl. Tab. 15.1), bei Störung der Lipidphase des Tränenfilms lipidhaltiges Tränenersatzmittel • Lidkantenhygiene und Lidrandmassage
Falls nicht ausreichend, sind folgende Optionen zu prüfen: Schritt II
• Nicht konservierte Tränenersatzmittel zur Minimierung der konservierungsmittelbedingten Toxizität • Teebaumöl-Behandlung für Demodex (falls vorhanden) • Tränenwegokklusion durch alloplastisches Material (Okklusive aus verschiedenen Materialien im Punctum oder Canaliculus), Brille mit Seitenschutz • Übernachtbehandlungen (wie Salben- oder Uhrglasverband) • Ambulante thermisch-mechanische Behandlung (manuell oder geräteassistiert) bestehend aus Wärmeapplikation, Massage und Reinigung der Lidkanten In Einzelfällen Eröffnung verschlossener Meibomdrüsen (z.B. Sondierung) Insbesondere bei okulärer Rosacea: Lichtstimulation mittels hochenergetischer Lichtpulse (*Intense pulsed light*) • Topisches Antibiotikum oder Antibiotikum/Steroid-Kombination bei anteriorer Blepharitis (falls vorhanden) • Topisches Kortikosteroid (Behandlungsdauer begrenzen) • Topische Sekretagoga • Topische nicht-glukokortikoidale immunmodulierende Medikamente (wie Ciclosporin) • Topische LFA-1-Antagonisten (wie z.B. Lifitegrast) • Orale Makrolid- oder Tetracyclin-Antibiotika
Falls nicht ausreichend, sind folgende Optionen zu prüfen: Schritt III
• Orale Sekretagoga • Autologe/allogene Serum-Augentropfen • Verbandlinsen, Sklerallinsen
Falls nicht ausreichend, sind folgende Optionen zu prüfen: Schritt IV
• Topisches Kortikosteroid für längere Dauer • Amnionmembrantransplantation • Chirurgischer Punctumverschluss • Andere chirurgische Eingriffe (z.B. Tarsorrhaphie, Speicheldrüsentransplantation)

Tab. 15.3: Behandlungsalgorithmus zur Therapie des Trockenen Auges (modifiziert nach DEWS II [4] und Leitlinie BVA und DOG 2019).

for extreme corneal ectasias and severe dry eye]. Der Ophthalmologe : Zeitschrift der Deutschen Ophthalmologischen Gesellschaft 102:387-392

4. Jones L, Downie LE, Korb D et al. (2017) TFOS DEWS II Management and Therapy Report. Ocul Surf 15:575-628

5. Kaiser T, Janssen B, Schrader S et al. (2019) Depressive symptoms, resilience, and personality traits in dry eye disease. Graefe's archive for clinical and experimental ophthalmology = Albrecht von Graefes Archiv fur klinische und experimentelle Ophthalmologie 257:591-599

6. Rieger G, Winkler R, Stoiser E (1997) Zur Wirkungsdauer balneotherapeutischer Maßnahmen bei Patienten mit Beschwerden des „trockenen Auges". Spektrum der Augenheilkunde 11:255-257

7. Tappin MJ, Pullum KW, Buckley RJ (2001) Scleral contact lenses for overnight wear in the management of ocular surface disorders. Eye (Lond) 15:168-172

16. Neue Entwicklungen in der Therapie des Trockenen Auges

Neue Erkenntnisse der Pathogenese des Trockenen Auges und neue diagnostische Möglichkeiten haben auch zu aktuellen Entwicklungen in der Therapie des Trockenen Auges geführt.

16.1. Tränenersatz

Die Rolle der Muzine in der Pathogenese wurde lange unterschätzt. Sie sind ein Schlüsselfaktor der Tränenfilmqualität und -stabilität. Veränderungen der Muzinschicht des Tränenfilms führen zu vermehrter Verdunstung, Hyperosmolarität des Tränenfilms und Entzündung der Augenoberfläche. Entzündliche Faktoren wiederum beeinflussen negativ die Differenzierung, Proliferation und Sekretion von Becherzellen. Neue Therapiekonzepte streben daher eine Verbesserung der Muzinfunktion an [1].

Lubricin

Lubricin (Proteoglycan 4) ist ein großes Glykoprotein mit einer zentralen Muzin-ähnlichen Domäne. Es spielt eine wichtige Rolle beim Schutz des Gelenkknorpels. Es wird auch an der Augenoberfläche produziert und reduziert dort die Friktion. Rekombinantes humanes Lubricin konnte in einer aktuellen Studie Zeichen und Symptome des Trockenen Auges signifikant besser reduzieren als 0,18 %ige Hyaluronsäure [9].

Muzinsekretagoga

Diquafasol Tetrasodium

Diquafosol Tetrasodium ist ein purinerger P2Y2-Rezeptor-Agonist. Es wirkt auf konjunktivale Epithelzellen und Becherzellen und fördert die Sekretion von Wasser und Muzinen. Es ist als 3 %iger Augentropfen in einigen asiatischen Ländern zugelassen. Diquafosol Tetrasodium verbesserte Symptome des Trockenen Auges bei Sjögren- und Nicht-Sjögren-assoziiertem Trockenem Auge sowie postoperativ [1].

Rebamipide

Rebamipide ist ein Quinolon-Derivat, das als Zytoprotektivum in der Therapie der Gastritis eingesetzt wird. Eine ophthalmologische Lösung erhöht die Anzahl der Becherzellen sowie den Muzinspiegel in der bulbären Bindehaut. Zusätzlich hat es antientzündliche und antioxidative Fähigkeiten. Topisches Rebamipide verbesserte Symptome und Zeichen des Trockenen Auges in mehreren klinischen Studien [1].

Lacritin

Lacritin ist ein endogenes Tränenglycoprotein aus Tränendrüsenazini mit prosekretorischen, und mitogenen Fähigkeiten. Es ist bei verschiedenen Formen des Trockenen Auges verringert. Bei Patienten mit Sjögren-Syndrom ist es mit kornealer Neuropathie assoziiert [10]. Die topische Applikation von Lacritin hat therapeutisches Potenzial in der Therapie des Tränenmangels [17].

16.2. Neue antientzündliche Therapien

Kurzfristige unkonservierte Kortikosteroidtherapien und die Behandlung mit topischem Ciclosporin (CsA) sind mittlerweile in der Therapie des Trockenen Auges etabliert. Aufgrund der Nebenwirkungen von Kortisonpräparaten sowie einer mäßigen Verträglichkeit der auf dem Markt befindlichen CsA-Augentropfen besteht die medizinische Notwendigkeit für neue CsA-Formulierungen und neue anti-entzündliche Wirkstoffe.

Neue CsA-Formulierungen

Die schlechte Wasserlöslichkeit von CsA bedingt die Resorptionsschwierigkeiten von CsA-Augentropfen an der Augenoberfläche und die Nebenwirkungen bei der Applikation. Die Präparation von CsA in einer Nanopartikel-basierten Suspension oder als mizelläre oder nanomizelläre Lösung sind mit einer höheren Bioverfügbarkeit und einer besseren Verträglichkeit im Vergleich zu CsA 0,05 % assoziiert [12].

Lifitegrast

Lifitegrast (SAR 1118) inhibiert die Adhäsion, Migration, Aktivierung und die Rekrutierung von T-Lymphozyten durch Blockade der LFA-1/ICAM-1 Interaktion. Es reduziert Zeichen und Symptome des Trockenen Auges und ist in den USA als 5 % Lösung zugelassen. Interessant ist sein früher Wirkungseintritt bereits nach 14 Therapietagen. Eine typische Nebenwirkung scheint neben Augenreizungen bei Applikation eine Dysgeusie zu sein. Die Zulassung in Europa steht derzeit noch aus [15].

Tacrolimus

Tacrolimus als 0,03 %ige Lösung oder in Cellulose-beschichteten Mikrokristallen führte zu einer Verbesserung der Tränenstabilität und der Augenoberfläche bei Patienten mit entzündlichem oder Sjögen-assoziiertem Trockenem Auge [11, 18].

16.3. Medikamente mit Wirkung auf neuronale Komponente und Schmerz

Hornhautnerven sind ein Schlüsselfaktor in der Kontrolle der okulären Oberflächen-Homöostase. Neurosensorische Veränderungen wurden mittlerweile als einer der Hauptmechanismen in der Pathophysiologie des Trockenen Auges erkannt [8].

Nervenwachstumsfaktor (*nerve growth factor*; NGF)

Die topische Applikation von NGF scheint eine interessante neue Option in der Behandlung des Trockenen Auges. NGF ist in der Lage, die Oberflächenhomöostase wiederherzustellen durch Verbesserung der Hornhautsensibilität und Zunahme der Reflex-Tränenproduktion. NGF fördert zusätzlich die Differenzierung von konjunktivalen Epithelzellen in Becherzellen und unterstützt die epitheliale Wundheilung. In einer ersten Open-Label Studie mit NGF 20 µg/ml und 4 µg/ml 2x/d verbesserten sich Symptome des Trockenen Auges sowie die Schädigung der Augenoberfläche mit beiden Dosierungen. Die höhere Dosis führte zusätzlich zu einer Zunahme der Tränenproduktion [13]. Auch in der Behandlung des Trockenen Auges nach LASIK war NGF erfolgreich [6].

Tavilermid (MIM3)

Tavilermid (MIM3) ist ein Tyrosinkinase-Rezeptoragonist und wirkt als Peptidomimetikum des NGF. Es stimuliert in vitro die Muzinsekretion. Erste klinische Daten belegen die Wirksamkeit zur Reduktion von Symptomen und klinischen Zeichen des Trockenen Auges [1, 7].

Tivanisiran

Tivanisiran (SYL1001) ist ein sogenanntes *small interfering oligonucleotide of RNA* (siRNA). Es wurde konzipiert um den *Transient receptor potential Vanilloid 1* (TRPV1) stillzulegen. TRPV1, auch bekannt als Capsaicin-Rezeptor, ist ein nozizeptiver Sensor involviert in die Wahrnehmung und Weiterleitung von Schmerzstimuli. Er spielt auch eine Rolle in der Modulation der Entzündungsantwort. In einer ersten klinischen Studie reduzierte eine 1,125 %ige Lösung Symptome des Trockenen Auges sowie Bindehautrötung bei guter Tolerabilität [2].

TRPM8-Antagonisten

Der transiente Rezeptorpotenzial Melastatin 8 (TRPM8)-Rezeptor ist ein Kälte- und Menthol-sensitiver nicht selektiver Kationenkanal in einer Subpopulation von Kälte-sensitiven Trigeminalneuronen in der Hornhaut. Diese Rezeptoren spielen eine wichtige Funktion beim neuropathischen Schmerz und ihre Blockade reduzierte in verschiedenen somatischen Schmerzmodellen den Schmerz. Beim Trockenen Auge im Mausmodell konnte durch die Applikation von topischen TRPM8-Antagonisten die Aktivität Kälte-evozierter Hornhautnerven, die korneale Entzündung, die Expression von Genen assoziiert mit neuropathischem und inflammatorischem Schmerz sowie die korneale mechanische Allodynie und der spontane okuläre Schmerz reduziert werden [4].

16.4. Tränenstimulation

Die intranasale Tränen-Neurostimulation ist ein neuer und interessanter Weg in der Behandlung des Trockenen Auges. Ein Gerät zur nasolakrimalen Stimulation erhöhte sowohl die akute Tränenproduktion, die langfristige Tränenproduktion über 90 Tage sowie die Degranulation von Becherzellen mit Zunahme von Muzin. Ein entsprechendes Gerät ist bereits in den USA auf dem Markt [3, 5, 14].

16.5. Neue Optionen in der Behandlung der Meibomdrüsendysfunktion

Die thermale Pulsationstherapie ist bereits ein etabliertes Verfahren in der Behandlung der Meibomdrüsendysfunktion. Eine 12-minütige Therapie ist – mindestens für 3 Monate – ähnlich wirksam wie eine 2x/d durchgeführte Lidkantenpflege. Das derzeitig auf dem Markt befindliche Gerät ist ein Tischgerät zur Anwendung in der Praxis/Klinik. Ein neues Gerät, das gerade in den USA auf den Markt kam, ist ein handgehaltenes, deutlich preisgünstigeres Modell ebenfalls zur Anwendung durch den Arzt. Eine erste Studie zeigte vergleichbare Ergebnisse für beide thermale Pulsationsgeräte [16].

Literatur

1. Baudouin C, Rolando M, Benitez Del Castillo JM et al. (2019) Reconsidering the central role of mucins in dry eye and ocular surface diseases. Progress in retinal and eye research 71:68-87.

2. Benitez-Del-Castillo JM, Moreno-Montañés J, Jiménez-Alfaro I et al. (2016) Safety and Efficacy Clinical Trials for SYL1001, a Novel Short Interfering RNA for the Treatment of Dry Eye Disease. Investigative ophthalmology & visual science 57:6447-6454.

3. Cohn GS, Corbett D, Tenen A et al. (2019) Randomized, Controlled, Double-Masked, Multicenter, Pilot Study Evaluating Safety and Efficacy of Intranasal Neurostimulation for Dry Eye Disease. Investigative ophthalmology & visual science 60:147-153.

4. Fakih D, Baudouin C, Réaux-Le Goazigo A et al. (2020) TRPM8: A Therapeutic Target for Neuroinflammatory Symptoms Induced by Severe Dry Eye Disease. International journal of molecular sciences 21.

5. Gumus K, Schuetzle KL, Pflugfelder SC (2017) Randomized Controlled Crossover Trial Comparing the Impact of Sham or Intranasal Tear Neurostimulation on Conjunctival Goblet Cell Degranulation. American journal of ophthalmology 177:159-168.

6. Habibi RN, Lee MD (2020) Treatment of Dry Eye from Laser-Assisted In Situ Keratomileusis With Recombinant Human Nerve Growth Factor (Cenegermin). Cornea.

7. Jain P, Li R, Lama T et al. (2011) An NGF mimetic, MIM-D3, stimulates conjunctival cell glycoconjugate secretion and demonstrates therapeutic efficacy in a rat model of dry eye. Experimental eye research 93:503-512.

8. Labetoulle M, Baudouin C, Calonge M et al. (2019) Role of corneal nerves in ocular surface homeostasis and disease. Acta ophthalmologica 97:137-145.

9. Lambiase A, Sullivan BD, Schmidt TA et al. (2017) A Two-Week, Randomized, Double-masked Study to Evaluate Safety and Efficacy of Lubricin (150 µg/mL) Eye Drops Versus Sodium Hyaluronate (HA) 0.18 % Eye Drops (Vismed®) in Patients with Moderate Dry Eye Disease. The ocular surface 15:77-87.

10. Mcnamara NA, Ge S, Lee SM et al. (2016) Reduced Levels of Tear Lacritin Are Associated With Corneal Neuropathy in Patients With the Ocular Component of Sjögren's Syndrome. Investigative ophthalmology & visual science 57:5237-5243.

11. Moscovici BK, Holzchuh R, Sakassegawa-Naves FE et al. (2015) Treatment of Sjögren's syndrome dry eye using 0.03 % tacrolimus eye drop: Prospective double-blind randomized study. Contact lens & anterior eye : the journal of the British Contact Lens Association 38:373-378.

12. Periman LM, Mah FS, Karpecki PM (2020) A Review of the Mechanism of Action of Cyclosporine A: The Role of Cyclosporine A in Dry Eye Disease and Recent Formulation Developments. Clinical ophthalmology (Auckland, N.Z.) 14:4187-4200.

13. Sacchetti M, Lambiase A, Schmidl D et al. (2020) Effect of recombinant human nerve growth factor eye drops in patients with dry eye: a phase IIa, open label, multiple-dose study. The British journal of ophthalmology 104:127-135.

14. Sheppard JD, Torkildsen GL, Geffin JA et al. (2019) Characterization of tear production in subjects with dry eye disease during intranasal tear neurostimulation: Results from two pivotal clinical trials. The ocular surface 17:142-150.

15. Sheppard JD, Torkildsen GL, Lonsdale JD et al. (2014) Lifitegrast ophthalmic solution 5.0 % for treatment of dry eye disease: results of the OPUS-1 phase 3 study. Ophthalmology 121:475-483.

16. Tauber J, Owen J, Bloomenstein M et al. (2020) Comparison of the iLUX and the LipiFlow for the Treatment of Meibomian Gland Dysfunction and Symptoms: A Randomized Clinical Trial. Clinical ophthalmology (Auckland, N.Z.) 14:405-418.

17. Vijmasi T, Chen FY, Balasubbu S et al. (2014) Topical administration of lacritin is a novel therapy for aqueous-deficient dry eye disease. Investigative ophthalmology & visual science 55:5401-5409.

18. Zhang C, Zheng Y, Li M et al. (2020) Carboxymethyl Cellulose-Coated Tacrolimus Nonspherical Microcrystals for Improved Therapeutic Efficacy of Dry Eye. Macromolecular bioscience 20:e2000079.

Index

K

L

M

N

O

P

R

S

T

V

W